博士后文库

中国博士后科学基金资助出版

方氏特色电针疗法

主审　方剑乔

主编　梁　宜

科学出版社

北　京

内 容 简 介

本书分为理论篇、应用篇和附篇。理论篇主要从电针疗法的发展历程、临床应用、作用机制角度，系统阐释电针疗法的理论基础和发展历程；应用篇主要围绕方氏特色电针疗法，较为系统地总结其操作规律和临床应用。附篇主要介绍针具及针刺手法的演变，有助于理解电针疗法的发展。本书较为详细地总结提炼出电针疗法形成发展史及其临床应用规范等核心内涵，尽可能还原呈现电针疗法全貌，有助于读者系统全面地认识和了解电针疗法。同时，本书还融合国家中医药管理局中医药传承与创新"百千万"人才工程（岐黄工程）岐黄学者、全国老中医药专家学术经验继承工作指导老师、浙江省国医名师方剑乔教授电针临床应用的三十余年系统经验，有助于传承全国针灸名家的学术思想和临证经验。

本书出版受中国博士后科学基金会、方剑乔浙江省国医名师传承工作室建设经费资助。本书可供广大针灸临床医生、针灸推拿学专业学生和针灸爱好者使用。

图书在版编目（CIP）数据

方氏特色电针疗法 / 梁宜主编. —北京：科学出版社，2022.6
（博士后文库）
ISBN 978-7-03-072617-9

Ⅰ. ①方… Ⅱ. ①梁… Ⅲ. ①电针疗法 Ⅳ. ①R245.9

中国版本图书馆 CIP 数据核字（2022）第 103931 号

责任编辑：刘 亚 / 责任校对：何艳萍
责任印制：苏铁锁 / 封面设计：陈 敬

科 学 出 版 社 出版
北京东黄城根北街 16 号
邮政编码：100717
http://www.sciencep.com

北京凌奇印刷有限责任公司 印刷
科学出版社发行　各地新华书店经销

*

2022 年 6 月第 一 版　开本：720×1000　1/16
2022 年 6 月第一次印刷　印张：16 1/4
字数：293 000
定价：**98.00 元**
（如有印装质量问题，我社负责调换）

"博士后文库"编委会

本书编委会

主　审　方剑乔

主　编　梁　宜

副主编　周传龙　孙　晶　周　杰　房军帆

编　委（按姓氏笔画排序）

王　超　王思思　王晨瑶　方若仪

刘　婧　刘盈君　孙　晶　杜俊英

李　童　李邦伟　李荣荣　李晓宇

吴媛媛　陈　勤　陈利芳　邵芳冰

邵晓梅　周　杰　周传龙　房军帆

胡汉通　聂　娜　梁　宜

"博士后文库"序言

1985 年，在李政道先生的倡议和邓小平同志的亲自关怀下，我国建立了博士后制度，同时设立了博士后科学基金。30 多年来，在党和国家的高度重视下，在社会各方面的关心和支持下，博士后制度为我国培养了一大批青年高层次创新人才。在这一过程中，博士后科学基金发挥了不可替代的独特作用。

博士后科学基金是中国特色博士后制度的重要组成部分，专门用于资助博士后研究人员开展创新探索。博士后科学基金的资助，对正处于独立科研生涯起步阶段的博士后研究人员来说，适逢其时，有利于培养他们独立的科研人格、在选题方面的竞争意识以及负责的精神，是他们独立从事科研工作的"第一桶金"。尽管博士后科学基金资助金额不大，但对博士后青年创新人才的培养和激励作用不可估量。四两拨千斤，博士后科学基金有效地推动了博士后研究人员迅速成长为高水平的研究人才，"小基金发挥了大作用"。

在博士后科学基金的资助下，博士后研究人员的优秀学术成果不断涌现。2013 年，为提高博士后科学基金的资助效益，中国博士后科学基金会联合科学出版社开展了博士后优秀学术专著出版资助工作，通过专家评审遴选出优秀的博士后学术著作，收入"博士后文库"，由博士后科学基金资助、科学出版社出版。我们希望，借此打造专属于博士后学术创新的旗舰图书品牌，激励博士后研究人员潜心科研，扎实治学，提升博士后优秀学术成果的社会影响力。

2015 年，国务院办公厅印发了《关于改革完善博士后制度的意见》（国办发〔2015〕87 号），将"实施自然科学、人文社会科学优秀博士后论著出版支持计划"作为"十三五"期间博士后工作的重要内容和提升博士后研究人员培养质量的重要手段，这更加凸显了出版资助工作的意义。我相信，我们提供的这个出版资助平台将对博士后研究人员激发创新智慧、凝聚创新力量发挥独特的作用，促使博士后研究人员的创新成果更好地服务于创新驱动发展战略和创新型国家的建设。

祝愿广大博士后研究人员在博士后科学基金的资助下早日成长为栋梁之才，为实现中华民族伟大复兴的中国梦做出更大的贡献。

中国博士后科学基金会理事长

方　序

我国中医药现代化的进程从未放慢脚步，2010 年 11 月中医针灸正式被联合国教科文组织列入"人类非物质文化遗产代表作名录"，2017 年《中华人民共和国中医药法》的实施更加有力地推动了中医药事业蓬勃发展。据 2014 年相关数据，目前全世界有 183 个国家和地区认可使用针灸，其中 29 个设立了传统医学的法律法规，18 个将针灸纳入医疗保险体系。可以说，中国针灸已然成为"世界针灸"。习近平总书记对中医药工作作出重要指示，强调"传承精华，守正创新"，更是坚定针灸医学现代化道路的一支强心剂。

电针疗法是研究针灸现代化的重要途径之一，也逐渐被国内外学者认可和应用，在临床应用中已经成为疼痛类疾病针灸治疗中的主要疗法、脑源性疾病治疗中的重要角色、脏器疾病和疑难疾病治疗中不可缺少的干预方式，也为推动针灸规范化迈出了重要一步。通过改变电刺激参数，在穴位下产生不同的感觉，同时发挥不同的治疗效果，使得针刺疗法的刺激量可以定量描述，不仅提高了针灸的临床疗效及其稳定性，而且提升了针灸治疗机制的科学研究水平，极大促进了针灸在国内外的推广和应用。

20 世纪 80 年代伊始，我便对针灸科学研究抱有浓厚兴趣，尤其是随着针刺麻醉研究成果不断涌现，萌发了强烈的学习深造意愿。于 1997～2000 年期间先后两次赴日本昭和大学学习深造神经生理学。归国后致力于将现代生理学与针灸相结合的针灸现代研究，持续至今。尤其近二十年来，我们团队在电针镇痛作用机制研究、电针治疗疼痛类疾病的多中心随机对照试验研究、针药复合麻醉的脏器保护机制、电针参与脑卒中后遗症中西医综合康复中的应用和电针仪创新研制等方面均有较广泛涉猎，也取得了阶段性研究成果。多年来，我在临床惯用电针疗法，在电针仪基本参数、电针治疗疾病参数和电针刺激有效部位等方面积累了丰富的经验并有所感悟。我们的目的在于将源于临床问题的基础研究成果反哺临床实践应用，切实提高电针疗法应用的临床疗效，构建针灸医学的"Bed to Bench to Bed"（"B-to-B-to-B"）模式，即从病床到实验室，再从实验室到病床的良性循环，本着"源于临床、高于临床、回归临床"的初心，推进电针疗法的规范化、现代化和国际化。梁宜教授常年跟随我从事针灸临床和科研工作，学有所成，更有青出于蓝而胜于蓝之势，其本人在运用电针疗法治病和开展相应科学研究方面已建树良多。书中提及的电针疗法临床应用规律是基于本人三十多年临床实践的阶段性总结，仍需经历"实践—总结—再实践—再总结—再提升"的不断完善过程，在此欲抛砖引玉，希望给大家带来更多思考和实践，进而吸纳更多的多学科交叉优秀人才研究电针疗法，共同促进和繁荣针灸事业。

方剑乔 于金溪

2021 年 8 月 18 日

编 写 说 明

电针疗法自创立以来，已应用八十余载。然临床上电针应用不规范的现象丛生，部分从业者不知其然更不知其所以然。方剑乔教授从医三十余年，在电针疗法应用上颇有心得。为了提高电针疗法的操作规范性、疗效可控性，本书致力于全面系统地总结方剑乔教授应用电针疗法的临床经验和心得，并将其总结提炼成电针应用规律，以飨同道。

1. 本书理论篇和附篇较全面地回顾电针疗法的发展历程，并从电针疗法的临床应用和作用机制角度阐述电针疗法的理论核心和机制内涵。理论篇充分融合了方剑乔教授团队在电针刺激参数筛选、电针镇痛机制研究等方面的阶段性研究成果。

2. 应用篇重点介绍方剑乔教授运用电针疗法的临床应用心悟及基于此形成的方氏特色电针疗法学术经验。临床验案举隅根据电针治疗病种、疾病分期分型的不同分类介绍方氏临证经验，并重点突出电针操作规范和细节。

（1）在临床应用心悟中系统介绍方剑乔教授在疼痛类、瘫痪类、情志类疾病的临床诊疗过程中电针运用的经验，每一节均介绍了电针疗法应用的特色，如电针疗法治疗中风的不同并发症所选用参数和刺激穴位各不相同，均有详细描述。

（2）在电针治疗适宜病种选择分类方面，充分考虑现代循证医学证据支撑情况，将电针治疗适宜病种按电针治疗的优势病种和电针治疗的可选病种予以分述，重点介绍针灸治疗的优势病种。

（3）在电针疗法临床应用举隅中充分凸显方氏特色，总结 7 个"方氏经验"专栏。如在颈椎病治疗中强调分型施治，选择疾病典型案例分型呈现，并系统分享方氏特色电针经验——气滞血瘀型或神经根型颈椎病宜采用电针，其中气滞血瘀型在颈夹脊用疏密波电针，神经根型如表现为疼痛为主者，在颈夹脊与项根、肘髎与合谷（或外关、或后溪）连接疏密波电针，如表现为上肢麻木，在以上穴位连接疏波电针等。

（4）注重电针疗法的操作细节呈现，采用"穴位-穴位"模式作为电针刺激穴对的表示方式，让读者在阅读的过程中对使用电针如何选穴一目了然；病案撰写中专门设置"电针操作"模块，详细介绍电针刺激的具体参数。

本书撰写历时两年有余，其间开展专家深度访谈十多次，召开 6 次编写讨论会、推进会和定稿会议，终于成稿面见读者。本书出版意在将方氏特色电针疗法公之于世，让更多针灸从业者认识电针疗法、熟悉电针疗法、善用电针疗法，惠及更多适用电针治疗的广大患者。本书撰写得到方剑乔教授亲临指导，给予诸多提点，笔者意欲原汁原味、原原本本呈现方剑乔教授临床电针疗法应用规范，然编者水平有限、临床阅历不深，本书难免存在疏漏之处，希望广大读者能在阅读本书过程中给我们提出宝贵的意见和建议，以期在今后再版时予以更正。

本书撰写中引用山西省针灸研究所提供的《新九针图》，国家标准《针灸技术操作规范 第 11 部分：电针》（GB/T 21709.11—2009）和常用疼痛评估量表（作为附录），在此表示感谢。今后，编者也将不懈努力地进行电针研究、临床应用以及经验总结，以期将来有更多的自我革新与拓展，同时期盼各位同道能够与我们一起为电针疗法的应用努力，为将来针灸的标准化、现代化、国际化而努力。

2021 年 8 月于武林门

目　录

理　论　篇

应　用　篇

附 篇

理　论　篇

第一章 电针疗法的发展历程

电针疗法是在毫针针刺得气基础上，应用电针仪输出脉冲电流，通过毫针作用于人体特定部位以达到防治疾病的一种针刺治疗方法，即将传统针刺刺激和现代电刺激融合，在针刺对腧穴刺激的基础上，借助电的脉冲能量加强疗效的一种现代针灸治疗方法。在针灸治疗疾病的历史发展中，从单纯对腧穴的机械刺激到电针的应用，经历了诸多改良和发展，如针具的演变、针刺手法的演变（见附篇）以及针刺疗法的演变等，最终形成应用不同参数电刺激对腧穴进行干预的电针技术。2009年2月6日由中华人民共和国国家质量监督检验检疫总局、中国国家标准化管理委员会联合发布的《针灸技术操作规范 第11部分：电针》(GB/T 21709.11—2009)（见附录3）已从发布当年8月1日开始正式实施，标志着电针技术规范应用已正式开启。本章主要就电针疗法的自然形成过程进行阐述。

第一节 电针疗法的诞生

电针疗法是中医针灸学的一个重要分支，与国内外针灸和理疗工作者的长期探索、研究实践密不可分，是针刺疗法与电学、电子计算机等现代技术的有机结合。电的发现及其真正进入人类社会生产生活，为人类社会发展打开了一扇全新的大门。电除了改变人们的生活外，它在医学领域的研究和应用也从未停歇。电针疗法的诞生与人类对"电"的认识是分不开的，而"电"用于机体以及作用于腧穴也是一个逐步认识和发展的过程。

一、"电"用于医学的认识

"电"，最早见于甲骨文，为会意字，本意为"闪电"；在《说文解字》中被解释为"阴阳激耀也"；现在被引申为物质中存在的一种能量，人们可以利用它来使电灯发光、机械转动等。公元前 2000 多年前就有着电鱼（electric fish）的记载，人们已经知道电鱼会发出电击。约 2500 年后，希腊人、罗马人、阿拉伯自然学者和阿拉伯医学者均对电鱼有所记载。如古罗马医生拉杰斯（Scribonius Largus）也在他的著作 Compositiones Medicae 中，建议患有痛风或头痛等病痛的患者去触摸电鱼，他认为强力的电击可能会治愈这类患者的疾病。几千年来，电一直没有得到系统性的研究。直到 1600 年，英国的威廉·吉尔伯特（William Gilbert）才开始对电与磁的现象进行系统性研究，由于其在电学上的众多贡献，被尊称为"电学之父"。对电的认识随后逐渐展开，1791 年意大利路易吉·伽伐尼（Luigi Galvani）认为神经细胞依赖电的媒介将信号传达到肌肉，由此开创了生物电学术领域。之后随着不断地深入研究，电被运用于各个领域，如物理、化学、数学，以及各个领域的分支，在不同的领域中与医学交叉，比如与影像、超声、磁等的结合，同时也包括诸如电子显微镜用于医学基础研究。

目前，"电"在医学领域的应用主要有三类。第一类是用于各类生物电的采集，如脑电图、心电图、肌电图、胃肠电、听觉诱发电位、视觉诱发电位等，通过采集机体生物电来监测机体的功能。第二类是通过刺激直接作用于机体发挥治疗作用，如用于急救的电除颤、用于维持心律的起搏器以及直接作用于头颅的深部脑电刺激仪等，均在临床发挥重要的治疗作用。第三类是根据生物信息采集反馈进行干预治疗，如肌电生物反馈治疗技术、血压生物反馈治疗技术、脑电生物反馈治疗技术等，将生物电采集和电刺激治疗融为一体，根据生物信息情况实时反馈输出治疗。其中电刺激疗法在目前临床中应用广泛，在机体的康复与治疗中，不同参数的电刺激方法有着不同的治疗作用。

二、电针理念的萌芽

公元 6 世纪，针灸医学开始外传，首先传到邻国朝鲜、日本、印度等，17 世纪经荷兰人拉因传至欧洲，随着西方工业的发展和科技的进步，1810 年法国医师白利渥慈（Louis Berlioz）首先提出了使用针具接通电流增效的想法，并指出在刺入心脏部位的针上通以电流以治疗窒息的患者。到了 1825 年，法国解剖学家、生理学家让·巴普蒂斯特·萨兰尔（Jean-Baptiste Sarlandière）开始首次尝试利用在针上通电的方式治疗神经痛和风湿热等病症，并发表著作《电针回忆录》。1888年，出现了有关用电针治疗乳腺癌的记载，此后关于电针疗法的文章开始不断地发表在《布里斯特内外科杂志》《英国医学杂志》等期刊上。这些都为我国电针疗法的诞生与发展奠定了一定的基础。

三、电针仪器的诞生和初步应用

在国内，关于电针的记载最早出现于《针灸杂志》1934年第1期，其刊载了电针疗法的临床应用。唐世丞先后发表了《电针手术及学理》《电针学之研究》等数篇有关电针学的论著。虽然受限于当时条件，电针理论很不完备，但唐氏创造性的研究设计及其研究成果的发表，对当时电针疗法的传播和发展、电针原理的进一步探究都发挥了很好的推动作用。余平先生在所著的《金针电疗》中说："针上用电，早为业针灸者所注意，或则未敢轻予试尝，或则未得功效，或则已收功效而未公布，故至今尚未得到统一的结论和精确的方法。"说明当时的电针技术尚属于初始阶段。

真正在临床上推广使用电针疗法的是陕西省西安市卫生学校朱龙玉医师。朱氏在针灸疗法基础和巴甫洛夫保护性抑制学说指导下，结合生理解剖学知识，在比较简陋的实验条件下，开始对家兔和犬加电针进行实验探索，结果显示电针对大脑有保护性抑制作用。此外，朱氏创造性地将医学生理学实验中刺激神经肌肉的"感应圈"（初级线圈输出脉动直流、次级线圈输出感应电流）应用于针上通电的电针治疗中，并于1953年创制了第一台电针机，命名为"陕卫式电针机"。随后电针机逐渐发展为直流电针机、交流电针机、感应断续脉动电针机、低频率振荡器电针机等几种。1956年朱氏电针疗法在陕西95个县市得到推广。1957年朱氏进行了电针镇痛试验，当年学习或应用电针疗法者约3000余人，供应电针机达4000部。电针疗法应用的另一个高潮是1958年8月30日上海市第一人民医院的尹惠珠医师在李继孝和黄羡明两位专家的支持和指导下，用针刺麻醉进行了扁桃体摘除手术。随后上海针灸经络研究所、复旦大学附属华山医院、上海市五官科医院、仁济医院、上海市第一人民医院、上海中医药大学附属曙光医院及中国福利会国际和平妇幼保健院等运用针刺麻醉开展了颅脑肿瘤切除、全喉切除、肾移植、脾/胃次全切除、甲状腺次全切除、剖宫产和子宫次全切除等手术，均取得较好的效果，引起了国际医学界的高度重视。

这一阶段的针刺麻醉手术其实大部分都用到了电针仪，以电针麻醉为代表的针刺麻醉让世界重新认识了针灸，也让我国的针灸工作者逐步重视并研究电针疗法。

第二节　电针疗法的发展与演变

电针疗法是将针灸针刺入人体穴位后，通上不同强度、波形的脉冲电流刺激人体穴位，以提高治疗效果的一种治疗方法。这种新的医疗技术是传统针灸疗法与现代科学相结合的产物。电针疗法的治疗范围很广，对诸如神经痛、神经麻痹、精神疾病、运动系统疾病、呼吸系统疾病、消化系统疾病以及妇科疾病等，都有较好的治疗效果。

一、电针疗法发展概述

电针疗法应用的发展高潮是针刺麻醉。1958 年 12 月 5 日上午，西安市第四人民医院耳鼻喉科主任医师孟庆禄使用电针开展针刺麻醉，并在针刺麻醉下行双侧扁桃体摘除术。当时他在患者申某的"内关"和"太冲"两穴针刺，并接通电针仪行脉冲电刺激，在不用麻醉药物的情况下，摘除两侧扁桃体，整个过程约 20min，患者全程未觉疼痛，且患者术后恢复得比用药物麻醉者快。该医院至今还保留着当时卫生部发来的贺电。1958 年上海市第一人民医院就公开发表了临床研究成果——《针刺替代麻醉为临床麻醉开辟了新道路》，从而开创了针刺麻醉这一崭新研究领域。1968 年我国首台晶体管低频脉冲电针仪研发成功，随后电针疗法和针刺麻醉（主要是电针麻醉）迅速在全国推广普及。1971 年 7 月 19 日，《人民日报》头版刊载《中西医结合的光辉范例——欢呼我国创造成功针刺麻醉》一文（图 1-1），报道了上海市第一人民医院、上海第一结核病总院（现为上海市肺科医院）、工农兵医院分别用针刺麻醉成功实施扁桃体摘除、肺叶切除和脑外科手术的情况，实际上大部分针刺麻醉手术都用到了电针。

1972 年 2 月 24 日，时任美国总统尼克松访华，同行的 30 余名访华团成员及记者在北京医科大学第三医院观看了针刺麻醉手术下肺叶切除的全过程，画面由通信卫星直接传到美国，反响强烈。1979 年在北京召开的全国针灸针麻学术研讨会上，电针研究资料占比竟然高达 57.2%。2005 年 6 月 30 日仁济医院的王祥瑞主任采用电针针刺麻醉方法对患者陈某缺损的心脏进行了手术修复，手术在英国 BBC 电视台全程转播，超过 400 万人观看了这个纪录片——《替代疗法：针灸》。2018 年 5 月 22 日，上海中医药大学附属岳阳中西医结合医院心内科联合针灸科专家完成了全球首例"针刺麻醉下"的"冠状动脉造影术"，用的也是电针疗法。

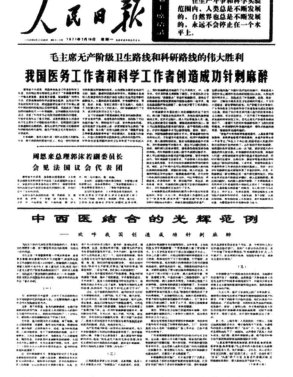

图 1-1　1971 年 7 月 19 日《人民日报》头版刊载
《中西医结合的光辉范例——欢呼我国创造成功针刺麻醉》

除针刺麻醉外，随着电针临床实践和研究的不断深入，电针疗法的其他适应证逐渐被人认识。张香桐、徐丰彦、曹小定等著名生理学家、医学家对针刺（电针）麻醉、针刺镇痛和针刺调整效应的机制开展了系统研究，他们的研究证实，当针刺入穴位，通过手法或电针作用，会有物质或信号传导到丘脑，从而刺激内源性阿片样肽分泌，而内啡肽的增多能起到镇痛、麻醉的作用。电针疗法从 20 世纪 50 年代起在我国广泛应用，至今已成为针灸临床的主要疗法之一，在临床上发挥着举足轻重的作用。近年来随着研究的不断深入，电针疗法的适应证越来越广，从电针镇痛已扩展到消化系统、神经系统、心血管系统等疾病的治疗方面。

二、电针参数的发展与演变

电针疗效的关键是其输出参数，主要包括了输出波形、脉冲频率、刺激波形、波宽、波幅，这些参数的组合共同影响电针的临床疗效，因此，熟悉这些参数的特点对于临床上电针参数的选择及提高临床疗效很有必要。

（一）脉冲波

电针仪历史上曾经使用过的主要的输出脉冲波（pulse）包括纯粹直流电、直流方形波、双向尖形波、双向矩形波（图1-2）。

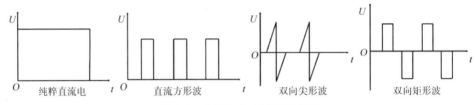

图 1-2　电针仪输出波形示意图

注：纯粹直流电，是一种变化率为 O 的特殊波形；直流方形波，为发生电量单方向变化的矩形波；双向尖形波，电量方向和幅值均发生变化，整个波形呈针尖样；双向矩形波，为电量方向和幅值均发生变化的矩形波。

1. 纯粹直流电

纯粹直流电是一种特殊的波形，其特征是变化率为零，表现为随着时间的延续，它的电压幅值和方向都不会改变。这种直流电具有极强的抑制作用，且极易发生电解灼伤，不适用于进行临床治疗，一般用于测量皮肤表面的电阻，比如20世纪常用的穴位电阻检测用的就是纯粹直流电，其通过检测穴位或耳穴电阻变化预测疾病的发生，属于诊断应用。

2. 直流方形波

直流方形波在直流电的基础上突然发生电量单方向的变化，然后再恢复至常态，或电量为零时突然发生单方向的变化，然后随即恢复至零。该波形抑制作用稍逊于纯粹直流电，也会发生电解作用，但严重性小于纯粹直流电，一般用于短时间的通电治疗，由于其大部分能量不是用来治疗而是用来产热、电解、极化，因此也不适用于电针临床。临床上，该类电刺激常用于药物离子导入。

3. 双向尖形波

该波形的表现为电量方向和幅值均发生变化，整个波形呈针尖样，最大幅值持续时间短。此种波形相较纯粹直流电、直流方形波具有避免皮肤灼伤、针体电解的优势。由于每波的刺激时间短，因此该波形安全系数高，且可供给较大的刺激及长时间刺激，但其不足之处是患者往往会有针刺样疼痛感。该波形基本满足了电针疗法的需求，为电针疗法走入临床提供了电学基础，现临床上多将其用于电针麻醉。

4. 双向矩形波

双向矩形波与双向尖形波类似，但整个波形呈矩形，最大刺激幅值持续稳定。由于该波形一个脉冲为正相，下一个为负相，从而彻底消除电极下的极化作用，并使两个穴位下的刺激量完全相等。该波形在保留矩形波无刺痛感优点的同时为患者提供两个电极均匀刺激，可用于较长时间通电治疗。由于以上种种优点，双向矩形波是目前市场上主流电针仪最常见的波形。

（二）脉冲频率与刺激波形

脉冲频率（pulse frequency）是指每秒钟发生脉冲波的个数，是电刺激治疗中最重要的参数之一，其单位是赫兹（Hz）。从物理学的角度来看，频率是指每秒传递的循环数。不同频率脉冲电组合就形成了不同的刺激波形（waveform）。当电针疗法的刺激波形变化为双向尖形波时，电针治疗的脉冲频率和刺激波形的概念也由此诞生。临床常用的电针刺激波形包括连续波（疏波、密波）、疏密波和断续波（图1-3）。

连续波，是指均匀连续地输出电脉冲波，包括疏波、密波。针灸界把频率≥30Hz的脉冲连续波称为密波，把频率＜30Hz的脉冲连续波称为疏波。疏密波，即疏波和密波交替出现的脉冲连续波。断续波，是指有节律地时断、时续自动出现的脉冲波，断时在1～3s内无脉冲电输出，续时则连续工作3～5s。

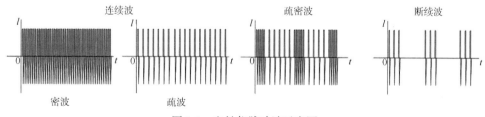

图1-3　电针仪脉冲波示意图

注：连续波，指持续输出，频率可变的输出波形，以30Hz为界分为密波和疏波；密波，指输出频率≥30Hz的连续波；疏波，指输出频率＜30Hz的连续波。疏密波，指疏波和密波交替输出的连续波，是一种特殊的连续波波形。断续波，指频率不变，以一定规律间断输出的波形。

（三）波宽、波幅与刺激强度

波宽和波幅都是反映刺激强度的参数，两者大小与患者的刺激强度感受呈正相关。

电脉冲波宽（pulse duration）是指一个脉冲持续的时间，也称为脉宽。电刺激仪通过足够电荷量（输入电流×波宽）对神经纤维产生刺激。波宽与受试者感受强度成正比，因此波宽过大会对组织造成损伤，引起受试者不适；而波宽过小则不能达到神经纤维感受阈值从而影响疗效。

电脉冲波幅（pulse amplitude）是指输出电流的大小，也称为脉冲幅度。"恒压"电针仪是指输出电压是恒定的，比如华佗牌 SDZ-ⅡB 型电子针疗仪输出电压恒定，输出的刺激电流会随电刺激过程中皮肤电阻变化而改变。"恒流"电针仪是指输出电流是恒定的，把输出的电流值设定在某一数值，仪器则会自动设定输出电流强度，不会因皮肤极化引起电阻变化而改变。因此，恒流输出是现阶段电针仪的主流趋势。

（四）参数组合优化

波宽和频率被认为是电刺激参数中最主要的两个参数，两者均直接影响电针对机体的刺激强度，也关系到患者的感受。笔者曾亲自尝试在接受疏密波治疗时，若将脉冲波宽固定设置为 0.3ms（通常疏密波脉冲波宽随频率而变，如 FANGS-100 在输出频率为 100Hz 时，波宽为 0.2ms、频率为 2Hz 时，波宽为 0.4ms），在疏密波切换时刺激强度变化较大，易引起较强的不适感。因此，波宽设置有两个必要条件，一是波宽适中，给予机体合适的刺激强度；二是波宽随频率变化而变化，减少因疏密波切换带来的不适感。我们认为，波宽和频率必定存在优化组合，不仅影响治疗效果，也关系到患者的舒适度。它们之间的组合关系我们前期也做了些探索，将在后续章节（第二章第三节）中详细阐述。

三、电针仪机型的发展与演变

电针技术和电针疗法的发展主要得益于电针仪机型的不断升级和改良。随着电生理学科的发展和物理电学科技的进步，电针仪机型也经历多次迭代更替，目前临床上应用的电针仪主要以脉冲式电针仪为主。

（一）电针仪的种类

电针仪根据工作原理一般可分为以下六类。

1. 第一类：蜂鸣式电针仪

该类电针仪根据电铃振荡原理，将直流电转换成脉冲电。该类脉冲电流波形较窄，如针尖样，波形不对称。由于耗电量大、有噪声，该类电针仪现已很少使用。

2. 第二类：降压式交流电针仪

该类电针仪以一般交流电为电源，经变压将电压调整至 25V 以下，再由电阻和电位器加以调控输出，以获得适当的刺激强度。因频率不可调，该类电针仪现在也很少使用。

3. 第三类：音频振荡电针仪

该类电针仪采用音频振荡器，在 20～200Hz 范围内，产生频率可调的正弦波。该类电针仪虽然频率与输出强度可调，但波形单纯，临床疗效尚不完全明确，这种电针仪目前很少应用。

4. 第四类：晶体管噪音式电针仪

该类电针仪的电源为直流电，噪声频率为 15 000～20 000Hz，调制频率为 3～30Hz，输出电压为 0～50V，主要适用于针麻与镇痛治疗等。

5. 第五类：声波电针仪

该类电针仪是将音波发生器所产生的多种声源（如音乐、戏剧、歌曲、广播等声波）输入电针仪，通过导线与刺入穴位的针柄相连，从而产生一种错综复杂、参差不齐、随机瞬变的复合声电波刺激，故不易引起人体耐受，即使长时间治疗其作用亦不衰减，比一般脉冲波镇痛效果好。

6. 第六类：脉冲式电针仪

该类电针仪采用间歇振荡器为脉冲发生器，可输出连续波、断续波治疗不同疾病，由于输出稳定、不易极化、疗效确切等优点，目前临床上广为使用。其代表机型有华佗 SDZ-Ⅱ、华谊 G6805 等。目前市面上的脉冲式电针仪有多种型号，虽然外形不同、功能各异，但它们的工作原理类似，都属于脉冲发生器类型，目前国内外研制的电针治疗仪器也大多属于低频脉冲电针治疗仪。根据脉冲波形的不同，脉冲式电针仪的发展和演变可被划分为恒压双向不对称波、恒压双向交替对称波、恒流双向交替对称矩形波和恒流双向对称矩形波四个阶段（表 1-1）。

表 1-1　脉冲式电针仪迭代及其波形特征

波形特征	第一代	第二代	第三代	第四代
脉冲波形	恒压双向 不对称波	恒压双向 交替对称波	恒流双向 交替对称矩形波	恒流双向 对称矩形波
脉冲波 示意图				
代表机型型号	华谊 G6805、 华佗 SDE-Ⅱ	HANS-WQ1002	FANGS-100、HANS-100A、 HANS-200A、HANS-200E	FANGS-300、HANS-200B

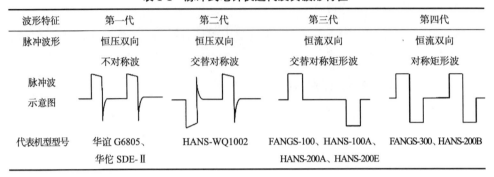

（1）第一代为恒压双向不对称波。此类脉冲式电针仪输出恒压双向不对称波，正反两个脉冲的形状和幅度都不对称，正脉冲为方形波而负脉冲为尖波，脉冲波示意图见表 1-1。此类脉冲波正脉冲的波宽固定，频率和输出强度往往无法定量，患者感受两个电极一有一无，或一强一弱，如华谊 G6805、华佗 SDZ-Ⅱ型均属于该类电针仪。

（2）第二代为恒压双向交替对称波。此类脉冲式电针仪输出恒压双向交替对称波，方波和尖波交替对称出现，脉冲波示意图见表 1-1。输出脉冲波的对称性比第一代好，波宽固定，但脉冲波输出频率和输出强度仍无法定量，适用于电针治疗，患者感受两对电极刺激不一致，如 HANS-WQ1002 多功能电治疗仪属于此类，该类属于过渡产品，使用时间不长，已不在市面上销售。

（3）第三代为恒流双向交替对称矩形波。此类脉冲式电针仪输出恒流双向交替对称矩形波，正负向矩形波交替出现，波宽随频率变化而变化，脉冲波示意图见表 1-1。患者感受一对电极，虽刺激相同，但交替工作，不会同时刺激，且频率和输出电流可精确控制，如 FANGS-100、HANS-100A、HANS-200A、HANS-200E 均属于此类，适宜于电针或经皮电刺激治疗。

（4）第四代为恒流双向对称矩形波。此类脉冲式电针仪输出恒流双向对称矩形波，正负向矩形波成对出现，波宽随频率变化而变化，如输出频率较高时波宽较小，而输出频率较低时波宽较大，使输出疏密波时刺激强度基本一致。脉冲波示意图见表 1-1。患者感受，一对电极同时刺激，且刺激量相同，频率和输出电流可精确控制，如 HANS-200B、FANGS-300 均属于此类，适宜于电针或经皮电刺激治疗。

知识链接

恒压输出与恒流输出

恒压输出：电针仪输出电压固定，但穴位处电阻随着治疗时间延长而变化，因此此处穴位电阻也会发生变化，患者感受电刺激强度发生变化。

恒流输出：电针仪电路采用恒流脉冲波发生电路，输出电流恒定，输出电流不随时间、温度的变化而变化，患者感受电刺激强度稳定。

（二）临床常用电针仪性能比较

目前临床上应用较为广泛的电针仪主要有华佗牌电子针疗仪、韩氏镇痛仪和方氏经皮暨穴位治疗仪，其中华佗牌电子针疗仪是恒压输出的典型代表，韩氏镇痛仪开辟了恒流输出电针仪的先河，方氏经皮暨穴位治疗仪在前人的基础上进一步优化电路设计、稳定输出参数，创新内置电针处方，更贴近针灸临床使用需求，仪器操作更为便捷。华佗牌电子针疗仪、韩氏镇痛仪和方氏经皮暨穴位治疗仪之间的性能比较详见表 1-2。

表 1-2　目前常用电针仪的性能比较表

性能	华佗牌电子针疗仪	韩氏镇痛仪	方氏经皮暨穴位治疗仪
仪器型号	SDZ-ⅡB	HANS-200E	FANGS-100
脉冲波形	恒压双向非对称脉冲波	恒流双向交替对称矩形波	恒流双向交替对称矩形波
工作方式	恒压输出	恒流输出	恒流输出
频率输出	1～100Hz 连续可调	固定参数（14 组）	1～120Hz 连续可调
输出波形	连续波、断续波、疏密波	连续波、疏密波	连续波、断续波、疏密波
波宽与频率的关系	波宽固定（0.2ms），频率和波宽不相关	波宽不固定，波宽与频率相关（2Hz-0.6ms、100Hz-0.2ms*）	波宽不固定，波宽与频率相关（2Hz-0.4ms、100Hz-0.2ms、120Hz-0.3ms△）
处方内置	无	无	有
疏密波设置关系	相对固定（密波是疏波的 5 倍）	固定可选（2/15Hz、2/30Hz、2/50Hz、2/100Hz）	连续可调（疏波 1～20Hz 可调；密波 20～120Hz 可调）
操作模式	按键操作	按键操作	全触屏操作

* "2Hz-0.6ms、100Hz-0.2ms" 表示频率为 2Hz 时，波宽为 0.6ms；频率为 100Hz 时，波宽为 0.2ms。△ "2Hz-0.4ms、100Hz-0.2ms、120Hz-0.3ms" 表示频率为 2Hz 时，波宽为 0.4ms；频率为 100Hz 时，波宽为 0.2ms；频率为 120Hz 时，波宽为 0.3ms。

（三）电针仪未来研发方向

随着现代电子信息、人工智能等高新科技的飞速发展，高科技成果引入医学领域，更多经济适用、安全有效、拥有我国自主知识产权的新型针灸医疗器械产品运用于科研和临床，并走入千家万户，为全人类医疗健康事业做出更大贡献。

第一个研发方向是改进非植入式电针仪。为适应我国各种神经系统疾病发病率逐年增高的趋势，更是为从根本上发展电针仪产业，应将国外推广使用的植入式电针仪改良为具有我国自主知识产权的非植入式电针仪，同时可达到植入式电针仪的功能和作用。此型电针仪既可以降低手术和使用风险，减轻经济负担，减轻手术和心理压力，又可以达到操作简便、价廉物美的效果，具有巨大的社会效益和经济效益。

第二个研发方向是提高智能化程度。新型电针仪将具有自动诊断和治疗等双重或多重功能，以大数据人工智能结合循证医学为患者提供自动化的优化决策治疗参数、以神经电生理科学为依托自动输出调整电刺激强度、以物联网架构为基础的电针仪网络平台等均是未来电针仪的发展趋势。

第二章　电针疗法的临床应用

电针疗法是针灸理论和现代科技有机结合的产物，临床用于各种痹证、中风后遗症、面瘫、胃肠功能障碍等疾病的治疗。除了针刺穴位的作用以外，合理选用电针刺激参数亦是提高疗效的重要因素。本章将对电针疗法的适应证和优势病种、操作规范、刺激参数选择、禁忌证和注意事项等方面展开详细论述。

第一节　电针疗法的适应证和优势病种

目前包含电针疗法在内的针灸疗法因其临床疗效确切，被世界各国逐步接受。据 2014 年不完全统计，针灸已在 183 个国家和地区应用，其中几十个国家对此进行立法。2014 年 3 月 11 日上海《文汇报》报道，全球针灸针年使用量已突破 40 亿支，并且每年以 5%～10%的速度递增。随着针灸疗法的全球化普及应用，针灸适应证在临床实践中被不断补充拓宽，其中电针疗法作为针灸的特色疗法之一，有其独特的适应范围和优势病种。

一、针灸适应证和疾病谱

随着针灸应用的普遍化和广泛化，针灸适应证和疾病谱日渐拓宽。1980 年世界卫生组织（WHO）发布 43 种针灸适应证，1996 年 WHO 意大利米兰会议提出 64 种针灸适应证。1997 年美国国立卫生院召开有关针灸的听证会，承认有 14 种病症针灸治疗有效或可能有效。2019 年美国已经有包括内华达州在内的 47 个州及华盛顿特区通过了（中医）针灸法。2006 年中华人民共和国科学技术部（科技部）启动国家科技支撑计划——针灸适宜病症研究，总结出 532 种针灸病谱。

（一）1980 年 WHO 首次发布针灸适应证

1980 年，WHO 向全世界宣布，针灸的适应证为六大类 43 种。从表 2-1 可见，针灸适应证有呼吸道疾病（占 9%），呼吸系统疾病（占 5%），眼科疾病（占 9%），口腔疾病（占 9%），胃肠系统疾病（占 28%）和神经、肌肉、骨骼疾病（占 40%），其中神经、肌肉、骨骼疾病占比最多。

表 2-1　1980 年 WHO 发布的 43 种针灸适应证

分类	适应病症	病症数	占比
呼吸道疾病	急性鼻窦炎、急性鼻炎、感冒、急性扁桃体炎	4 种	9%
呼吸系统疾病	急性气管炎、支气管哮喘	2 种	5%
眼科疾病	急性结膜炎、中心性视网膜炎、近视（儿童）、单纯性白内障	4 种	9%
口腔疾病	牙痛、拔牙后疼痛、牙龈炎、急慢性咽炎	4 种	9%
胃肠系统疾病	食管贲门痉挛、呃逆、胃下垂、急慢性胃炎、胃酸过多、慢性十二指肠溃疡（缓解疼痛）、单纯性急性十二指肠溃疡、急慢性结肠炎、急性菌痢、便秘、腹泻、肠麻痹	12 种	28%
神经、肌肉、骨骼病	头痛、偏头痛、三叉神经痛、面神经麻痹、中风后的轻度瘫痪、周围性神经疾患、小儿脊髓灰白质炎后遗症、梅尼埃病、神经性膀胱功能失调、遗尿、肋间神经痛、颈臂综合征、肩凝症、网球肘、坐骨神经痛、腰痛、骨关节炎	17 种	40%

（二）1996 年 WHO 增补发布针灸适应证

面对 43 种针灸适应证的局限性和临床试验日益增多的现状，WHO 于 1996 年在意大利米兰召开会议，提出了 64 种针灸适应证，并将其分为以下三类。

1. 第一类是通过类似针灸法或传统疗法随机对照试验的 37 种针灸适应证

此类适应证包括：戒酒、变应性鼻炎（花粉症）、竞技综合征、面瘫、胆绞痛、支气管哮喘、心神经官能症、颈椎病、运动系统慢性疼痛（颈、肩、脊柱、膝等）、抑郁、戒毒、痛经、头痛、偏瘫或其他脑病后遗症、带状疱疹、高血压、原发性低血压、阳痿、引产、失眠、白细胞减少、腰痛、偏头痛、妊娠反应、恶心呕吐、肩周炎（冻结肩）、手术后疼痛、经前期紧张症、神经根疼痛综合征、肾绞痛、类风湿关节炎、扭伤和劳损、下颌关节功能紊乱、紧张性头痛、戒烟、三叉神经痛、泌尿道结石。

2. 第二类是有足够数量的患者为样本但无随机对照试验的 16 种针灸适应证

此类适应证包括：急性扁桃体炎和急性咽喉炎、背痛、胆道蛔虫病、慢性咽炎、胎位不正、小儿遗尿、网球肘、胆结石、肠易激综合征、梅尼埃病、肌筋膜炎、儿童近视、单纯性肥胖、扁桃体切除术后疼痛、精神分裂症、坐骨神经痛。

3. 第三类是有反复的临床报道，效果较快或有一些试验依据的 11 种针灸适应证

此类适应证包括：便秘、缺乳、泄泻、女性不孕、胃下垂、呃逆、尿失禁、男性不育（精子缺乏、精子活动力缺乏）、无痛分娩、尿潴留、鼻窦炎。

（三）1997 年针灸疗法被美国接受认可

美国的针灸立法历程要从 1973 年讲起，当年经过陆易华等人的不懈努力使内华达州成为美国第一个通过针灸立法的州。2019 年全美 47 个州及华盛顿特区均有有关针灸的法律，针灸疗法因其疗效逐步被国外所接受。

1997 年 11 月 3～5 日，美国国立卫生院（NIH）召开关于针灸的听证会，邀请 23 名专家作专题报告，最终形成以针灸能治疗的 14 种病症（2 种有效病症和 12 种可能有效病症）为主要内容的专家共识性报告。2 种有效病症为手术/化疗后恶心呕吐、手术后牙痛。12 种可能有效病症为成瘾、中风康复、头痛、痛经、网球肘、纤维肌痛、肌筋膜疼痛、骨关节炎、腰痛、腕管综合征、哮喘、妊娠呕吐。

（四）2006 年中国启动针灸适宜病症研究专项

2006 年，科技部启动国家科技支撑计划——针灸适宜病症研究（项目编号：2006BA112B01），由天津中医药大学杜元灏教授领衔，通过文献计量学、循证医学、模糊数学、流行病学等学科研究方法对针灸病谱进行系统研究，科学划分针灸病谱，最终总结针灸病谱共 532 种，并根据循证证据等级分类。研究结果提示针灸所能治疗的疾病范围涵盖了多系统、多器官。针灸的适应证主要涵盖神经及精神系统、消化系统、肌肉骨骼系统、精神和行为障碍、眼及附属器、皮肤科疾病等（表2-2），其研究结果中国现代针灸病谱于 2007 年发表在《中国针灸》第 5 期。

从国内外 Meta 分析的文献所涉及的病种来看，针灸的优势病种主要覆盖了 5 个方面：一是以头痛、三叉神经痛、带状疱疹后遗神经痛、痛经为代表性病症的疼痛性疾病；二是以脑卒中及其相关并发症、周围性面神经麻痹、糖尿病周围神经病变为代表的神经功能障碍性疾病；三是以抑郁症、痴呆、失眠为代表性病症的精神/情感性疾病；四是以糖尿病及其兼症、类风湿关节炎、骨质疏松症为代表的免疫内分泌障碍性疾病；五是以胃炎、多囊卵巢综合征、前列腺增生（炎）、视神经萎缩、耳鸣为代表的内脏疾病及其他疾病。

表 2-2　"十一五"国家科技支撑计划针灸适宜病症研究列举的 16 个系统针灸病谱

序号	病症（按系统分）	西医病名	西医症状	中医病证
1	肌肉骨骼系统与结缔组织病症	颈椎病、肩周炎、腰椎间盘突出症、肱骨外上髁炎、膝骨性关节炎、第 3 腰椎横突综合征、类风湿关节炎、梨状肌损伤综合征、腱鞘炎、腱鞘囊肿、筋膜炎、强直性脊柱炎、风湿病、髌下脂肪垫病变、增生性脊椎炎、小关节紊乱症、肌腱炎、肩手综合征、斜颈、软骨炎、髌骨软化症、纤维肌痛综合征、滑膜炎、滑囊炎、股骨头坏死、下颌关节炎、肌炎、干燥综合征、骨膜炎、创伤性关节炎、脊柱隐性裂、棘上韧带炎、致密性骨炎、白塞综合征、骶髂筋膜脂肪疝、氟骨症、跟腱炎、冈下肌综合征、骨骺炎、挥鞭（鞭击）综合征、髋骨关节炎、前斜角肌综合征、系统性红斑狼疮、腰椎肥大症、冈上肌肌腱钙化症、股内收肌肌管综合征、肩胛肋骨综合征、指炎、颞下颌关节紊乱综合征	关节痛（包括未特指性质的关节炎、关节积液或粘连）、骨质增生症、肌肉劳损、骨质疏松症、腕指功能障碍、腰骶痛（非特异型）、腓肠肌痉挛、椎管狭窄、尾骨痛、窝囊肿、腱膜积液	痹证、背腰腿痛（未特指）、落枕、足跟痛、腰痛、颈肩痛
2	神经系统病症	脑卒中、面神经麻痹、坐骨神经痛、小儿脑瘫、偏头痛、三叉神经痛、面肌痉挛、癫痫、截瘫及四肢瘫、血管神经性头痛、股外侧皮神经病（感觉异样性股痛）、帕金森病（震颤麻痹）、枕神经痛、格林-巴利综合征、桡神经病变(包括损伤、麻痹和深支卡压)、臀上皮神经病变、带状疱疹后神经痛、不宁腿综合征、多发性（末梢）神经炎、臂丛神经麻痹、重症肌无力、运动神经元病、椎-基底动脉（供血不足）综合征、眶上神经痛、腕管综合征、腓神经（腓总神经）麻痹、肋间神经痛、紧张性头痛	舞蹈病、幻肢痛、脑积水、多发性硬化、脑膜炎及其后遗症、发作性睡病、脊髓空洞症、跖管综合征、脊髓炎、周期性瘫痪、正中神经损伤（卡压）、丛集性头痛、股神经及闭孔神经痛、大脑脚综合征、非典型面痛、眶上裂及眶尖综合征、视神经脊髓炎、胸出口综合征、假性延髓麻痹（假性球麻痹）、失语、吞咽障碍、植物状态、眼睑痉挛、昏厥、脑萎缩、听幻觉、共济失调（小脑）、睡眠呼吸暂停（梗阻性）	头痛、眩晕、小儿惊厥（惊风）、脑鸣、痿证

续表

序号	病症（按系统分）	西医病名	西医症状	中医病证
3	消化系统病症	胃下垂、慢性胃炎、慢性结肠炎、胆石症、口腔溃疡、消化性溃疡、小儿厌食症、胆囊及胆管炎、肠梗阻、功能性（单纯性）消化不良、阑尾炎（急慢性）、直肠及肛门脱垂、急性胃肠炎、胃扭转、疝（腹部、腹股沟）、肛裂、慢性肠炎、胃轻瘫综合征、贲门失弛缓症（贲门痉挛）、牙龈炎和牙周病、急性胰腺炎、肛门神经痛、急性牙髓炎、胃石症、反流性食管炎、急性胃炎	胆绞痛、肠麻痹、药物有害效应（消化系统副反应）、腹部术后诸症、胃肠痉挛、肠粘连、肛肠术后诸症、唾液分泌障碍、胃手术后诸症、肝硬化、黄疸、幽门痉挛、脂肪肝、肠胀气、上消化道出血	腹泻、便秘、胃（脘）痛、牙痛、腹痛、呕吐、小儿疳积（包括小儿嗜异食症）、胁肋痛、膨胀、口臭
4	泌尿生殖系统病症	痛经、慢性前列腺炎、乳腺增生症、急性乳腺炎、泌尿系结石、不孕症、围绝经期综合征、慢性盆腔炎、功能性子宫出血、男性不育症、前列腺肥大、外阴营养不良、尿道综合征、子宫脱垂、慢性宫颈炎、闭经、经前期紧张综合征、慢性附件炎、慢性肾炎、睾丸炎、附睾炎、膀胱炎、子宫内膜异位症、睾丸鞘膜积液（水疝）、急慢性肾衰竭、盆腔瘀血综合征、肾下垂、乳糜尿、卵巢囊肿、多囊卵巢综合征、尿道炎、乳腺纤维囊肿	尿潴留（包括术后、产后、脊髓损伤后、药物性等）、尿失禁（包括老年性、术后、产后、压力性等）、肾绞痛、前列腺术后并发症、神经源性膀胱、宫颈糜烂、泌尿系结石体外碎石后并发症、夜尿症、妇科手术后诸症（绝育术后、子宫广切）、硅胶囊假体隆乳术后包膜挛缩	遗尿症、癃闭、月经不调、尿频、带下病、淋证、遗精、水肿、乳痛
5	眼及附属器病症	近视（青少年）、麻痹性斜视、睑腺炎（麦粒肿）、视神经萎缩、结膜炎、白内障、青光眼、脉络膜炎及脉络膜视网膜炎、视网膜色素变性、弱视（儿童）、视网膜炎、先天性色觉障碍（色盲）、视网膜血管闭塞、角膜溃疡、视神经炎、眼炎（急性电光性眼炎）、角膜炎、慢性泪囊炎、玻璃体混浊或变性、巩膜炎、视网膜静脉周围炎、视疲劳综合征	眼睑下垂、皮质盲、复视、结膜干燥及眼干燥症、眼睑关闭不全	目眩（儿童）、泪溢症、眉棱骨痛、暴盲
6	精神和行为障碍病症	睡眠障碍（包括失眠、嗜睡、梦魇）、痴呆症、癔症、性功能障碍、抑郁症、戒断综合征、精神分裂症、肠（激惹）易激综合征、多动障碍、抽动障碍、精神发育迟滞、慢性疲劳综合征、胃肠神经官能症、神经衰弱、心脏神经症、焦虑症、竞技综合征、反应性精神病、脑震荡综合征、强迫症、唐（Down）氏综合征、儿童孤独症、情感交叉擦腿综合征、神经性呕吐、睡行症	酒精中毒、成人夜磨牙	梅核气

续表

序号	病症（按系统分）	西医病名	西医症状	中医病证
7	皮肤和皮下组织病症	寻常痤疮、荨麻疹、局限性脱发、皮肤瘙痒症（皮肤、阴部、老年性、尿毒症）、神经性皮炎、色素沉着（黄褐斑、雀斑、面部色素）、银屑病、鸡眼、湿疹（皮肤、阴囊、肛门）、白癜风、压疮（褥疮）、急性淋巴管炎（红丝疔）、局限性硬皮病、酒渣鼻、毛囊炎（发际疮）、腋臭（臭汗症）、多形红斑（猫眼疮）、接触性皮炎、粉瘤（皮脂腺囊肿）、急性淋巴结炎、甲沟炎、进行性色素性皮病、玫瑰糠疹、结节性痒疹及痒疹	皮肤表浅溃疡、药疹	疔痈、汗证（多汗、少汗、无汗）、疔疮
8	传染病和寄生虫病	带状疱疹、病毒性疣（包括寻常疣、扁平疣、跖疣和未特指疣）、流行性腮腺炎、病毒性肝炎（包括慢性乙型肝炎、甲型肝炎、丙型肝炎、急性黄疸型病毒性肝炎及未特指肝炎）、蛔虫症、细菌性痢疾、脊髓灰质炎后遗症（小儿麻痹后遗症）、癣（包括头癣、足癣、甲癣、花斑癣及未特指皮癣）、颈淋巴结结核（包括未特指淋巴结结核）、乙型脑炎后遗症与并发症、病毒性脑炎及后遗症、艾滋病、百日咳、肺结核、疟疾、尖锐湿疣、风疹、破伤风（新生儿）、丹毒、流行性出血热、传染性软疣、病毒性心肌炎、鹅口疮、骨结核、钩虫病、霍乱、流行性脑脊髓膜炎、淋菌性关节炎、单纯疱疹	无	无
9	呼吸系统病症	哮喘、慢性鼻炎、变应性及血管舒缩性鼻炎、慢性咽炎、支气管炎（急慢性）、感冒、急性扁桃体炎、鼻窦炎（包括慢性、急性和鼻旁窦）、肺炎、急性喉炎、气管炎、声带疾病（包括声带结节、声带麻痹）、慢性阻塞性肺疾病、流行性感冒、儿童反复呼吸道感染、睡眠呼吸暂停综合征、急性咽炎	呼吸衰竭、声嘶、嗅觉障碍	呃逆、咳嗽、发热、鼻衄、失音、咯血、咽喉肿痛、鼻窒
10	循环系统病症	高血压、冠心病、心律失常、痔疮、雷诺病、动脉硬化症、闭塞性血栓性脉管炎、慢性肺源性心脏病、心肌梗死、多发性大动脉炎、红斑性肢痛症、静脉炎、下肢深静脉血栓形成、心肌炎、动脉炎、风湿性心脏病	心肌缺血及心绞痛、脑供血不足、低血压、静脉曲张、休克、心力衰竭、高黏血症	厥证、心悸及惊悸

续表

序号	病症（按系统分）	西医病名	西医症状	中医病证
11	损伤、中毒和外因的某些后果	急性腰扭伤、踝关节扭伤、脑损伤及并发症、骨折及并发症、一氧化碳中毒迟发性脑病及后遗症、有机磷农药和慢性酒精中毒、迟发性周围神经病、脊髓损伤、周围神经损伤（单神经）、关节脱位、关节错缝、冻疮、中暑、输液过敏反应、晕动病	软组织挫伤、损伤，输液输血和治疗性注射后并发症，髌骨劳损，宫内避孕器所致子宫出血	无
12	妊娠、分娩和产褥期病症	医疗性流产及并发症、胎位不正、妊娠恶阻（剧吐）、滞产或难产、胎盘滞留、产后耻骨联合分离症、过期妊娠、剖宫产术后诸症、子宫复旧不全	乳汁过少（缺乳）、产后出血、分娩痛、急性乳汁郁积症	无
13	内分泌、营养和代谢病症	肥胖症、糖尿病及并发症、甲状腺功能亢进症、痛风、高脂血症、甲状腺肿及甲状腺腺瘤、高催乳素血症、甲状腺炎、多囊卵巢综合征（致不孕）	无	无
14	肿瘤	血管瘤、子宫肌瘤、肝癌、宫颈癌、食管癌及胃癌、乳腺肿瘤、鼻咽癌、肺癌、神经纤维瘤	无	无
15	耳和乳突病症	梅尼埃病、聋哑（儿童听力语言障碍）、中耳炎（包括急慢性）、耳前窦道和囊肿、耳郭浆液性软骨膜炎	无	耳聋、耳鸣
16	血液及造血器官病症	白细胞减少症、血小板减少性紫癜、变应性（过敏性）紫癜、再生障碍性贫血、贫血	无	无

从近 40 年针灸适应证和疾病谱的变化来看，针灸对疼痛、神经及运动系统疾病存在明显治疗优势。然而，目前国内外针灸治疗的疾病已不单纯局限于疼痛类病症，对于功能性非疼痛类病症的临床研究日益增多。随着针灸现代研究的不断深入和针灸的国际化程度不断深化，验证针灸疗效的临床试验注册和实施呈现出逐年增多趋势，随之而来的支持针灸临床疗效的证据将越来越多、证据质量也会逐步提升，为将来针灸适应证的进一步完善和拓宽奠定了坚实的研究基础。

二、电针疗法的优势病种

电针的适应范围和毫针刺法基本相同，可广泛应用于内、外、妇、儿、五官、骨科等疾病，尤其是疼痛病症、神经麻痹病症，也被应用于针刺麻醉。电针疗法的优势病种主要集中于以下几个方面。

（一）疼痛病症

电针镇痛疗效确切、镇痛机制较明晰，临床广泛应用于各种肌肉、神经、韧带、关节疾病，如坐骨神经痛、肩周炎、类风湿关节炎、腰肌劳损、关节扭挫伤等疼痛病症。在治疗疼痛病症时，采用病灶附近及远距离穴位（局部穴和远道穴）均有很好的镇痛效果。临床常用电针仪脉冲频率在 1～100Hz 之间，在这个频率间，适当的电刺激可促使人体产生内源性阿片样肽物质，从而产生强有力的镇痛效应。韩济生团队经过数十年的研究发现，2Hz 电刺激可使人体分泌脑啡肽、内啡肽等内源性阿片样肽物质，而 100Hz 电刺激可促进人体内强啡肽的释放，脑啡肽、内啡肽和强啡肽都属于内源性阿片样肽物质，发挥类吗啡样的镇痛作用。通过电针发挥更好的临床疗效，合理选择电针参数非常重要，在治疗疼痛病症中电针刺激参数选择存在一定规律性，在后续的章节（第四章第一节）会详细论述。

（二）神经麻痹病症

电针疗法适用于各类神经麻痹病症的治疗，如偏瘫、面瘫、臂丛及其周围神经麻痹（如腋神经麻痹、桡神经麻痹、正中神经麻痹、尺神经麻痹）、下肢周围神经麻痹（如股神经麻痹、腓总神经麻痹、胫神经麻痹）等，治疗时对穴位的准确度不必过于刻板，应根据麻痹的部位，选取靠近神经干的穴位，电刺激参数以 2Hz 连续波为主，治疗时间为 30min 以上。方剑乔教授对偏瘫和面瘫的电针分期治疗有丰富的经验，在应用篇中有详细论述。

（三）针刺麻醉和针药复合麻醉

电针疗法因其良好的镇痛效应，也被广泛应用于针刺麻醉和针药复合麻醉。20 世纪 70 年代针刺麻醉应用初期试图完全以针刺麻醉代替药物麻醉，80 年代以来提出的针药复合麻醉更切合临床实际。2005 年仁济医院的王祥瑞主任开展的心脏修复手术，2018 年上海中医药大学附属岳阳中西医结合医院周嘉等开展的"冠状动脉造影术"，用的都是电针疗法。方剑乔教授团队研究发现，针药复合全身麻醉行控制性降压能增强镇痛效应，减少维持麻醉和控制性降压所需麻醉药物吸入浓度，对循环动力学的影响要比单纯麻醉药物控制性降压更为轻微，循环更加稳定；同时，可以降低开颅手术控制性降压期间的应激反应，术后麻醉苏醒迅速且平稳；对脑、肝、肾和胃具有一定的保护效应。

此外，电针疗法亦适用于针感迟钝者，通过脉冲电刺激从而增强针刺针感、保持较长时间的留针刺激作用。

第二节　电针疗法的操作规范

电针疗法的操作规范于 2009 年由国家标准化管理委员会审批颁布，具体详见《针灸技术操作规范　第 11 部分：电针》（GB/T 21709.11—2009）（附录 3）。该操作规范由中国针灸学会主持，上海中医药大学起草，安徽中医药大学参与完成，并于 2007 年通过国家中医药管理局审查验收，2 年后在国家层面予以颁布。

在开始治疗前，检查电源插头是否插入 220V 交流电插座内，若使用干电池的主机要备好电池，并确保电量充足。使用前要检查输出电极线，并保证导电性能良好，以确保治疗过程中正常工作。

治疗前患者应保持稳定情绪以配合治疗，根据所选穴位安置适当体位，嘱患者排尽小便。选好腧穴后，先用拇指按压穴位，询问患者是否有酸、痛感觉，以校准穴位。毫针针刺前应对穴位、医师双手进行严格消毒，必要时电针仪及附件也要进行消毒。

治疗时，电极线输出两极分别连接于毫针针柄或针体，应确保连接牢靠、导电良好。按电流回路要求，电针治疗选穴宜成对，以 1~3 对为宜。特别应该注意的是，一般将同一对输出电极连接在身体的同侧，在胸、背部的穴位上使用电针时，更不可将两个电极跨接在身体两侧，避免电流回路经过心脏。

临床应用时，通常将两个电极分别连接于身体同一侧有一定间距的两个穴位上。打开电针仪电源开关，选择治疗所需的波形、频率，调节对应输出旋钮，从零位开始逐渐、缓慢增加电流大小，调节至合适的刺激强度，避免突然加大电流而给患者造成突然的刺激。

有关电极穴位连接的认识

以往的电针仪大多采用非对称双向脉冲波，正反两个脉冲的形状和幅度都不对称，会造成两个电极的刺激强度不对称，患者感受两个电极一强一弱或一有一无，为保证疗效常推荐负极接主穴、正极接辅助穴位。

如电针仪的输出脉冲波形为双向对称脉冲波，则正反两个脉冲的形状和幅度对称，两个电极的刺激效果相同。故电极与穴位连接可不作正负极要求。

如有必要在电针治疗过程中对波形、频率进行调整时，应首先调节输出强度至最小，然后调整波形和频率。如进行较长时间的电针治疗，患者会产生适应性，即感到刺激逐渐变弱，此时可适当增加刺激强度，再次调整至患者耐受的强度。

根据病情决定电针治疗持续时间，一般在 15～60min。电针治疗完成后，一般电针仪可自动关机，从针柄或针体上取下电极线后，按毫针操作规范要求出针。

第三节 电针疗法的刺激参数选择

针刺手法是针刺疗法起效的关键因素之一，然诸家特色各异，难以量化，很大程度上限制了针刺疗法的推广应用。电针疗法的出现，堪称完美地解决了针刺无法客观量化这一难题，同时电针也逐渐被国内外学者认可和应用。与针刺手法相似，电针刺激参数选择成为电针疗法起效的关键因素之一，主要包括电针波形、电针频率、电流幅值、治疗时长和频次等。

一、电针波形的选择

波形是影响电针疗效的基本参数之一，脉冲电流的波形不同，其作用亦不同。电针仪通常可输出连续波（疏波、密波）、疏密波和断续波三种波形（见图 1-3），临床使用时应据病情选择合适的波形，可以提高疗效。

（一）连续波

当输出低频连续波（＜30Hz）时，刺激作用较强，其短时兴奋肌肉，长时抑制感觉和运动神经，常用于治疗痉挛型痿证，也可用于治疗各种肌肉、关节、韧带、肌腱的损伤和慢性疼痛。当输出高频连续波（≥30Hz）时，先对感觉神经起抑制作用，接着对运动神经也产生抑制作用，常用于止痛、镇静、缓解肌肉和血管痉挛、针刺麻醉等。

（二）疏密波

疏密波是疏波、密波自动交替出现的一种波形，属于特殊类型的连续波。疏波、密波交替出现能克服单一波形的局限性，组合刺激可以促进多种内源性阿片样肽释放，提高新陈代谢，促进血液循环，改善组织营养，消除炎性水肿等。疏密波治疗时兴奋效应占优势，常用于止痛、扭伤、关节炎、神经痛等。

（三）断续波

断续波是有节律地时断、时续自动出现的一种波形，即连续波持续一段时间后随即停顿数秒。这种循环刺激作用较强，能提高肌肉的兴奋性，对横纹肌有良好的刺激收缩作用，多用于治疗痿证、瘫痪。

二、电针频率的选择

电针频率是目前电针应用研究中开展最为广泛、应用相对明确的刺激参数。不同电针频率，治疗作用各异，临床需根据不同病情来选用特定频率电针。不同系统疾病电针的应用频率没有统一标准，有时会导致临床和实验研究中出现电针频率使用比较混乱的局面。目前相对公认的观点是高频率的脉冲波具有止痛、镇静、缓解肌肉和血管痉挛的功效，临床上常用100Hz高频电针治疗急性疼痛、中风后肌张力增高、急性腰扭伤等。低频率的脉冲波具有修复组织、改善神经功能的功效，常用于治疗痿证，各种肌肉、关节、韧带及肌腱的损伤，因此临床上常用2Hz低频电针治疗中风后软瘫、面瘫后遗症期、关节损伤等。

在电针众多参数当中，研究最为深入的就是电针频率。中国科学院院士韩济生团队开展相关研究，全面阐释了不同频率电针镇痛效应的物质基础，并阐明了不同频率电针镇痛起效时间的差异，对电针疗法在临床应用提供了科学研究证据。韩院士研究结果表明，2Hz可激发脑和脊髓产生内啡肽、脑啡肽，在电针刺激30min后开始释放并持续6h；100Hz产生强啡肽，在电针刺激30min内释放。2/100Hz

两种频率相互交替的疏密波，则可同时产生 3 种内源性阿片样肽交替释放。方剑乔教授团队在前人研究的基础上，进一步开展研究以期筛选出电针镇痛的优势频率，研究结果表明电针的有效镇痛频率是 2Hz、100Hz 和 120Hz，而 15Hz 和 50Hz 电针镇痛效果不佳。

三、电针电流幅值的选择

当电流增加到一定强度时，患者有麻、刺感，此时的电流强度称为"感觉阈"。如电流强度再增加，患者会突然产生刺痛感，此时能引起疼痛感觉的电流强度称为"痛阈"。电流强度因人而异，在各种病理状态下其差异也较大。临床上以感觉阈和痛阈之间的电流强度作为适宜的刺激强度，在通常情况下，往往以患者耐受作为合适的输出电流，但在某些急性疼痛治疗时，适当加大电流，以取得更好疗效。电针以某一恒定强度刺激作用于机体一段时间后，虽然刺激仍在继续作用，但感受器对刺激的敏感性会逐渐降低，发放冲动的频率逐渐减少，感觉也随之减弱，即发生了感受器的适应。此时电针电流幅值可以随着患者的逐渐接受或逐渐耐受而增加。

四、电针时长和频次的选择

电针治疗时长和频次这两个电针治疗参数相对研究较少，治疗过程中多由医师凭经验来确定。《灵枢·营卫生会》曰："营在脉中，卫在脉外，营周不休，五十度而复大会，阴阳相贯，如环无端。卫气行于阴二十五度，行于阳二十五度，分为昼夜。"说明营卫一昼夜各在人体内运行 50 周，按 24h 运行 50 周计算，可知营卫每运行 1 周约 28min 48s，这也是普遍认为治疗时间为 20～30min 的依据。方剑乔教授认为，痛证的电针治疗时长与疾病密切相关，一般急性疼痛电针治疗时间以 20～30min 为宜，针刺麻醉或神经病理性疼痛可持续更长时间，临床上三叉神经痛发作的患者治疗时间可超过 60min。因此，电针时长选择也要因疾病、病程不同而灵活应用。

方剑乔教授对于电针治疗频次也有心得，他认为急性疼痛的电针治疗可频繁，可每日或隔日治疗，甚至可每日两次；而多数患者、多数疾病或慢性疼痛，治疗频率每周 1 次就可以起效果；对于一些特殊的疾病可能需要每周 2 次，或隔日 1 次，治疗频次适当增加。每日 1 次的治疗在绝大多数情况下是不需要的，而且有可能因过度频繁治疗而造成耐受。

五、参数组合的应用

在电针治疗过程中，频率、波宽、电流幅值等参数共同作用在人体上，因此，临床疗效也是这些参数共同作用的结果，方剑乔教授团队对"频率""波宽"两个参数的组合开展了相关研究。

（一）频率与波宽优势组合

在筛选出有效镇痛的电刺激频率（2Hz、100Hz 和 120Hz）的基础上着重研究这 3 个频率是否存在优势波宽组合。

将 3 种频率（2Hz、100Hz、120Hz）分别与 7 种波宽（0.05ms、0.1ms、0.2ms、0.3ms、0.4ms、0.5ms、0.6ms）两两组合，分别记录电针治疗前后大鼠机械缩足阈的变化。结果发现：脉冲电频率为 2Hz 时，0.4ms 波宽对大鼠即刻的镇痛疗效优于其他波宽。脉冲电频率为 100Hz 时，0.2ms 波宽对大鼠即刻镇痛疗效优于其他波宽。脉冲电频率为 120Hz 时，0.3ms 波宽对大鼠即刻镇痛疗效在不同程度上优于其他波宽。基于以上研究结果，我们认为电针镇痛的频率与波宽之间存在相对优势组合，即 2Hz/0.4ms、100Hz/0.2ms 和 120Hz/0.3ms。

（二）筛选炎性痛的有效频率

采用电刺激器模拟电针仪输出不同频率的电脉冲作用于炎性痛模型大鼠，波形为双向对称方波、恒流电流输出，波宽和频率组合选用前期研究结果（2Hz/0.4ms、100Hz/0.2ms 和 120Hz/0.3ms）。研究结果提示，相比于 2Hz、100Hz、120Hz 的连续波电针刺激，2/100Hz、2/120Hz 的疏密波电针刺激治疗炎性痛的镇痛效果更佳。

（三）筛选神经病理性疼痛的有效频率

采用同样的方法，电刺激器输出不同频率的电脉冲作用于神经病理性疼痛模型大鼠，波形为双向对称方波、恒流电流输出，波宽和频率组合同上。研究结果发现 2Hz（波宽 0.4ms）电针刺激治疗神经病理性疼痛疗效更佳，与韩济生团队选用 2Hz（波宽 0.6ms）电针治疗神经病理性疼痛的结果并不完全一致。

六、电刺激参数研究的意义

电针疗法是在传统针灸方法刺入腧穴"得气"后，在针上通以接近人体生物电的微量电流用以防治疾病的一种疗法。它的优点主要有以下三方面：

第一，提高临床疗效：把针灸针刺入穴位后，与电针仪的输出端相连，通过改变电刺激参数（如频率、波宽、强度、波形等），在穴位下产生不同的感觉，发挥不同的治疗效果，其发挥临床疗效机制在后面相关章节中详细阐述。

第二，量化刺激量：同样一个穴位针刺的角度、深度、手法等均会影响针刺的刺激量，因此很难对刺激量进行量化。电针疗法通过输出稳定的电刺激参数就可以对电针刺激量进行客观量化，有利于科学研究和国内外推广。

第三，节省人力：输出的稳定电刺激可以在治疗过程中为穴位提供稳定的刺激量，可以在一定程度上代替手法行针，节省人力。

第四节　电针疗法的禁忌证和注意事项

各种疗法往往都同时并存着适应证和禁忌证，一旦超出适应证的范围，难免会造成不良后果。在患者就诊时，应严格筛选针灸适应证，并且排除禁忌证。

一、针刺禁忌证

对于病症而言，有出血性疾病、有出血倾向疾病或凝血功能障碍疾病的患者，不宜针刺。

对于部位而言，皮肤破溃处、瘢痕组织和肿瘤及周边部位一般不予针刺；肩背部腧穴不宜深刺；针刺尿潴留患者的耻骨联合区时，应严格控制好针刺深度和角度，避免误伤重要脏器；婴幼儿囟门部及风府、哑门穴等处禁针；眼球、乳头等部位均不宜针刺或深刺；怀孕妇女不宜针刺腰骶部，也不宜针刺合谷、三阴交、至阴等引起子宫收缩的穴位。

对于患者的心身情况，过劳、过饱、过饥、大汗、大失血、过度虚弱、精神高度紧张者均不宜立即针刺，必须待患者心身恢复正常之后才可开始治疗；年老体弱者针刺应尽量保持卧位体位，刺激不宜过重。

二、电针的禁忌证及注意事项

针灸的一般禁忌证也同样适用于电针，为避免电针在使用过程中发生意外，除了必须遵循针灸的注意事项外，还要重视以下事项。

第一，使用电针仪前，应检查电针仪输出是否正常。

第二，电针仪刺激输出强度应逐渐从小到大；切勿加强过快，以免引起肌肉强烈收缩，出现晕针、弯针或断针等现象。

第三，避免电流回路通过心脏，尤其是安装心脏起搏器的患者，应禁用电针。在靠近延髓、脊髓等部位使用电针时，电流量宜小，刺激不可过强，也不应横跨脊髓通电（治疗脊髓损伤者除外），以免发生意外。孕妇当慎用电针。

第四，体质虚弱、精神紧张者，应注意电流不宜过大。

第五，温针灸之后，针柄因表面氧化而不导电，因此，温针灸后不宜使用针柄导电。若须使用，输出导线应夹在毫针的针体上或更换毫针。

第六，电针仪使用完毕，须将输出调节电钮等全部退至零位，随后关闭电源，拔去导线。

第三章　电针疗法的作用机制

20 世纪 70 年代，我国一批针灸医家、生理学家、医学家，积极响应国家号召投入到对针灸治疗机制的研究中，并成功地以内源性阿片样肽释放为切入点，论证了针灸镇痛作用的物质基础。这些结果提示，虽然许多针灸治疗作用的机制尚不明确，但针灸疗法有着其独特且确切的物质基础。针灸治疗体系并不是古人臆想出来的安慰疗法，而是有着明确作用机制和治疗规律的临床治疗方法。

近年来，随着现代医学基础研究的进步和国家对中医药基础研究的重视与投入，大量优秀的针灸基础研究先后涌现，许多原来不明确的针灸作用机制正在被逐一阐明。本章试以人体八大系统为索引归纳电针的调控机制，初步梳理电针治疗作用的物质基础及其内在机制。

第一节　神经系统与电针疗法

神经系统是人体最为复杂的系统，其支配着机体的其他各个系统，同时也受到其他系统的影响。神经系统的病变常导致其他系统的病变，而其他系统的病变对神经系统的功能也有着显著影响。一方面，神经系统可以说是人体自我修复能力最弱的系统，一旦发生损伤往往伴随着明显的后遗症，显著影响患者的生活质量。另一方面，神经系统的功能冗余丰富，若治疗得当，其强大的功能可塑性能在一定程度上弥补由于损伤本身导致的功能缺失。

电针治疗作用与神经系统的关系极为密切。方剑乔教授从日本昭和大学获神经生理学博士学位，结合 30 余年的科学研究和临床实践经验，认为神经系统与电针治疗的关系可以归纳概括出以下三点。一是神经系统是电针治疗的重要靶点之一。电针对神经系统的功能具有明显的调节作用。一方面，电针能促使神经系统的兴奋性保持正常状态，从而发挥镇痛作用；另一方面，电针能促使神经系统发生功能重塑，从而改善中风后遗症、脱髓鞘性病变等神经损伤疾病患者的功能异常。二是神经系统同时是电针信号的传递通路。电针信号有赖于神经系统传递到各个靶器官，从而发挥治疗作用。如果神经通路缺损，电针疗效则会明显减弱。三是电针对其他系统的调节作用往往也能反馈式地发挥对神经系统的干预作用。如针灸通过对血液流变学的调控，改善神经系统血供，从而促使神经系统功能的改善。本节内容主要从电针对神经系统的干预角度出发，扼要阐述电针对神经系统的调控作用机制。

一、电针对中枢神经系统的作用及其机制

中枢神经系统包括脑和脊髓，其被包裹在坚硬的骨组织中。同时，血脑屏障分隔了中枢神经系统与机体的其他系统。骨组织和血脑屏障，一方面为中枢神经系统提供了优良的保护；另一方面也为治疗中枢神经系统疾病带来了巨大的挑战。针灸疗法特别是电针疗法在这一方面具有巨大的优势。结合现有研究证据，电针对中枢神经系统的作用主要体现在对中枢神经系统的保护作用和对中枢神经系统功能的调节作用两大方面。

（一）对中枢神经系统的保护作用

对于中枢神经系统，电针具有良好的保护作用。大量研究表明，不管是如脑卒中、脊髓损伤等的中枢神经系统急性损伤，还是如阿尔茨海默病（Alzheimer's disease，AD）、脱髓鞘性病变等中枢神经系统慢性病变，电针均能在一定程度上干预细胞凋亡、减少神经元的丢失，甚至促进部分神经元的再生，从而恢复中枢神经系统的正常功能。现有研究证据表明，电针可能通过以下途径发挥对中枢神经系统的保护作用。

1. 改善中枢神经系统微循环

现有研究表明，电针可通过多种机制促进脑微循环血流量的改善，增加损伤脑组织局部氧供，从而减少神经元损伤、促进神经修复、改善神经功能。这些机制涉及多个方面，包括电针调节血清低氧诱导因子-1α（hypoxia inducible factor-1α，HIF-1α）、血管内皮生长因子（vascular endothelial growth factor，VEGF）等蛋白的表达，也涉及电针对局部脑组织细胞色素 P450（cytochrome P450，CYP450）氧化酶表达的调控，部分信号转导通路[如糖原合成酶激酶-3β（glycogen synthase kinase-3β，GSK-3β）]也已被证明与电针对损伤脑组织局部神经元的保护作用有关。同时，电针能通过诱导缺血脑皮质中促红细胞生成素的表达，激活 JAK-STAT 信号

转导与转录激活子（the Janus kinase-signal transducer and activator of transcriptions，JAK-STAT3）分子信号通路，加快新生微血管形成，从而发挥抑制炎症反应、干预细胞凋亡、减轻脑损伤的作用，最终预防缺血再灌注导致的脑细胞死亡。此外，电针对损伤脊髓组织的局部微循环也能发挥良性调节作用，主要通过抑制细胞炎症反应、兴奋性氨基酸毒性和脂质过氧化反应，促进神经营养因子分泌，增加血流量，改善微循环，增强自噬流等机制发挥作用。

2. 改善中枢神经元代谢

电针除能改善中枢神经系统的微循环外，还能调节神经元的代谢。这种对代谢的调节作用既反映在电针对有氧呼吸的调节上，也表现在对神经元的长期保护上。对于损伤，特别是缺血性损伤发生后，电针可通过诱导过氧化物酶体增殖物激活受体 γ 辅助活化因子 1α（peroxisome proliferator-activated receptor γ coactivator-1α，PGC-1α）mRNA 的表达，上调 PGC-1α 介导的呼吸链酶的活性，减轻脑损伤。除急性损伤外，电针对慢性脑损伤也有良好的治疗作用。已有大量研究表明，电针能降低 Aβ 淀粉样蛋白在脑中的沉积，从而治疗 AD。这可能与电针通过提高线粒体琥珀酸脱氢酶、Na^+-K^+-ATP 酶、Ca^{2+}-Mg^{2+}-ATP 酶活性，改善 AD 患者脑神经元能量代谢密切相关。已有部分研究发现，电针对神经元代谢的调节可能与其对去整合素、金属蛋白酶（a disintegrin and metalloproteinase，ADAM）10 和 ADAM17 表达的调节密切相关。

3. 抑制中枢神经系统的炎症和免疫反应

抗炎作用是电针刺激的主要作用之一。抑制炎症反应的实质是电针对各类神经免疫细胞分化、募集功能的调整。电针既能预防神经干细胞过度分化为星形胶质细胞，抑制各类胶质细胞在中枢神经系统的活化；也能调节巨噬细胞在损伤神经局部的募集类型，提升 M2 型巨噬细胞的募集，抑制 M1 型巨噬细胞的活化。最终表现为电针对抗炎因子和促炎因子的调控上。电针可减少促炎因子 γ 干扰素（interferon-γ，IFN-γ）、环氧合酶 2（cyclooxygenase 2，COX-2）、诱生型一氧化氮合酶（inducible nitric oxide synthase，iNOS）的表达，提高中枢神经系统内白细胞介素（interleukin，IL）-10 等抗炎因子表达，从而抑制高迁移率族蛋白 B1（high mobility group box 1）、炎症小体 NLRP3 等多种炎症信号通路的活化，最终发挥抑制中枢神经系统内神经炎症反应的作用。但电针信号是通过何种神经环路抵达目标脑区发挥抗炎作用的，现仍缺乏探讨。

4. 促进神经的再生和再髓鞘化

已有研究表明，电针具有促神经生长作用，其能抑制轴突生长抑制因子的表达，降低胶质瘢痕的产生，促进轴突再髓鞘化，加快神经干细胞分化和促进神经元的生长。但电针促神经再生和再髓鞘化的相关机制研究尚不成体系，大多仅针对部分电针干预物质进行了探索性研究。如有研究表明电针能抑制勿动蛋白 A（Nogo-A）、NgR、少突胶质细胞髓鞘糖蛋白（myelin glycoprotein of oligodendrocytes，OMgp）等相关物质的表达，提升髓磷脂碱性蛋白（myelin basic protein，MBP）、神经上皮干细胞蛋白（nestin）等物质的表达。基于现有证据，可以认为，电针促使损伤神经组织修复，与其刺激局部神经干细胞激活和增殖并调节其分化方向的作用密切相关。多条信号通路的激活参与了相关调控，包括磷脂酰肌醇-3 激酶信号通路活化介导的微管结合蛋白 2（microtubule associated proteinz，MAP-2）、MBP 等神经生长相关蛋白的表达；Wnt 信号通路的激活和 Notch 信号通路的抑制等。但电针促神经再生和再髓鞘化的具体作用机制尚不完全清晰，有待进一步深入研究以逐步揭示。

（二）对中枢神经系统功能的调节作用

除对神经系统产生保护作用外，电针对中枢神经系统功能也具有明确的调节作用。张香桐院士在研究针刺镇痛时曾提出过一个著名的假说——"电针镇痛作用可能是电针信号与疼痛信号在神经系统不同层面整合的结果"。不断深入的电针基础研究表明，电针信号能从周围神经系统一直传递到大脑皮质，并在不同的神经层面发挥作用，调节神经元的功能和活性。基于现有研究结果，电针对中枢神经系统功能调节主要体现在对中枢神经元兴奋性、胶质细胞活化和分化以及中枢神经元代偿功能发挥等方面的调节。

1. 电针能调节中枢神经元的兴奋性

电针对高位神经中枢神经元的功能具有明确的调节作用。前额皮质、海马、下丘脑、杏仁核、中缝背核、中脑导水管周围灰质、疑核等脑区是参与电针调节作用的主要脑区，且目前研究相对明确。对相关脑区兴奋性的调节被认为与电针对疼痛、情绪、肢体痉挛、失眠、吞咽功能和学习记忆能力的调节密切相关。

电针对大部分高位中枢神经元功能的调节都涉及对神经元兴奋/抑制平衡的干预。电针对谷氨酸（glutamic acid，Glu）和 γ-氨基丁酸（γ-aminobutyric acid，GABA）的分泌和代谢均有调节作用。同时，电针也能调节神经元上 Glu 受体和

GABA 受体的表达。通过对这些遍及整个神经系统的神经递质及其受体表达的调控，电针得以发挥广泛的中枢神经系统功能调节作用。此外，对 5-羟色胺、乙酰胆碱、组胺、去甲肾上腺素、多巴胺等多种常见神经递质的释放电针均能发挥良性调节作用。通过对不同核团特有神经递质的调节，配合对 Glu 和 GABA 系统的广泛调节，电针对多种疾病产生治疗作用。如电针能通过调节下丘脑内的单胺类递质 5-羟色胺，配合其对 Glu 和 GABA 释放的调节，产生调节睡眠的作用。又如电针能通过改善海马区乙酰胆碱的生成过程，结合其对皮质区单胺类神经递质含量的调节来实现对学习记忆功能的增强。再如电针能调节大脑皮质中 Glu 的低表达和 GABA 的高表达，从而有效缓解脑卒中痉挛状态。

特别需要指出的是，电针对高位中枢神经元功能的调节总是偏向于使其恢复到正常兴奋水平（类似于传统针灸的双向调节效应），不能单一地将这种调节作用归结为兴奋或抑制作用。如电针能通过下调海马区神经元钙调蛋白的表达，抑制神经元的兴奋性，从而发挥抗癫痫作用。但针对中风后吞咽功能减弱的患者，电针"廉泉"或"风府"能将冲动传至吞咽运动神经核疑核，使其神经元呈现激活状态，从而改善患者的吞咽功能。

除了对神经元的调节作用外，电针还能调节中枢神经系统内胶质细胞的活化和分化。已有部分研究提示，对胶质细胞分化方向和活化的调节与针灸对神经元兴奋性的调节密切相关，但其深层机制尚有待探索。部分研究报道，电针能通过提升星形胶质细胞对 Glu 的代谢量来抑制中枢神经系统神经元的过度兴奋。但电针信号如何到达中枢胶质细胞，并调整胶质细胞与神经元的相互作用，其过程机制尚缺乏深入研究。

2. 电针能促进中枢神经元代偿功能的发挥

有部分研究表明，电针能促进神经元代偿。部分研究者认为，对神经元代偿功能的促进是电针修复神经损伤后躯体功能缺失的主要机制。电针能改善缺血性脑卒中模型大鼠缺血侧海马、内嗅皮质树突棘形态，易化海马 CA3 区到 CA1 区神经通路和内嗅皮质到海马 CA1 区的长时程增强，促进突触结构和功能重塑，由此弥补由于神经元死亡导致的功能降低。这种促代偿能力，不仅局限于患侧，也表现在电针对健侧高位中枢的调节方面，这可能是电针发挥"左病右治"疗效的基础。有文献指出，这种"左病右治"的治疗现象，与《黄帝内经》中的"巨刺""缪刺"有异曲同工之妙，是对针刺刺法原理的现代阐述。此外，电针刺激还可能通过脑神经、孤束核等脑干神经元网络及皮质高级中枢之间的相互关联，从一侧大脑半球传递到另一侧大脑半球，从而发挥协同调节作用。如电针能通过刺激健侧大脑皮质实现部分功能的代偿性恢复，从而促使健侧大脑皮质参与脑梗死后的神经功能重塑，进而改善运动功能。其机制可能与电针刺激有效降低了对轴突再生的抑制作用有关，有部分研究者指出，该作用涉及电针对脑源性神经营养因子（brain-derived neurotrophic factor，BDNF），生长相关蛋白（growth associated protein，GAP）-43、MAP-2 通路、信号蛋白Ⅲ（semaphorin3，Sema3C）、神经纤毛蛋白-1（neuropilin-1，NRP-1）等表达的调节。

二、电针对周围神经系统的作用及其机制

相较于中枢神经系统，电针对周围神经系统作用的研究相对缺乏，其机制并不十分明确。现有理论认为，电针对周围神经系统具有促进损伤神经修复、调节兴奋性等作用。

（一）电针能促进周围损伤神经修复

电针对周围神经系统的修复作用大体与其对中枢神经系统的修复作用相似。不同的是，周围神经的胞体被多种骨性和软组织结构层层保护，轻易不会受到损伤。因此，临床常见的周围神经损伤大多发生在周围神经纤维。基于现有研究结果，电针促进周围神经纤维修复的作用机制主要可归纳为以下两个方面。一方面，电针能改善损伤局部神经血供，减轻损伤局部的变性坏死、氧化应激反应，降低损伤局部炎症反应，缩短神经再生启动的所需时间。另一方面，电针能促进施万细胞活化，加速对变性轴突、髓鞘的清除，促进新生的轴芽通过损伤部位并顺利进入远端神经内膜管。研究表明，电针既可调节坐骨神经损伤处神经生长因子（nerve growth factor，NGF）、BDNF、神经导向因子（Slit2）及其受体 Roundabout（Robo1）等物质的表达，以促进神经再生与修复；又可调节相应脊髓节段 Slit2、Robo1 等蛋白的表达和神经元的兴奋性，以促进周围神经功能的恢复。

（二）电针能调节周围神经兴奋性

尽管周围神经被认为是电针信号传入人体的主要传输途径，但电针对其兴奋性的干预作用仍不清楚。周围神经不存在突触结构，神经元兴奋性的调节主要依赖自身和胶质细胞功能的改变。现有研究表明，电针对两类神经元的兴奋性具有直接干预作用。一类是小直径神经元，其主要发出 C 类纤维，是传导痛觉的主要

周围神经元。大量研究证明，电针能干预中小直径神经元辣椒素受体（transient receptor potential vanilloid1，TRPV1）、P2X3、Nav1.8 等多种离子通道型受体的表达，直接调节其兴奋性。其分子生物学机制主要涉及电针对酪氨酸激酶（tyrosine kinase，TrkA）、蛋白激酶 C（protein kinase，PKC）等多条信号转导通路活化水平的调节。另一类是发出 Aβ 神经纤维的中大直径神经元。电针能直接激活该类神经元向脊髓背角发出抑制信号。但对于电针是否调节了其他类型神经元的兴奋性，现在尚无明确的研究结果。同时，最新的研究提示，电针对周围神经胶质细胞的活性也具有调节作用，且这种调节作用与电针干预周围神经元活性密切相关，但其内在机制还有待进一步研究。

第二节　运动系统与电针疗法

骨、骨骼肌和骨连结共同构成人体的运动系统。不同形态的骨以多样的形式连接在一起（骨连结），构成骨骼。骨骼是人体形态的构成基础，也为肌肉提供了附着点。通过骨骼和肌肉的共同作用，人体能作出极为复杂且精确的动作。运动系统损伤是针灸临床的常见疾病。虽然运动系统具有极强的恢复能力，但损伤（如骨折、颈椎病等）期间，往往对患者的生活造成很大的影响。

电针对运动系统疾病有很好的治疗效果，如颈肩腰腿痛疾病就是针灸门诊最常见的疾病。除通过神经系统发挥镇痛作用以外，电针还能通过对运动系统功能的调节促进损伤肌肉的恢复，调节肌力和肌张力，从而恢复人体力学平衡。虽然在临床上，电针已被广泛应用在颈椎病、肩周炎、膝骨性关节炎、肌肉劳损等运动系统疾病的治疗方面，但电针如何通过对运动系统的干预治疗相关疾病的机制研究仍相对缺乏。总体而言，电针对运动系统的调节主要体现在对骨和骨连结的调节、对肌肉组织功能的调节两个方面。

一、电针对骨和骨连接的调节作用

（一）电针对关节炎症的调节

现有研究表明，电针主要通过抑制炎症、促进软骨修复治疗关节炎症。一方面，电针能通过调节局部 Wnt/β-catenin 信号通路的活化水平，降低局部基质金属蛋白酶 13（matrix metalloproteinase，MMP-13）的表达，抑制炎症因子 IL-1α、IL-1β

和肿瘤坏死因子 α（tumor necrosis factor，TNF-α）的生成，从而改善关节局部炎症，减轻软骨基质的降解和软骨细胞的凋亡。另一方面，电针能提高关节积液中转化生长因子 β_1（transforming growth factor β_1，TGF-β_1）的含量，上调软骨细胞沉默信息调节因子 1（sirtuin 1，SIRT1），从而抑制关节软骨细胞凋亡、促进细胞再生和软骨的修复。通过双重作用，电针能明显改善关节软骨的形态结构，发挥抗关节炎症作用。

（二）电针对骨代谢的调节

临床研究表明，电针可有效改善患者骨质疏松，该作用可能与电针对相关基因表达的调节有关，但具体机制仍不清晰。有部分研究指出，电针能上调体内骨形成蛋白 2（bone morphogenetic protein-2，BMP-2）、BMP-7 等骨形成相关基因的表达，抑制 MMP-13、IL-1β 等抑制骨形成通路活化蛋白的表达，提高骨密度，增加骨体积和骨小梁数，促进骨小梁由杆状向板状变化，最终改善骨质疏松状态。电针可能通过对组蛋白表达的调节，产生对该类基因的调控作用，特别是与 H3 组蛋白的乙酰化水平有关。研究表明，电针能抑制骨中组蛋白去乙酰化酶 2（histone deacetylase，HDAC2）、组蛋白 H3 的表达水平，提升 Runx2 mRNA 和蛋白的表达水平，显著提升血清中碱性磷酸酶（alkaline phosphatase，ALP）的含量，并显著提升骨中乙酰化组蛋白 H3、Runx2、ALP 的表达。

除对成骨和破骨相关基因表达的干预外，电针对更年期骨质疏松的调节还与其对内分泌系统的调节相关。血清中胰岛素样生长因子-1（insulin-like growth factor 1，IGF-1）、生长激素（growth hormone，GH）的表达改变，以及其受体在骨上表达的变化是更年期骨质疏松的主要病因之一。电针能调节血清中 GH/IGF-1 系统的表达，并改善两者受体在骨上的表达比例，进而改善更年期骨质疏松。

二、电针对肌肉组织功能的调节作用

（一）改善肌肉组织代谢

电针能通过调节肌肉组织的代谢，改善肌肉组织的状态，且对不同状态的肌肉具有不同的代谢调节作用。电针能降低交感神经过度兴奋，从而缓解肌肉和血管痉挛，改善高度紧张，甚至僵硬痉挛肌肉的局部营养，达到消炎、抗水肿、镇痛的治疗作用，并能促进受伤肌肉运动功能的恢复。针对肌肉弛缓、无力，甚至部分肌力和肌张力减退的肌肉，电针能刺激局部肌肉产生节律性收缩，缓解局部肌肉、肌腱弛缓状态，扩张血管，改善微循环，改善肌张力和肌力，从而改善患肢活动障碍。

（二）促进肌肉组织修复

电针能通过干预肌纤维蛋白的降解，促进肌纤维的再生，从多个方向促进肌肉修复作用。电针对肌纤维蛋白降解的调节源于其对泛素连接酶 E3（ubiquitin ligase E3）的调控。泛素系统是人体进行蛋白降解、保持肌肉内环境稳定的重要系统。在萎缩或过度疲劳的骨骼肌中，泛素连接酶 E3 表达增多导致肌纤维降解。对 FOXO3a 表达的抑制被认为是电针抑制泛素连接酶 E3 相关基因 *MAFbx* 和 *MuRF1* 表达的关键机制。除对泛素连接酶 E3 的表达进行调控外，电针还能调控肌肉中 Myh2、Myh4、Myh7、MuRF1 和 Fbxo32 等 mRNA 的表达，延缓肌球蛋白重链的降解。同时，电针能有效抑制损伤肌肉局部巨噬细胞的浸润，减轻局部炎症，降低肌纤维的破坏程度。

电针促进肌纤维再生的机制较为复杂，涉及多个方面。有研究表明，电针可以通过降低 TGF-β1 和结缔组织生长因子（connective tissue growth factor，CTGF）的表达，同时增加波形蛋白（vimentin）的表达来促进肌纤维再生，以利于对骨骼肌损伤的修复。该作用涉及电针对多种基因表达的调控，包括下调 MSTN、Trim63、Fbxo32 mRNA 的表达，抑制微小 RNA miR-1、miR-133a、miR-133b 和 miR-206 的表达，上调 Myod、Myog、Pax7 和 HDAC4 mRNA 的表达等。这些机制共同作用促使肌卫星细胞增殖、修复或缓解肌损伤。有部分研究提示，电针对微小 RNA 表达的调控可能抑制了组蛋白去乙酰化酶 4 活性，并由此促进损伤肌肉的成肌分化。

第三节　消化系统与电针疗法

消化系统由消化道以及消化腺组成。机体通过对食物的消化和吸收摄取所需的能量。消化系统最基本的生理功能即摄取、转运、消化食物以及吸收营养，最终排泄废物，而这些功能的完成依赖于消化系统协调的生理活动。

电针对消化系统疾病有着良好的疗效，据不完全统计，涉及电针治疗的消化系统疾病多达 50 种。其中便秘、腹胀、腹泻、膈肌痉挛、功能性消化不良等 30

多种相关疾病为电针治疗的优势病种，尤以胃肠道动力障碍性疾病最为有效。电针对消化系统的调节主要体现在对胃肠道动力、胃肠道炎症这两个方面的调节上。

一、电针对胃肠道动力的调节作用

现代医学认为，胃肠道动力主要受神经-内分泌系统组成的复杂网络调控。电针主要通过神经系统调节胃肠道动力，同时部分涉及对内分泌系统的调节。电针刺激能通过调节中枢神经的多个核团、自主神经系统功能以及肠神经系统的功能直接改善胃肠道动力，并通过下丘脑-垂体-肾上腺轴间接发挥对胃肠道动力的持续调节作用。

（一）电针通过调节神经系统改善胃肠道动力

神经系统在调节胃肠道动力中发挥重要作用，同时也是电针调节胃肠道动力的主要途径之一。电针通过神经系统调节胃肠道动力的经典神经通路主要是：电针刺激穴位通过多种周围神经纤维将刺激传入机体到达中枢神经系统进行分析整合，之后再将整合后的信息通过传出神经（主要包括交感和迷走神经）最终到达胃肠效应器，抑制或兴奋胃肠道动力。但有部分研究指出，电针兴奋胃肠道动力的传出途径不完全依赖迷走神经通路，在周围神经系统中，电针调节胃肠道动力应该存在另外（除迷走神经之外）的兴奋性传出通路。

1. 电针通过调节中枢神经系统改善胃肠道动力

电针主要通过中枢神经系统发挥对胃肠道动力的调节作用。大脑通过各级神经中枢或脊髓接收来自体内、外环境传入的各种信息，整合后经由神经内分泌系统以及自主神经将调控信息传至肠道神经丛，或直接作用于胃肠道平滑肌细胞，以调节胃肠道各段平滑肌的活动。现有研究表明，电针促进胃肠道动力的核心高位中枢核团主要是延髓孤束核（nucleus tractus solitarius，NTS）和迷走神经背侧运动核（dorsal motor nucleus，DMN）。电针刺激能增高 NTS 和 DMN 的兴奋性，提高神经元放电频率，改善神经元编码的不规则性，从而使胃电表现趋向正常，发挥对胃肠道动力的良性调节作用。延髓中缝核可能是电针抑制胃肠道动力的关键核团之一。研究表明，若延髓中缝核被损毁，会大幅度减弱电针抑制胃电的效应。除此之外，蓝斑核也可以通过分泌去甲肾上腺素参与电针抑制胃运动、胃电的作用；脑干的部分核团如孤束核、背外侧核等参与了呕吐的形成，电针对该部分核团兴奋性的调节被认为是电针治疗呕吐的中枢机制。

由脊髓介导的交感神经反射也被认为在电针干预胃肠道的效果中发挥重要作用。交感神经反射的反射中枢在脊髓，因此其反射速度远超过迷走神经反射，但也因此其调节作用受到脊髓支配节段的限制显得略有局限。部分研究者提出，这种基于脊髓支配节段的局限性可能是背俞穴和募穴形成的机制。

2. 电针通过调节周围神经系统改善胃肠道动力

电针通过周围神经系统调节胃肠道动力主要包括传入神经和传出神经两部分。电针刺激信号经躯体的神经肌肉混合传入神经，在中枢（包括脑和脊髓）整合后通过传出途径（主要为交感神经、迷走神经与副交感神经）传出。其中，电针促进胃肠道动力主要通过迷走神经介导，而抑制胃肠道动力则主要通过交感神经通路完成。因此，有学者提出，躯干部位的穴位主要发挥对胃肠道动力的抑制作用，而四肢部分的穴位主要发挥对胃肠道动力的促进作用。临床治疗上，基于迷走神经和交感神经的不同胃肠道支配作用，可通过刺激迷走神经相关穴位促进胃肠道动力，如消化不良、便秘等；而通过刺激交感神经相关穴位抑制胃肠道蠕动，如腹泻、肠易激综合征等。但不论是哪个部分的穴位，周围神经通路的完整性都是电针发挥调节作用的必要条件。总体而言，周围神经主要起到传导电针信号进入机体和将整合信号传递到靶器官的作用。已有部分研究关注，交感神经链在电针干预胃肠道动力中的作用，但尚有待进一步探讨。

（二）电针通过调节内分泌系统改善胃肠道动力

胃肠道动力受神经-内分泌免疫网络的调控，它们相互影响、相互补充成为一个不可分离的整体。研究发现，电针在治疗胃肠道动力疾病的过程中往往伴随胃肠激素的增加或减少。作为神经-内分泌-免疫网络中的一员，胃肠激素能与细胞因子、化学递质等其他成分相互作用，调节胃肠道动力，从而维持正常的机体生理功能。作为肽能神经递质，胃肠激素有三种主要作用方式：一是胃肠激素直接结合相应受体发挥效应；二是调节其他神经递质释放和传递；三是在迷走神经的介导下，在中枢和周围水平精细调节胃动力和胃排空。电针能调节血浆及胃黏膜组织中的 P 物质、生长抑素、胃泌素、胃动素、血管活性脑肠肽及其他生物活性物质的含量。不同穴位的电针刺激对脑肠肽的作用具有相对特异性，"足三里"穴位的电针刺激最影响脑肠肽的表达。

二、电针对胃肠道炎症的调节作用

电针在长期临床实践中已被证实对胃肠道炎症性疾病具有显著的治疗效果。近年来，在细胞及分子水平上的研究显示，慢性胃肠道炎症性疾病中炎症介质在调节机体免疫反应、介导炎症反应和组织损伤中发挥关键作用。电针对炎症介质具有良性双向调节作用。它不仅可以维持或增加炎症细胞因子水平，促进入侵致病因子的清除，还可以抑制炎症细胞因子合成，阻断炎症反应扩大，促进胃黏膜修复，调节紊乱的胃肠功能，恢复胃肠道功能。

（一）电针通过调控细胞因子抑制炎症

人体内，各种免疫细胞之间的相互作用主要是由细胞因子介导的，炎症伴随着大量的炎症细胞浸润以及大量细胞因子的产生，细胞因子如 iNOS、IL、TNF-α 等可能参与了促进胃黏膜炎性的病理过程，形成复杂的炎症免疫反馈系统。

实验研究发现，电针能明显减轻溃疡性结肠炎大鼠结肠炎性反应，显著下调模型大鼠结肠黏膜中 IL、NOS 的表达，降低组织中 IL、NOS 的浓度以及组织细胞对炎症的反应性，从而有益于消除炎症和组织修复。以上说明电针可以有效控制由溃疡性结肠炎引发的炎症和免疫级联反应。

（二）电针通过对炎症因子的调节促进修复胃黏膜

损伤后的胃黏膜修复是一个相对复杂的过程，涉及多种因素参与，包括胃黏膜血液循环、胃壁自身的屏障和内源性保护因子。生长抑素（somatostatin，SS）、前列腺素 E_2（prostaglandin E_2，PGE_2）、TNF-α、TGF-α、表皮生长因子（epidermal growth factor，EGF）参与胃黏膜损伤后的修复过程。SS 是胃酸分泌的抑制性调节因子，可减少氧自由基对胃黏膜的损伤；PGE_2 是胃黏膜极为重要的防御因子，它可以刺激胃黏液产生，维持胃黏膜血液供应，促进黏膜上皮更新和修复，抑制白细胞黏附和肥大细胞脱颗粒，从而实现保护胃黏膜的作用；TNF-α 是由单核/巨噬细胞产生的细胞因子，参与机体的免疫、炎症、抗感染等；TGF-α 是参与损伤后胃黏膜修复的主要调节肽，并且是维持黏膜完整性的重要介质。EGF 可营养保护胃黏膜，许多保护和治疗胃黏膜炎性损害的药物多是通过诱导自身的 EGF 分泌来实现的；动物实验证实，电针能使急性胃黏膜损伤大鼠胃黏膜中血浆 EGF、TGF-α、PGE_2、SS 浓度升高，TNF-α 浓度降低，从而促进胃黏膜的恢复。

超氧化物歧化酶（superoxide dismutase，SOD）是一种胃黏膜保护因子。SOD

作为一种重要的氧自由基清除剂，能抵抗和预防氧自由基引起的胃黏膜损伤。SOD的活性间接反映了人体清除氧自由基的能力，而其含量的变化可以间接反映细胞免受损伤的程度。胃黏膜损伤大鼠体内 SOD 的活性明显降低，电针能改善自由基代谢紊乱，增加血中 SOD 水平，加强对氧自由基的清除，对胃黏膜的急性损伤的保护具有积极的意义。

第四节　呼吸系统与电针疗法

呼吸系统由气体通行的呼吸道和气体交换的肺组成，具有适合与外界进行气体交换的结构和功能。呼吸道从鼻腔到气管，常以喉状软骨为界，将其分为上呼吸道与下呼吸道。呼吸系统的主要功能是通过吸入新鲜空气，将肺泡内的气体进行交换，从而使血液得到充足的氧气并排出二氧化碳，以此维持人体正常的新陈代谢，包括呼吸、防御、代谢、神经内分泌几个方面的功能。近年来由于空气污染、吸烟、工业经济快速发展导致的理化因子、生物因子吸入以及人口老龄化等多种因素，导致慢性阻塞性肺疾病、支气管哮喘、肺癌等多种呼吸系统疾病的发病率显著上升。电针对哮喘、慢性支气管炎、慢性阻塞性肺疾病等多种呼吸系统疾病具有良好的治疗效果，能改善气道通气功能，缓解临床症状，减少急性发作次数，提高患者生活质量。现有研究提示，电针可能通过以下作用，发挥对呼吸系统功能的调节作用。

一、电针对支气管平滑肌的影响

大量病理学的研究证明，哮喘的发生除了炎症反应外，也有结构特征性的改变，通常称之为气道重构，而气道壁的增厚和管腔直径变小是其形态学改变的一个客观指标。电针可以改善气道上皮细胞的损伤程度，延缓气道重构进程。研究表明，哮喘大鼠肺顺应性、弹性阻力、每分通气量与呼吸率等指标在电针干预下可以明显改善，并缓解呼吸道的狭窄情况，其机制主要是电针能减轻气道网状基底膜胶原的沉积程度，抑制气道平滑肌层增厚，改善气道壁厚度，减缓气道阻力的增加。对气道重构进程的延缓涉及电针对多种蛋白的调控。电针可以通过抑制小气道中转化生长因子 β_1（transforming growth factor-β_1，TGF-β_1）的表达，从而减少 TGF-β_1 对气道平滑肌细胞、成纤维细胞、杯状细胞的刺激，抑制胶原蛋白合成，缓解纤维化的进程。电针可上调哮喘大鼠嗜酸性粒细胞（EOS）Fas mRNA 的表达，下调 Bcl-2 mRNA 的表达，并且电针可以降低气道组织中 EOS 的数量，提高气道周围组织 EOS 的凋亡率，减轻气道局部组织 EOS 的浸润状态，抑制炎症因子的释放，从而缓解呼吸道平滑肌痉挛。电针还能降低哮喘模型大鼠肺组织 PI3K 和蛋白激酶 B（protein kinase B，PKB or AKT）的表达，从而调节气道平滑肌细胞增生。

二、电针对呼吸道局部免疫功能和细胞因子表达的影响

（一）电针对 T 细胞免疫的调节作用

现代研究证实，对 T 细胞的调控是电针发挥防治支气管哮喘作用的核心机制。在免疫启动阶段，电针能下调肺内树突状细胞数量，抑制 T 细胞活化；在免疫反应阶段，电针能调节 T 细胞亚群平衡和比例，诱导嗜酸性粒细胞凋亡，调节免疫球蛋白的表达水平，参与调节细胞因子中 IL-4、IL-5、IL-13 等的分泌，减轻气道过敏性炎症；在效应阶段，电针能调控关键信号分子 PI3K/AKT 等的表达，改善气道结构重塑。对 $CD4^+T$ 细胞活化水平的调控是电针调控 T 细胞亚群活化水平的关键。电针干预可以使呼吸系统局部 $CD4^+$ T 细胞活化水平降低，并且抑制辅助性 T 淋巴细胞 II（Th2）类免疫反应，改善 Th1/Th2 失衡，纠正免疫功能紊乱。同时，电针还能提升肺组织局部 IL-1 和 IFN-γ 的表达水平，降低 IL-4、IL-10 以及炎症介质 NO 和白三烯的表达，从而控制哮喘的发作。有部分研究指出，电针对 $CD4^+T$ 细胞活化的调节具有相当的针对性，而非一味压制 $CD4^+$ T 细胞活化。电针可降低 $CD4^+IL-17A^+$ 细胞数量，增加 $CD4^+Foxp3^+$ 细胞数量，但其具体机制尚不明确。除对免疫 T 细胞具有调控作用外，电针还对调节性 T 细胞（regulatory T cell，Treg）有明确的调节作用。电针可以明显增加 $CD25^+CD4^+Foxp3^+Treg$ 细胞的数量，提升 Treg 细胞的功能，从而抑制呼吸道和肺内血管周围炎症细胞浸润，降低血清 IgE 和 Th2 类细胞因子的水平。除此之外，电针干预可以明显抑制 Th17 转录因子 RORγt、p65 和抑制性 NF-κB 激酶（inhibitor of nuclear factor kappa-B kinase，IKKα）蛋白的表达，调节 Th17 和 Treg 平衡和 NF-κB 通路。

（二）电针对其他免疫细胞的调节

其他免疫细胞亦是电针干预的目标靶点，但相关机制的研究相对缺乏。有研

究提示，电针可以显著减少肺泡中淋巴细胞、中性粒细胞、白细胞和 EOS 的数量，抑制炎症介质 IL-1、IL-5、TNF-α 和嗜酸性粒细胞趋化因子（eotaxin）的分泌，调节气道高反应性和免疫功能。电针也能通过减少特异性配体与肥大细胞表面相关受体结合，降低前列腺素、组胺等炎症介质的释放，稳定肥大细胞，改善肥大细胞脱颗粒现象。电针还能部分调节 B 细胞功能，对气道内 IgE、IgG、IgA 表达的比例产生调控作用，从而减轻过敏性的气道高反应性。

（三）其他调节机制

电针可以通过调节细胞因子的合成和分泌，维持机体内环境稳态，起到双向调节免疫的作用。电针能调节气道中 TNF-α、IL-1β、IL-6、IFN-γ、IL-8 等的表达。有研究报道，电针刺激背根神经节相应区域的穴位后，背根神经节的吸收功能受到阻碍，从免疫细胞、炎症细胞和上皮细胞合成并递送到背根神经节的神经营养因子减少，从而导致 P 物质（substance P，SP）的合成和释放减少，因此哮喘相关气道炎症水平出现下降。

三、电针对迷走神经的影响

迷走神经可以支配消化和呼吸系统的绝大部分器官，以及心脏的感觉、运动和腺体的分泌。目前主流观点认为，电针具有调节心率及血压、调整胃肠运动、调节内分泌、抗炎等诸多作用，源自电针对迷走神经功能的调节。对于呼吸系统，迷走神经传出神经纤维失调可以导致胆碱能平滑肌紧张、黏液分泌、咳嗽和气喘。电针可能通过依赖迷走神经传出神经纤维发挥抗炎和保护肺组织的作用。有研究指出，采用电流 2mA，4/20Hz 频率的电针刺激可以增加迷走神经放电的频率和幅度，激活胆碱能的抗炎通路，促进肺局部乙酰胆碱的释放，从而发挥对局部巨噬细胞活动的抑制作用。此外，通过刺激迷走神经活化，电针能部分缓解胆碱能平滑肌的紧张、抑制黏液分泌，从而对咳嗽和气喘起到一定的抑制作用。

第五节　心血管系统与电针疗法

心血管系统包括心脏和血管，又称"循环系统"，是由心脏、动脉、毛细血管、静脉和流动于其中的血液组成的系统。它是一个密闭的循环管道，血液在其中流动，将各种营养物质、氧气、激素等供给组织和器官，又将组织代谢的废物运送到排泄器官，以保持机体内环境的稳态、新陈代谢的进行和正常生命活动的维持。心血管系统疾病是现代社会威胁人类健康的头号疾病，也是导致人类死亡的主要疾病之一。全球范围内，约50%的慢性疾病患者死于心血管疾病。电针对心血管活动具有良好的调节作用，特别是心律失常等心血管功能性疾病，因缺乏有效安全的药物，电针治疗存在优势。作为一种非药物疗法，电针对心血管疾病的治疗正受到越来越多的关注，相应的研究也逐渐深入。现有研究提示，对血流灌注量的调节，对交感-副交感神经平衡的改善和对血流动力学的良性调节是电针调节心血管功能的主要机制，当然还有一些其他的机制（如心肌微环境改善、抗细胞凋亡等）参与了电针对心血管系统的调节。

一、电针改善血流灌注量

血流灌注量是评估高血压等心血管疾病的重要参数之一，其数值的高低可部分反映机体整体血液的分布情况。皮肤是人体最大的器官，皮肤血流灌注量与机体的整体状态、组织能力代谢等活动密切相关，可反映脏腑血液循环的情况。当机体血流灌注量下降时，皮肤血流灌注量也随之减少。心肌缺血时，"内关"穴区血流灌注量可显著下降；低频电针干预后，当机体心肌损伤状态有所恢复时，"内关"穴区血流灌注量上升。另有研究观察到，冠心病患者"内关"穴区2.0~2.5μm波长的红外辐射（与能量代谢相关）强度明显低于正常人，表明冠心病患者"内关"穴区的气血功能活动低下和能量代谢功能下降。电针"内关"穴能有效提升其穴区皮肤血流灌注量，提升冠心病患者的能量代谢能力。

二、电针平衡交感-副交感神经

生理状态下，心脏在副交感神经与交感神经的交互调节下，维持正常功能。病理情况下，副交感神经与交感神经之间的平衡会被打破，如心肌缺血发作时，缺血时间达15s以上，心脏交感神经活动被显著激活，但副交感神经活动无明显改变；若心肌缺血状态持续4d，心肌组织交感神经末梢可出现芽生现象，即交感重构现象。其中，心率变异性中的高频值、低频值以及其比值可反映副交感神经与交感神经的功能。

电针"间使""内关"穴能显著升高急性心肌缺血大鼠心率变异性中的高频值，

降低低频与高频比值，提示电针能够通过提高副交感神经的兴奋性，改善交感神经-副交感神经的平衡。

另有研究观察到，电针"内关"穴 4 周，能够显著降低慢性心肌缺血模型大鼠心脏交感神经的活动水平，改善降低的 ST 段、左心室短轴缩短分数和左心室射血分数。提示电针"内关"穴能够通过抑制交感神经的异常兴奋活动，调节交感-副交感神经失衡状态，改善心脏功能状态，起到心脏保护的作用。另外，电针连续刺激心力衰竭大鼠"间使""内关"1 周，可显著降低大鼠肾脏交感兴奋性（引起全身交感兴奋性增强的重要因素），改善心功能各项指标（如心脏射血分数等）。

三、电针改善血流动力学

血流动力学指血液流动和变形的科学，以血液在血管的流动和变形为研究对象，探讨血液和血浆的黏稠度对身体的影响。主要观测指标有血浆黏度高切、全血黏度低切、全血高切相对指数、全血高切还原黏度、血细胞比容（%）、红细胞沉降率（血沉）、血沉方程 K 值、红细胞聚集指数、红细胞刚性指数等。研究报道，电针可有效逆转急性心肌缺血大鼠心电图和血流动力学指标（HR、MAP、BPP）的异常变化。同时，电针有助于维持手术中患者血流动力学的稳定，减少手术创伤所造成的心肌损伤，具有一定的心脏保护作用。

四、电针减轻心肌氧化应激反应

氧化应激是指体内抗氧化与氧化作用失衡，机体倾向于氧化作用，导致体内中性粒细胞炎症浸润，蛋白酶分泌增加，产生大量的氧化中间产物，产生氧化的病理过程。氧化应激参与多种心血管疾病的病理过程，如动脉粥样硬化、高血压和心力衰竭等，是导致心血管系统结构变异和功能降低的重要原因。

电针能有效防治心肌缺血导致的损伤，其作用机制可能与激活抗氧化酶，抑制大量氧自由基释放，减轻心肌线粒体 DNA 氧化损伤，提高心肌细胞抗氧化损伤能力有关。同时，通过上调内源性 SIRT1 途径，激活其下游 PGC-1α/NRF-1/mtTFA 信号通路，稳定心肌线粒体 DNA，电针亦能减轻心肌缺血导致的心肌线粒体功能损伤。

五、电针促进血管新生、抗细胞凋亡

有研究表明，电针"百会"、双侧"内关"穴能够上调脑海马区血管内皮生长因子（vascular endothelial growth factor，VEGF）蛋白的表达，从而减轻脑海马区神经元的损伤，促进脑缺血再灌注损伤大鼠血管内皮的修复与新生，达到脑保护的作用。内皮祖细胞（endothelial progenitor cell，EPC）是一群具有游走特性，并且能定向分化为血管内皮细胞的幼稚细胞，其具有促进血管新生及修复的功能，还能用于脑血管疾病的治疗。电针能够促进脑缺血再灌注损伤大鼠外周血 EPC 增殖，加快动员 EPC 迁移黏附到受损部位进行修复，最终达到促进血管修复与新生的脑保护作用。此外，电针治疗慢性心肌缺血通过激活 PI3K/Akt 保护性通路的作用，抑制大鼠心肌细胞凋亡的程度，发挥出保护心肌细胞损伤的作用。

六、电针调节心肌微环境

电针预处理能使缺血-再灌注损伤的心肌细胞内的腺苷、一氧化氮、一氧化氮合酶（nitric oxide synthase，NOS）、降钙素基因相关肽（calcitonin gene related peptide，CGRP）等具有心肌保护作用物质的活性和含量显著增加，继而这些物质进一步作用于效应相 ATP 敏感性钾通道（ATP-sensitive potassium channel，KATP），使缺血区受损伤心肌细胞的自我修复功能得到加强，从而发挥心脏保护的作用。

七、电针对受体的调节

α 和 β 肾上腺素受体、前列腺素受体、血管紧张素受体、多巴胺受体、内皮素受体等在心血管疾病中也有重要作用。电针刺激"间使""内关"穴，可显著降低缺血再灌注大鼠的心肌氧耗量和心肌组织的去甲肾上腺素浓度，减少心肌缺血面积。另外，电针"内关"穴能够显著降低缺血心肌组织中 β_1 受体的表达，增加胆碱能 M_2 受体的表达水平，起到心肌保护的作用。

第六节　内分泌系统与电针疗法

内分泌系统是一种体内信息传输系统，由散布在某些组织中的内分泌细胞和内分泌腺组成。内分泌系统与神经系统联系密切，互相配合以调节机体内各种功能，并维持机体内环境相对稳定。内分泌细胞和内分泌腺产生的化学物质（即激素）通过组织液或血液传递至靶组织，发挥调节作用，使机体保持健康的生理状态。

电针调节内分泌系统，是指电针刺激人体后的一定时间内，内分泌器官的功能和相应的激素水平发生变化，从而触发机体发生一系列的生理和病理反应。值得一提的是，电针对内分泌系统的调节与神经系统密切相关，神经系统中的某些机制也发挥了极其重要的作用。

一、电针调节内分泌系统的神经环路

神经内分泌学说认为，免疫系统不仅具有内部自我调节功能，而且还受到神经系统的调节，并且该调节作用是相互的，构成了复杂的"神经-内分泌"调节环路。大量研究表明，电针调节内分泌系统主要依靠其对中枢神经系统的调节。作为神经系统和内分泌系统的高级整合中枢，下丘脑起着"神经-内分泌换能器"的作用，即下丘脑是在中枢神经系统和内分泌系统之间建立联系的关键核团。电针刺激能提高脑内 5-羟色胺（5-hydroxytryptamine，5-HT）能神经的活性，降低 5-HT 代谢水平，从而提升脑内 5-HT 的总体含量。进而刺激下丘脑释放促肾上腺皮质激素释放激素（corticotrophin releasing hormone，CRH），从而调节垂体促肾上腺皮质激素的释放，最终发挥对肾上腺髓质去甲肾上腺素释放的调节作用。

二、电针调节内分泌激素

大量的临床及实验研究表明，电针可以在生理或病理状态下对机体产生良性的调节作用，其作用方向和强度取决于电针干预过程中各个分泌腺的功能状态，而结果大多有利于机体正常功能的恢复。目前，电针刺激调节内分泌激素的研究多集中在电针影响各系统靶腺激素水平的观测上。现有研究证明，电针从以下几个方面调节内分泌激素水平。

（一）电针调节甲状腺激素

电针调节甲状腺激素具有双向性，针对甲状腺功能状态的不同，电针发挥不同的调节作用，从而使之趋向正常。甲状腺素（thyroxine，T_4）和三碘甲腺原氨酸（triiodothyronine，T_3）均为甲状腺激素，它们在机体的能量和物质代谢方面发挥十分重要的作用。电针可以增高血中偏低的 T_3、T_4 含量，也可以降低偏高的 T_3、T_4 含量。电针对促甲状腺激素（thyroid-stimulating hormone，TSH）也有双向调节作用。临床实践也证明，电针不仅可以治疗甲状腺功能亢进，有效纠正甲状腺功能异常，减少 T_3 和 T_4 的合成与分泌，显著降低血清中 T_3 和 T_4 的含量，促进 TSH 含量显著提升，还能治疗甲状腺功能减退，并可显著缩小单纯的甲状腺炎患者肿大的甲状腺体。

（二）电针调节肾上腺皮质激素

电针可以改善肾上腺皮质功能的抑制状态。研究表明，电针对肾上腺皮质功能的调节，主要通过下丘脑-垂体-肾上腺轴实现。电针刺激能通过穴位的传入神经，到达下丘脑下部，通过调节下丘脑功能，促进垂体分泌促肾上腺皮质激素（adrenocorticotropic hormone，ACTH），从而调节肾上腺皮质功能。电针调节机体垂体-肾上腺皮质功能的特点为：正常状态下，电针主要表现为兴奋促进的良性调节作用；对于肾上腺皮质系统疾病，电针则发挥双向调节作用——既可以缓解肾上腺皮质功能亢进症，也可以治疗肾上腺皮质功能减退症。该双向调节作用是通过改变体内 ACTH、唾液和血浆中皮质醇的含量实现的，同时该作用还与机体肾上腺皮质的功能状态以及电针频率、时长相关。有研究观察肥胖患者电针治疗前后的肥胖相关内分泌指标变化，结果显示电针可明显回升肥胖患者血浆和唾液中皮质醇以及血中的肾上腺素含量；同时，电针可以明显回降患者的空腹血糖、胆固醇以及甘油三酯含量，提示电针可以增强患者"交感-肾上腺髓质"以及"下丘脑-垂体-肾上腺皮质"两个系统的功能，从而促进体内脂肪氧化分解产热，消耗过量体脂，并最终获得减肥效果。动物研究也证实，电针家兔"足三里"可刺激肾上腺皮质激素过量分泌，并且增加尿中 17-酮类固醇的含量。用组织学和形态学的方法也证明了电针可加强肾上腺皮质的分泌功能。电针能够增强肾上腺皮质细胞的功能活性，扩张肾上腺血窦，从而使内皮细胞肿胀，增加吞饮小泡数量，增宽结缔组织区。

（三）电针调节体内性腺激素

研究证明，电针可以刺激"下丘脑-垂体"系统，增加性腺激素分泌，即电针可以通过调节促性腺激素释放激素，进而影响性腺激素的分泌。性腺即生殖腺，男性以睾丸、女性以卵巢为主要器官，均具有两方面功能，即睾丸产生精子以及分泌性激素，卵巢则产生卵子并分泌性激素。睾丸分泌的性激素以雄激素为主，同时分泌少量雌激素。卵巢分泌的性激素则包括雌激素、孕激素及少量雄激素。"下丘脑-垂体-性腺轴"调节睾丸和卵巢的活动，维持相对稳定，并适应内外环境的变化。该部分在本章第八节生殖系统与电针治疗部分会进行详细阐述。

第七节　泌尿系统与电针疗法

泌尿系统包括前列腺（男性）、尿道、膀胱、输尿管、肾脏等器官，以形成和排泄尿液为主要功能，并以此排泄人体代谢废物，调节内环境和水、电解质及酸碱平衡。同时，肾脏还具有某些内分泌功能，在骨骼生长、调节血压和红细胞生成方面起重要作用。电针治疗对多种泌尿系统疾病具有良好的干预作用，如肾小球肾炎、肾病综合征、肾绞痛、各类功能失调引起的膀胱排尿功能障碍等。其主要机制包括抑制局部炎症反应、改善局部血流、抑制细胞凋亡、兴奋局部神经、增强输尿管蠕动等。

一、电针对肾脏功能的调节

（一）电针抑制肾脏炎症反应

临床上已有部分医师将电针应用于肾小球肾炎、肾病综合征等疾病的治疗。其基本机制涉及电针改善微循环和血管通透性，缓解肾脏组织缺血缺氧，抑制肾脏炎症反应，调节肾上腺皮质功能，增加糖皮质激素分泌，降低肾小球内压等。研究表明，在脓毒症大鼠中，电针"足三里"可显著抑制其肾脏组织中 TNF-α 的水平，减轻肾脏水肿和功能损害，其机制可能与电针兴奋胆碱能抗炎通路有关。

电针对肾绞痛也具有缓解作用，其机制可能与降低血、尿中前列环素（prostacyclin，PGI_2）和血栓素 A2（thromboxane，TXA_2）含量，减少血浆和尿液中 SP、5-HT 的水平有关；也可能是通过减少炎症反应和组织水肿，抑制肾组织中 PGI_2 和 TXA_2、脊髓中 PGE_2 的合成，降低血清中钙离子的浓度以及降低尿中钙离子、肾组织中钙离子的浓度。另外，电针干预肾绞痛，还可能与调节 SOD 活性，减少局部前列腺素的释放有关。

（二）电针促进肾脏血供

肾脏血流是非常敏感的检测指标。现代医学认为，肾脏血流的变化对肾脏疾病的诊断和治疗都非常有价值。肾动脉血流动力学指数反映了肾小动脉病理改变的程度，可作为判断肾功能好坏的指标之一，对肾功能不全的预后有一定价值。肾脏血管主要接受交感神经的支配，交感神经末梢释放的去甲肾上腺素可以调节肾血流量、肾小球滤过率、肾小管的重吸收和肾素释放。电针刺激能抑制支配肾脏的交感神经，使其末梢释放的去甲肾上腺素减少，血管平滑肌舒张，肾素分泌减少，血管扩张，从而加快肾血流速度、减小阻力、改善灌注。

（三）电针对肾脏泌尿功能的调节

电针可引起肾血流量显著增加，输尿管蠕动频率加快、幅度增大，肾泌尿量显著增加，尿蛋白减少。电针对泌尿功能的影响可能通过增加肾血流量、调节肾交感神经、体液因素等实现。同时，电针能增加双侧肾脏的尿排出量，并伴随尿渗透压的显著下降。电针还能部分增加肾神经自发性放电的时间和强度，并可能通过交感神经兴奋促进某些体液因素活动加强，从而促进肾泌尿功能。

（四）电针抑制肾脏细胞凋亡

电针能显著减少肾损伤后血肌酐（serum creatinine，Scr）和血尿素氮（blood urea nitrogen，BUN）水平，降低肾组织学评分。这可能是由于电针促进肾小管上皮细胞的增殖，并减少其凋亡。有研究表明，电针能抑制损伤肾小管上皮细胞胞质中外源性死亡受体通路的启动分子 Fas 和 FasL 的高表达。另外，电针后肾小管上皮细胞胞质中内源性线粒体凋亡途径的启动子 Bcl-2 的表达增加，Bax 表达减少，Bcl-2/Bax 值显著增加，提示电针可能通过调节 Bcl-2 和 Bax 的表达，减少细胞凋亡的发生，起到抗凋亡的作用，从而诱导了肾脏缺血耐受。

（五）电针对高血压诱发肾脏疾病的干预机制

血管中血流动力学会随着血压逐渐升高而逐步发生变化，进一步诱发肾脏结构渐渐改变。在自发性高血压早期阶段，肾小球前动脉可发生持续收缩和反射性痉挛，从而引起肾脏血管阻力增大，肾脏血流量下降，进而导致部分肾单位缺血，引发肾小动脉管腔缩窄和血管结构改变，进一步导致局灶性肾小球病变。随着高血压持续时间延长、水平分级变高，肾血流量持续下降，逐步出现广泛的入球小动脉透明样变和小叶间动脉内膜增厚，同时出现肾小球和肾小管间质缺血性表现。在高血压诱发的肾脏病变中，肾素-血管紧张素-醛固酮系统（renin-angiotensin-aldosterone system，RAAS）发挥着重要的作用。血管紧张素Ⅱ（angiotensinⅡ，AngⅡ）作为 RAAS 系统中的重要组成部分，其在肾组织的含量水平与高血压水平以及肾损害的严重程度密切相关。AngⅡ含量越高，肾纤维化越严重。有研究报道电针可降低血压，减轻高血压对肾的损害，对高血压的靶器官肾脏具有预防和保护治疗作用。其作用机制可能是通过提升肾脏血管紧张素转换酶（angiotensin converting enzyme，ACE）的表达和 Ang（1～7）的含量，抑制 AngⅡ蛋白的含量，增加 Ang（1～7）/AngⅡ值来实现的。

　　肾内皮细胞损伤也是高血压诱发肾病的一个重要机制。普遍认为，内皮细胞损伤与炎症反应和氧化应激关系密切。早期高血压肾病患者中，IL-10 的水平下降，白介素-IS（interleukin-IS，IL-IS）、C 反应蛋白（C-reactive protein，CRP）与胱抑素 C（cystatin C，Cys-C）的水平增高，且下降或上升的程度会随着肾损害程度的加重而增高。研究发现，电针能够特异性调节高血压前期肾脏部分免疫与炎症反应基因的表达：在 84 个与炎症反应及自身免疫相关的基因中，电针干预后可显著上调高血压肾病模型下调的基因共 10 个，包括 *Bcl6*、*Ccl19*、*Ccl4*、*Csf1*、*Cxcl10*、*Cxcl9*、*Cxcr4*、*Il1rn*、*Tirap*、*Tol1ip*；电针干预后显著下调高血压肾病模型上调的基因有 *Kng1* 和 *Il1rl*，这些基因主要涉及细胞凋亡、炎症反应等方面。

二、电针对膀胱功能的调节

　　电针在治疗急迫性尿失禁、膀胱过度活动症、产后尿潴留、压力性尿失禁、中风后尿潴留、脊髓损伤后膀胱功能障碍等伴有排尿功能异常的疾病上均有良好的临床疗效。其相关机制可能包括以下几个方面。

（一）电针调节膀胱的周围神经机制

　　电针可调节支配尿道和膀胱的周围传入或传出神经功能，影响脊髓上中枢和骶髓排尿中枢。电针刺激"照海""三阴交"和"肾俞""膀胱俞"可使输尿管蠕动波幅增加。电针也可通过刺激支配膀胱的神经提升膀胱内压、盆神经放电频率，从而促进尿液的排出。

（二）电针调节膀胱的中枢神经机制

膀胱的初级排尿中枢在骶髓，高级排尿中枢为脑干和大脑。从骶髓、脑干到大脑的各级排尿中枢均参与了针刺-膀胱效应的形成。现有理论认为，针刺对排尿的干预效应主要依赖脊髓上中枢产生。电针"肾俞""膀胱俞"可增加延髓网状结构和下丘脑后部神经元放电频率，从而促进尿液排出。注射阿托品和硫喷妥钠，电针效应受到抑制的同时，延髓网状结构的放电频率亦受到抑制。同时，电针对大脑皮质感觉运动区神经活性的影响，也被认为与电针对膀胱内压的调节有关。

（三）电针调节与泌尿系统相关的神经递质

电针对泌尿系统的调节，除作用于神经系统外，与其抑制多巴胺、去甲肾上腺素、CGRP、血管活性肽和 P 物质的释放，从而抑制膀胱传入神经的过度兴奋相关。对左旋多巴引起的膀胱功能亢进模型大鼠进行电针干预，观察到电针可降低其膀胱内压及排尿频率，减少蓝斑内多巴胺含量，推测电针通过抑制蓝斑多巴胺能神经元释放多巴胺，进一步抑制多巴胺与蓝斑内去甲肾上腺素神经元合成相关受体而起效。采用电针刺激膀胱过度活动症大鼠，发现电针后膀胱传入纤维末梢 P 物质和降钙素基因相关肽的含量减少，推断电针可通过抑制 P 物质和 CGRP 的释放和合成，从而抑制膀胱传入神经的过度兴奋，起到抑制膀胱过度活动的作用。另外，电针后也可使膀胱过度活动症大鼠脊髓背角 P 物质和 CGRP 的含量下降。电针刺激膀胱功能亢进大鼠模型，发现电针可降低膀胱功能亢进大鼠的排尿频率，且其脊髓背角血管活性肠肽的含量增加，推测电针可能通过促进大鼠传入神经释放脊髓背角血管活性肠肽抑制亢进膀胱。

三、电针对输尿管和尿道功能的调节

（一）加强输尿管蠕动

电针有镇痛和排石的作用，对于输尿管结石绞痛等临床常见的急腹症具有良好的干预疗效。应用电针加排石汤治疗输尿管结石绞痛可取得满意疗效，其可能与电针减少输尿管痉挛，加强输尿管蠕动，改善尿液流通，减少肾盂内压力，从而缓解绞痛相关。

（二）兴奋局部神经

输尿管蠕动除受其本身自发节律决定外，也受到神经功能的调控。由尿液充盈所产生的牵张刺激和肾神经兴奋均可引起输尿管蠕动频率增加。电针"肾俞"后，同侧肾神经兴奋，其阵发性放电时间延长，幅度增大，引起输尿管蠕动频率增加。电针刺激肾交感神经还可促进肾内源性儿茶酚胺、前列腺素的释放，部分可进入体循环，从而增加输尿管的蠕动。另外，电针"次髎"不仅可兴奋盆骶神经，兴奋骶髓排尿中枢，而且能促进尿道平滑肌收缩，增强排尿活动。同时，针刺也能影响脊髓排尿中枢，促进低位反射弧的建立，并由盆神经和阴部神经传出，引起逼尿肌的收缩和尿道外括约肌开放，从而使膀胱的排尿障碍解除。

第八节　生殖系统与电针疗法

生殖系统是人类繁衍后代、分泌性激素、维持副性特征的系统，分为男性生殖器和女性生殖器，它们都包括内生殖器和外生殖器。随着我国二孩、三孩政策的开放，生殖功能障碍相关疾病引起越来越多的人的重视，电针作为祖国医学的一部分，在治疗生殖系统疾病乃至辅助生殖上都具有一定作用。但由于相关研究开展较少，其机制仍不十分清晰。现有研究认为，电针可能通过改善生殖系统微循环、调节内分泌系统和局部免疫功能干预生殖系统功能。

一、电针改善生殖系统微循环

原发性痛经的主要发病机制包括子宫微循环障碍，具体表现为嗜血栓状态，此时血液会出现黏浓聚凝的异常表现，以及纤维蛋白原异常增高等特点。电针可以通过改变原发性痛经患者的各项血液流变学指标来改善痛经，如电针可以改善痛经患者的子宫动脉血液流变和血流动力，调节红细胞聚集程度和血液黏度，加快子宫血流速度。并且电针还可以缓解子宫血管的痉挛状态，使子宫动脉血流阻力指数值及收缩期峰值流速/舒张末期流速值显著下降，从而改善子宫微循环，缓解子宫疼痛。

女性的子宫平滑肌会在痛经期间出现阵发性收缩，引起子宫内膜和肌层短暂性缺血，子宫组织细胞会因为缺血-再灌注加大氧自由基及其降解产物丙二醛（MDA）的生成。对"三阴交"进行电针治疗可以清除子宫的氧自由基，增加子

宫局部镇痛物质 β-内啡肽（β-endorphin，β-EP）含量，起到保护子宫和解痉镇痛的作用。电针还能恢复血清钙-钾平衡，对子宫肌痉挛起到一定的缓解作用。

二、电针治疗生殖系统疾病的内分泌机制

（一）电针对前列腺素的调节

前列腺素（prostaglandin，PG）含量的改变被认为是原发性痛经重要的致病因素，电针"三阴交"可调节血浆血栓素 B_2（thromboxane，TXB_2）和 6-酮-前列腺素 $F_{1\alpha}$ 的平衡，改善大鼠子宫 PGE_2 水平和血管内环境，从而缓解子宫平滑肌的痉挛状态，缓解子宫疼痛。

（二）电针对下丘脑-垂体-性腺轴的调控

卵巢和睾丸的功能活动在下丘脑-垂体-性腺轴（hypothalamic-pituitary-gonadal axis，HPGA）调节下，可维持相对稳定，并适应内外环境的变化。电针对性激素的调节作用与体内原激素水平有关，既可以对低性激素水平进行改善，也可以对高性激素水平进行抑制。该调节作用可能是通过对 HPGA 系统的兴奋性进行调节来实现的。

电针也可以对下丘脑-垂体-卵巢轴（hypothalamic-pituitary-ovarian axis，HPOA）进行调控，其作用可以改善低性激素水平。电针通过增强脑内芳香化作用，使下丘脑促性腺激素释放激素（gonadotropin-releasing hormone，GnRH）神经元活性增加，GnRH mRNA 表达水平提高，棘型细胞数增多，从而提升下丘脑-垂体-卵巢轴的功能。电针的持续刺激还可明显增加 CRH 的合成和分泌，从而促进血中肾上腺皮质的功能和提升皮质酮及血中雌二醇（estradiol，E_2）、ACTH 浓度水平。此外，电针还能直接促使更年期大鼠垂体 α 雌激素受体（estrogen receptor，ER）mRNA 表达水平提高，帮助其恢复至接近正常水平，从而更进一步加强 E_2 作用。提升的雌激素水平也可有效地改善这种低激素水平大鼠的子宫内膜厚度和子宫器官指数。

电针也可通过对 HPOA 进行调控，有效降低血中性激素的浓度，抑制高性激素状态水平，从而改善性腺功能。临床观察发现，电针持续刺激可以诱导患有多囊卵巢综合征（polycystic ovarian syndrome，PCOS）的患者规律性排卵，减小腰臀围比率和体重指数；改善血清睾酮与性激素结合球蛋白（sex hormone binding globulin，SHBG）比率、降低血清基础胰岛素浓度；升高血清 SHBG，降低男性化面容和新陈代谢紊乱的可能性，提高受孕率。其治疗的潜在相关机制可能与低频电针持续刺激可降低卵巢中的促肾上腺皮质激素释放因子（corticotropin releasing factor，CRF）、内皮素-1（endothelin，ET-1）、神经生长因子（nerve growth factor，NGF）的浓度有关。

（三）电针对男性性能力的调控

电针可升高血清总睾酮（total testosterone，TST），有助于性行为能力的尽快恢复。低频电针治疗可显著提升性功能水平，改善性生活质量。对于睾丸组织损伤，电针能促进受损睾丸组织的修复，防止曲细精管萎缩、纤维组织增生，提升精液量、精子密度，降低精子畸形率，改善精子平均运动速度。

三、电针调节生殖系统免疫功能

电针治疗慢性前列腺炎和慢性盆腔炎有较好的临床疗效，其机制主要与调节免疫、改善炎症反应相关。电针主要通过抑制炎症细胞黏附、穿越血管内皮细胞，减少炎症细胞对局部组织的浸润，最终减少炎症因子的释放，从而缓解慢性前列腺炎、慢性盆腔炎等生殖系统疾病的相关症状。其相关机制主要为电针可调节血清 IL-2、IL-4、IL-6 的水平，恢复 $CD3^+CD4^+T$ 细胞和 $CD8^+T$ 细胞的平衡。

四、电针调节局部神经兴奋性

电针不仅可以通过调节性激素水平改善性功能，还可以通过调节局部神经兴奋性起到良好的效果。研究表明，调节"阴部神经-脊神经节段反射弧"对男性勃起功能具有促进作用。脊髓勃起中枢位于 $T_{12} \sim L_1$ 节段，反射性勃起中枢位于 $S_2 \sim S_4$ 节段。电针同节段的"次髎""中极""秩边""大赫"等穴，可以提高勃起中枢兴奋性进而恢复勃起功能。此外，电针刺激会阴穴可以直接兴奋阴茎神经，改善阴茎血运状况，从而改善男性性功能。

应 用 篇

第四章 方氏特色电针疗法及其临床应用心悟

方剑乔教授为国家中医药管理局中医药传承与创新"百千万"人才工程（岐黄工程）岐黄学者、全国老中医药专家学术经验继承工作指导老师、浙江省国医名师，长期奋战在临床、科研和教学一线，在30多年的工作中有诸多感悟和心得，尤其是电针的临床应用经验。方教授临床擅用电针，对电针波形、频率、刺激强度、刺激时间等各类参数的选择、局部远道穴位的选取及其在不同疾病中的选用颇有心得，逐渐形成其针灸临床特色。本章主要介绍方氏特色电针疗法治疗疼痛类疾病、瘫痪类疾病和情志类疾病的特色规律以及其在针刺麻醉中的应用，是对方教授电针临床实践的阶段性总结，有助于传承全国针灸名家的学术思想和临证经验。

第一节 方氏特色电针在疼痛类疾病治疗中的应用

通过长期的医疗实践证明，电针疗法应用于疼痛类疾病的治疗与预防，具有良好的镇静、镇痛作用。近年来电针镇痛实践和研究得到进一步发展，电针镇痛的作用机制是多靶点、多环节、多途径的立体维式。方剑乔教授悬壶30多载，学验俱丰，擅长各类痛证的针灸治疗，尤善电针镇痛。临证时，方剑乔教授对疼痛类疾病有独到的认识，往往视病种和疼痛类型的不同而灵活选择电针刺激参数，他认为电针运用于临床镇痛是有规律可循的。现将方氏特色电针在疼痛类疾病治疗中的应用总结如下。

一、疼痛概述

（一）疼痛定义

疼痛是医学界一直关注但从未能彻底解决的问题，近年来随着生活水平不断提升，人们对疼痛的关注度日益增加，疼痛成为影响当代人生活质量的重要因素。

国际疼痛研究学会（International Association for the Study of Pain，IASP）于 1979 年将"疼痛"定义为"一种与实际或潜在组织损伤或与这类损伤描述相关的不愉快感觉和情感经历"，这被疼痛界视为传统定义。几十年来，随着多学科交叉和慢性疾病模型的出现，科学家对于疼痛的理解更加深入。为了阐明疼痛的本质并更有效地治疗疼痛，2016 年 IASP 从"生物-心理-社会"医学模式的角度，更新了疼痛的定义，将其定义为"一种与实际或潜在组织损伤相关的感觉、情感、认知以及社会维度的痛苦体验"，该定义被视为修订定义。疼痛是人体受到损害或疾病侵袭的信号，它不仅是临床最常见的症状之一，也已被公认为第五大生命体征。慢性疼痛作为常见的一类疾病，严重影响患者生活质量。方剑乔教授认为，疼痛既是"症"又是"病"。临床上存在疼痛"病症难辨"的现象，解决这一问题，关键在于需要明确疼痛是否是疾病的主要症状，是否是长期影响患者生活质量和情感认知的主导因素。我们要充分认识到疼痛不单是一种伴随于某些疾病的症状，疼痛本身有时就是一种疾病。

（二）疼痛分类

疼痛分类多种多样，通常可根据疼痛类型、疼痛性质、疼痛病程等不同因素予以分类，临床上需结合病情实际进行分类。如根据疼痛类型可分为炎性痛和神经性痛；根据疼痛性质可分为刺痛、胀痛、跳痛等；根据疼痛的病程长短可分为急性疼痛和慢性疼痛。临床大多先按急性和慢性疼痛归类：急性疼痛的病程通常短于 1 个月，随着原发病的治愈，疼痛同步缓解；亦有部分疾病，虽控制或治愈原发病，但疼痛仍持续存在并超过 1 个月，成为慢性疼痛。除了以上分类方法以外，在临床上疼痛也可以从疼痛部位或深浅、持续时间、表现形式等方面来进行分类，不同的疼痛分类方案具有特定的临床意义，其分类的最终目的都是为了更好地治疗。

目前国际上通行的疼痛分类方法通常将多个疼痛因素进行综合考虑。如 2015 年 IASP 按照优先考虑疼痛的病因、其次考虑疼痛潜在的病理生理学机制、最后考虑疼痛产生的部位的原则，发布国际疾病分类第 11 版（ICD-11），其中明确了慢性疼痛的分类。它将慢性疼痛分为以下七大类：慢性原发性疼痛、慢性癌性疼痛、慢性术后痛和创伤后疼痛、神经病理性疼痛、慢性头部和颌面部疼痛、慢性内脏疼痛和慢性骨骼肌疼痛。

（三）疼痛治疗现状

目前，根据最新的专家共识及指南，针对疼痛的西医治疗方式主要是根据不同发病机制来选择相应的治疗手段，以达到解除疼痛症状、恢复机体功能、减少复发、降低不良反应发生率的目的。如治疗炎性疼痛，口服非甾体抗炎药（NSAID）效果较好；神经病理性疼痛的主要治疗手段有药物治疗和微创治疗等；癌性疼痛的治疗方法中，目前广泛接受的是遵循 WHO 倡导的三阶梯止痛药物治疗、放疗、化疗、手术治疗、介入治疗、细胞移植、基因治疗等；治疗混合性疼痛的主要治疗手段有脊髓电刺激术、鞘内泵技术、阿片类与抗癫痫药物和 NSAID 联合应用等。

随着疼痛诊断与治疗技术的日臻成熟和规范，以上治疗手段使得相当一部分疼痛患者可以脱离长期服用镇痛药的困扰，但仍有一部分患者由于无法耐受镇痛药的副作用或畏惧介入治疗等原因，仍饱受疼痛的困扰。针对疼痛的中医治疗方式，因其具有绿色、安全、疗效确切的优势，在现代疼痛的诊疗工作中发挥了重要的作用。

二、方剑乔教授对慢性疼痛的认识

2020 年发表在 *Libyan Journal of Medicine* 上的一项调查研究显示，慢性疼痛在中国的患病率为 30%～40%，即大约每 3 个人中就有 1 人患有慢性疼痛。随着人们生活水平的不断提升，高发生率的慢性疼痛成为影响人们生活质量的主要因素之一。人类正迫切地寻求更加科学有效的防治方案来对抗慢性疼痛的困扰。电针疗法是目前临床应用最为广泛、疗效最为确切的针刺干预手段之一。众多的临床实践和基础研究均证实了电针镇痛的有效性，并初步揭示了部分镇痛机制。方剑乔教授团队长期从事针刺镇痛和电针镇痛的基础和临床研究，根植于临床实践开展基础研究，结合基础研究结果反哺临床实践，开展电针对痛感觉、痛情绪、痛认知等多维度的调控干预作用研究及其内在作用机制探究。本部分内容将详细介绍方剑乔教授在疼痛尤其是慢性疼痛的病因病机、诊治体系、电针镇痛运用等方面的临床经验和心得体会，以供针灸同道借鉴。

（一）方剑乔教授从"瘀""虚"角度辨识慢性疼痛病机

方剑乔教授认为病机在指导中医临床诊治疾病过程中有重要地位。他遵循古训、勇于创新，结合自身临床经验，突破传统中医对疼痛病机的认识，提出了从"瘀""虚"角度重新认识慢性疼痛病机。

1. 传统疼痛病机认识

中医学理论将疼痛的病机阐释归纳为"不荣则痛"和"不通则痛"，历代医家对这两大类病机理论亦作了深入阐释。

"不通则痛"归属于实痛病机。早在《素问·举痛论》便指出"气不通，故卒然而痛"是"不通则痛"的病机基础："……经脉流行不止、环周不休，寒气入经而稽迟，泣而不行，客于脉外则血少，客于脉中则气不通，故卒然而痛。"金元时期著名医家李东垣在《医学发明》中明确提出"通则不痛，痛则不通"之论，后世医家以此为据，逐渐形成了"不通则痛"的实痛病机学说。有些学者认为"不通则痛"的病理机制同时还包括经络绌急、经络胀满、气机不通、气机紊乱、血瘀不通等，包括后世医家常论述的"寒凝则痛"亦属于"不通则痛"病机之列。

"不荣则痛"则归属于虚痛病机。《素问·举痛论》载"……脉泣则血虚，血虚则痛……"明代温补学派著名医家张景岳提出"补虚治痛"学说，明确提出"不荣则痛"理论和对虚证疼痛的论治。《质疑录·论诸痛不宜补气》已有"凡属诸痛之虚者，不可以不补也"的记载。

2. 临床疼痛特点

方剑乔教授在长期对慢性疼痛的临床诊疗过程中观察到，慢性疼痛的病机往往错综复杂，"不通则痛"或"不荣则痛"两者往往并存，并不是泾渭分明。

疼痛按其性质有实痛和虚痛之分。实痛通常痛势剧烈，以胀痛、刺痛、痛且拒按为多见；虚痛多痛势较轻，以隐痛、空痛、绵绵而痛、喜温喜按、时痛时止等为多见。方剑乔教授从数十年针灸镇痛临床实践经验中发现慢性疼痛患者并不能轻易区分实痛和虚痛，往往具有"虚实并见"的特点。他认为临床上不能过度强调"不通则痛"或"不荣则痛"，更应注重慢性疼痛虚实夹杂的特点。一方面，气滞、血瘀、痰凝等实邪引起的气血不畅而导致的"不通则痛"，疼痛局部多有疼痛剧烈、拒按等实象，然实邪瘀滞日久，可伤及整体气血，而致"因瘀而虚"。另一方面，患者因正气不足或气血亏虚所致气血运行推动无力的"不荣则痛"，多随病程迁延引起局部气血瘀滞，"因虚而滞、因滞而瘀"（方剑乔教授称之为"因虚致瘀"），继而导致疼痛发生。临床慢性疼痛患者往往病程较长，多有本虚标实之征象，机体属于虚痛与实痛胶着状态。

3. 提出"虚瘀交错"病机理论

基于数十年临床实践积累，方剑乔教授总结出慢性疼痛的"虚瘀交错"病机理论，认为实证疼痛以"瘀（滞）"为主，日久耗伤津血则可因瘀致虚；虚证疼痛则气虚不可推动血行，因虚致瘀。究其根本，无论"因瘀致虚"或"因虚致瘀"，疼痛的主要病因是"瘀"和"虚"，而"瘀"是导致疼痛的主要病理因素。

方剑乔教授指出，临床上多见虚实夹杂的慢性疼痛患者，多为虚瘀交错之证，或因虚而瘀，或因瘀而虚。单纯将慢性疼痛病机归于"不通则痛"或"不荣则痛"中的某一类，无法满足临床实际需求。因此，方剑乔教授提出慢性疼痛"虚瘀交错"的病机理论，在古人疼痛病机认识的基础上，结合临床实际，对指导针灸临床镇痛的辨证施治具有重要临床意义。

在慢性疼痛"虚瘀交错"病机理论指导下，方剑乔教授总结出"虚瘀（滞）交错，必先化瘀（滞）；结合补虚，方能止痛"的慢性疼痛治疗原则。"虚瘀（滞）交错，必先化瘀（滞）"意为临床镇痛时，无论是实邪瘀滞引起的疼痛，还是由于体虚所致气血推动无力而引发的疼痛，"瘀（滞）"始终是导致疼痛发生的直接原因，"化瘀（滞）"是临床针灸镇痛的首要原则。因此，方剑乔教授认为化瘀通络止痛是临床镇痛最常用的治疗原则，毫针泻法疏通经络、温针灸法温阳化瘀、局部电针行气化瘀等均是方剑乔教授临床针灸镇痛时常用的化瘀通滞疗法。

"结合补虚，方能止痛"，是方剑乔教授针对慢性疼痛"虚瘀交错"病机提出的治疗原则。慢性疼痛患者因病程缠绵日久引起因瘀致虚，同时体虚后无力推动气血运行引发因虚致瘀，恶性循环加重疼痛或导致疼痛无法痊愈。面对这种实证和虚证夹杂的临床状况，方剑乔教授提出应在化瘀的同时结合补虚，临床多配合针刺或艾灸气海、关元、足三里等补益要穴，行整体调治、共奏止痛之效。将祛瘀和补益有机结合、标本兼治，是临床运用针灸疗法治疗各类痛证所遵循的法则，在指导临床针灸镇痛施治中有较高的学术价值和实际意义。

（二）方剑乔教授构建针灸临床三维诊治体系

方剑乔教授将现代研究成果和古代经典理论有机结合，指导临床实践。在西医辨病、中医辨证的基础上，结合针灸临床特有的辨经论治，构建出针灸临床"辨病-辨证-辨经"三维诊治体系。

1."辨病论治"位居针灸痛证诊治之首

辨病论治是基于疾病特殊矛盾的认识，有利于从疾病的发病原因入手进行针对性的治疗，这也是对"治病求本"的现代诠释。"辨病论治"思想早已蕴含在古代医学范畴内，如从穴位分布及命名看，膀胱经背俞穴分布在所属脏器的邻近体表，主治邻近所属脏器病变；如"阑尾穴""腰痛穴""落枕穴"等经外奇穴也是针对特定疾病的专用穴。这些穴位的命名，足以体现出"辨病论治"的治疗思想一直蕴藏于古代医家心中。

在各类疼痛疾患的针灸诊治中，"辨病论治"显得格外重要，从疼痛病因病位和疾病诊治的相关性来看，对于经络病痛者，基于"辨病论治"的局部选穴针灸治疗疗效优于远道选穴。以颈型颈椎病为例，单纯的辨证论治和远道循经取穴很难奏效，必须以针刺颈旁夹脊穴为主，松解颈部局部肌肉，疗效可事半功倍。因此，辨病论治的治疗思想经过了长期的临床实践考验，在古今的针灸临床实践中用法广泛，适用于针灸治疗，尤其对于经过现代医学已明确诊断，而没有明显中医证候群的疾病，更应以辨病取穴为主。

2. 具有针灸临床特色的"辨证论治"体系

辨证论治是指导中医学临床诊治疾病的基本法则，主要有经络辨证、八纲辨证、脏腑辨证、气血津液辨证、六经辨证等。针灸临床实践中简单地套用中医内科的辨证体系，难以体现针灸理论的核心和治疗特色。方剑乔教授认为，具有针灸临床特色的辨证论治体系应以八纲辨证为指导，确定证候类型，判断趋势，指明治疗方向，再根据疾病分类适时辅以其他辨证方法。概括而言，经络病辅以经络辨证，脏腑病辅以脏腑辨证。

经络辨证适用于经络病，所谓经络病是指由经脉传来，非本脏腑所生之病，即《灵枢·经脉》描述的"是动病"。临床大部分疼痛都属于经络病，在经络辨证指导下的循经取穴和疗法选择对于针灸镇痛有重要的临床意义。在此，要特别强调的是，经络辨证的内容除十二经脉辨证外，还包括奇经八脉、经别、经筋、皮部。比如针灸临床常见的颈椎病、肩周炎等多从经筋论治，更加注重疗法选择。而脏腑辨证适用于脏腑病，当某一脏腑发生病变时，可以选取与之联系的经脉上的腧穴治疗，如心悸可取心包经的内关、胃痛取胃经的梁丘等，更加注重穴位的选取与配伍。

3. "辨经论治"是针灸学独特的诊治模式

经络学说是针灸学特有的理论体系，经络内属脏腑、外络肢节，将人体各部组织器官联系成为一个有机的整体。针灸治病是通过针刺和艾灸等刺激体表经络腧穴，以疏通经气，调节人体脏腑气血功能，从而达到治疗疾病的目的。腧穴的选取、针灸方法的选用都是以经络学说为指导，是针灸治疗有效的关键。运用针灸理论治病，最重要的是辨经，通过辨经确定疾病所属经络以指导临床选穴。以肩痛为例，痛在肩前则病在手太阴肺经，循经取穴加鱼际；痛在肩外侧则病在手阳明大肠经，循经取穴加合谷；痛在肩后侧则病在手太阳小肠经，循经取穴加后溪，这是常见的辨病加辨经的选穴模式。这种以"经脉所过，主治所及"为理论依据的诊治思想指导临床循经取穴，尤其在疾病定位明确、所属经络确切的情况下，辨经论治对针灸临床穴位组方起着重要的指导作用。

总之，构建针灸临床三维诊治体系"辨病-辨证-辨经"论治是极为必要的，三者互有关联、各有侧重、互为补充。

（三）方剑乔教授对针刺镇痛多维度调节的认识

以往针刺镇痛的基础和临床研究大多围绕减轻疼痛感受、降低发病频次、提高生存质量开展工作。随着疼痛研究的推进，研究者逐渐认识到除痛感觉因素外，疼痛还有情绪和认知属性。流行病学调查发现，30%～50%的疼痛患者伴有不同程度的焦虑、抑郁等心理情绪改变。因此，针灸如何在提高痛阈的同时，良性调节个体的疼痛相关情绪和认知水平，以期达到更好的镇痛效果，是针刺镇痛研究的全新视角。

1. 疼痛的多维度

疼痛定义被修订为一种与实际或潜在组织损伤相关的感觉、情感、认知以及社会维度的痛苦体验，认为疼痛包括了痛感觉、痛情绪、痛认知3个维度。3个维度之间相互影响又相对独立。痛感觉维度是指个体疼痛的性质（刺痛、灼痛、胀痛等）、位置、持续时间等；痛情绪维度包括疼痛带给机体的紧张、焦虑、抑郁等不愉快的情绪改变；痛认知维度是指个体对疼痛的关注、期望、安慰、记忆等。一般情况下，个体所遭受到的组织损伤越严重，其所感受到的疼痛程度就越强，所以研究者一般借由伤害性刺激的强度来探讨痛感觉。但是在特殊情况下，也会出现伤害性刺激的强度与疼痛程度不相匹配的情况。比如人在战争等危急情况下，可能不能感受到其所受到的严重伤害，此时疼痛被忽略不计；而在另一种心理状态下，可以被认为非常强烈，如幼儿在接受肌内注射前就会因为疼痛而哭闹，此时疼痛被过度加强。故疼痛感受是一个复杂的主动过程，各种病理、心理、生理因素共同塑造疼痛的多维度主观体验。

（1）痛感觉：痛感觉一般被基于组织损伤的研究认为是痛觉敏化。周围痛觉敏化是痛觉敏化的启动子，主要表现为初级传入神经痛觉感受器阈值异常降低，在疼痛的产生和维持中起着尤为重要的作用。其机制为各种伤害性刺激，使传入神经纤维末梢上特异的受体或离子通道的感受阈值降低、数量增加，或通过对电压依赖性阳离子通道的调节使初级传入神经纤维末梢细胞膜的兴奋性增强，致使正常时不能引起疼痛的低强度刺激也能激活伤害性感受器，从而导致疼痛的发生。

（2）痛情绪：是由疼痛诱发的短时或长时的恐惧、紧张、焦虑、抑郁等情绪状态。周围 Aδ 和 C 伤害感受器传入伤害刺激信息，并上传至由内侧丘脑投射到前扣带皮质（anterior cingulate cortex，ACC）、杏仁核、岛叶皮质及前额皮质（prefrontal cortex，PFC）等。有研究报道，ACC 及其周围相关皮质组织切除能够明显减轻患者的焦虑、抑郁等情绪反应；岛叶损毁可导致痛感知的不均衡性，即疼痛感觉看起来是正常的，但相关的回避及生理反应变弱，可能与痛情绪形成相关。

（3）痛认知：痛认知主要是个体基于以往痛体验和痛经验的认识，对当前痛经历的皮质核团间的信息交流与整合，包括注意、预期及记忆等。有研究认为，疼痛有一种独特的注意需求属性，疼痛的整个过程都是在注意的动态变化之中进行的，疼痛作为一种特异信息，进而造成认知活动的改变，影响个体行为。当对即将到来的疼痛有明确预期时，个体的疼痛感受会降低；反之，则疼痛强度上升。痛记忆是大脑对最初伤害所致的疼痛刺激信号获取识别、加工存储后形成记忆，在相似情景下被提取再现。伤害性刺激通过周围神经伤害性感受器感知后随疼痛上行传导至丘脑和大脑皮质将信息重新整合后，在环境、情绪等持续刺激下发生神经可塑性变化，逐渐将短时程记忆转化为长时程记忆。当相似情景再现时，痛记忆被诱发唤醒出现疼痛。

疼痛的 3 个维度之间存在相互作用，因此理想的镇痛方案应兼备抑制痛觉敏化、缓解负性情绪、改善认知评价的特点。目前临床应用的阿片类、非甾体抗炎、镇静、抗抑郁类制剂对于缓解疼痛取得了一定效果。但由此引发的成瘾、胃肠道功能紊乱、肝肾损伤等不良反应不可避免。

2. 针灸参与疼痛多维度调节的可行性

以往针刺镇痛的研究过多关注了针刺对痛感觉维度的调节，从近年来针灸对情绪和认知类疾病干预的报道及针灸干预痛情绪、痛认知维度的初步效应来看，针灸参与疼痛多维度调节具有可行性。

（1）针灸干预痛感觉维度：针灸已被证实可提高疼痛患者的痛阈水平，具有镇痛作用。针刺可以有效抑制如三叉神经痛急性发作、牙痛、急性腰扭伤等各类急慢性疼痛，具有针刺镇痛起效快、即刻效应好、后效应相对较差的特征。已有研究表明，针刺合谷穴 5min 后同侧和对侧的头、胸、腹、背、四肢的耐痛阈有所上升，一般在电针 20～40min 左右镇痛效应达到高峰，痛阈和耐痛阈可平均升高 65%～180%。对颈椎病、腰痛等慢性痛的治疗，从研究的结果来分析，在病理情况下，以电刺激强度较低为宜，电针过强则效果反而不佳。

（2）针灸干预痛情绪维度：对针灸治疗慢性痛发展过程中痛情绪的研究甚少。但是临床上，针灸对抑郁、焦虑、失眠等情绪障碍性疾病的治疗作用也已得到广泛认可。研究发现，许多缓解疼痛的物质也具有调节情绪的作用，这些物质对痛感觉和痛情绪具有双重调节效应。内啡肽是自身神经系统中与吗啡具有相同受体的递质，可介导欣快感，产生高兴情绪。当被悲伤情绪笼罩时，自身分泌的内啡肽也会减少。临床常用于镇痛的抗抑郁药物有三环抗抑郁药、选择性 5-HT 再摄取抑制剂等。

随着对痛情绪在慢性疼痛发展过程中重要性的认识，已有研究发现针灸对疼痛诱发的情绪改变有治疗作用。实验研究发现，电针对痛抑郁二联征大鼠具有较好的镇痛与抗抑郁双重效应，100Hz 是发挥电针镇痛、抗抑郁效应的优势频率参数；"足三里"和"三阴交"是理想的穴位组合。

（3）针灸干预痛认知维度：临床上多见组织损伤引起的急性疼痛性疾病，在组织损伤原发病灶痊愈后，疼痛仍长期存在，转为慢性疼痛，这类患者常常表现为以痛记忆为主的痛认知改变。在慢性腰痛、慢性头痛、术后痛、复杂性局部疼痛综合征等疾病中最为多见。与伤害性刺激诱发的疼痛不同，这类患者治疗上以"治神"为先，穴位选取百会、四神聪、上星等头部穴位，配合贴压心、肝、神门、内分泌等耳穴养心安神，方才符合中医针灸"治病求本"的理念。

因为疼痛和学习记忆加工过程有共同脑区和功能蛋白参与（共同的脑区如海马、前扣带回、前额皮质等，共同的蛋白如环磷酸腺苷、激酶、环磷酸腺苷反应元件结合蛋白等），这些共同点提示可通过对认知功能的调节改善疼痛状况。有研究已经发现，2/100Hz 电针"足三里"可抑制大鼠足底交叉注射卡拉胶诱发的痛记忆，同时下调 ACC 的环磷酸腺苷反应元件结合蛋白的表达。

3. 针灸参与疼痛多维度调节的前景

现代医学认为，疼痛病因主要包括局部炎症反应、神经损伤、组织缺血、免疫代谢紊乱、外部创伤等，然而针对单个病理因素研发的药物往往无法彻底解决疼痛，就控制疼痛而言各有优点，但就整体而言，长期疗效不佳且不良反应明显。随着人们对疼痛认识的深入和医学模式的转变，疼痛研究也需要转变模式，即从伤害性感受的单一研究模式向"感觉-情绪-认知"的多维度研究模式转变。因此，未来减少疼痛的研究重点，也必然是对疼痛全景模式的多维度调控。

针灸具有明确的镇痛作用，优势明显，针灸能够有效调节情绪变化和认知功能障碍，而且初步研究发现针灸对痛诱发的情绪和认知改变都有积极的干预作用。

因此对针刺镇痛的机制研究和临床应用的推广，如能从疼痛的多维度开展，必将创新针刺镇痛的研究理念，拓展针刺镇痛的研究领域，从而开创针刺镇痛更广阔的应用前景。

三、方剑乔教授电针镇痛临床应用心悟

电针疗法是传统针灸和神经电刺激有机结合的一种新型针灸疗法，目前已被广泛应用于针灸临床。方剑乔教授在数十年的临床和科研工作中，开展了大量电针镇痛的基础研究和临床研究，用客观数据部分揭示了电针的镇痛机制，总结了电针疗法的部分应用规律，助力针灸学科发展，也为临证时提高针灸临床镇痛疗效及推广针灸疗法做出了贡献。

（一）电针镇痛的刺激波形和频率选择规律

在电针镇痛的刺激波形和频率选择规律上，方剑乔教授推荐急性疼痛"首选密波或疏密结合"，慢性疼痛"首选疏波或疏密波"的电针刺激；而不同疼痛类型的电针频率选择也各不相同（表 4-1）。

表 4-1　不同疼痛类型的电针频率选择及其镇痛特点

疼痛类型	电针频率	镇痛特点
肌肉痉挛性疼痛	高频（100Hz）	即时镇痛效应佳（2～5min 内起效），但镇痛持续时间相对较短（≤30min）
神经病理性疼痛	低频（2Hz）	起效时间长（≥15min），但镇痛持续时间相对较久（30～60min）
炎性疼痛	高频、低频均可	连续波、疏密波均可发挥抗炎镇痛作用

1. 急性疼痛——首选密波或疏密结合

临证治疗急性疼痛（如急性腰痛、三叉神经痛急性发作、胆绞痛、急性头痛等）时，方剑乔教授常首选密波 100Hz 治疗 10～15min，以促进体内强啡肽的迅速释放而发挥止痛效应。有时也可采用"变频"电针治疗方案，即先选用 100Hz 高强度电针持续 10～15min 后，转为 2Hz 或 2/100Hz 电针刺激 30min。如方剑乔教授在治疗偏头痛急性发作时，就往往采用电针密波 100Hz 刺激 15min 后转为疏密波 2/100Hz 维持治疗 20min，必要时可再延长电针刺激时间。方剑乔教授认为这是基于电针现代研究成果在针灸临床的合理应用。

2. 慢性疼痛——首选疏波或疏密波

方剑乔教授在临证治疗慢性疼痛（如颈肩腰痛、头痛、持续癌性痛等）时，多选用疏波（2Hz）或疏密波（2/100Hz）的持续刺激来镇痛。如在治疗间歇期偏头痛时就可直接采用电针疏密波2/100Hz或疏波2Hz长时程治疗30～60min，以维持较长时间的镇痛效应。

此外，方剑乔教授临证时常强调视不同频率电针的镇痛优势来治疗不同类型的疼痛。如100Hz高频电针的即时止痛效应佳，但其持续时间较短；2Hz低频电针起效时间长，但镇痛持续时间相对较久。电针治疗炎性疼痛时，2Hz、100Hz均能发挥较好的作用；而对于神经病理性疼痛，2Hz电针的镇痛效应优于100Hz。对于肌肉痉挛性疼痛，2Hz电针的刺激几乎无用，用100Hz能有较好的效果，这也就是为什么临床上治疗急性腰扭伤方剑乔教授多首选100Hz电针的原因。

（二）电针镇痛强度选择规律

方剑乔教授临证强调，痛证的电针刺激量要适宜，局部使用刺激量不宜过强，以患者能够承受为度，通常以刺激部位的肌肉微微跳动、出现节律性收缩为宜；远道部位运用电针刺激量可适当加大，但需注意过于强的刺激有时并不能提高镇痛疗效，这是由刺激部位的神经兴奋性特点决定的，也就是神经学上存在的"全或无"特点。

（三）电针镇痛时程选择规律

电针镇痛中时程的选择是影响疗效的关键因素之一，根据经脉气血运行规律推算针灸的治疗时间以30min为宜。方剑乔教授认为30min是比较笼统的标准，临床上应用时还是需要根据病情、结合频率来灵活应用电针。如低频电针短时间刺激可激活神经兴奋性，而长时程刺激则抑制神经兴奋性。在治疗神经根型颈椎病导致手麻的患者时，方剑乔教授通常选用2Hz频率，强度以患者耐受为度，刺激时间为20min；对于头痛患者尤其疼痛甚者，刺激时间可延长至30～45min；顽固性疼痛发作时，刺激时间可延长至60min。

（四）强调参数灵活组合应用

方剑乔教授在临证使用电针疗法时所选参数并非一成不变，而是将病情轻重缓急和电针刺激强度、频率、部位等多重因素综合考虑后灵活应用。以原发性三叉神经痛为例,在其持续发作期就需分步施治,先取远道双侧合谷、外关毫针针刺,行提插捻转强刺激,随后配合高频电针(100Hz)治疗15min,常可使患者疼痛骤减;待疼痛稍缓解后,于面部疼痛神经属支周围选取腧穴配合治疗,选穴宜少,手法宜轻、宜浅,再用电针连接患侧局部腧穴(依据病变神经属支选取)、远道"合谷-外关"等对穴行电针治疗,频率选用2/100Hz,连续刺激30~60min。原发性三叉神经痛疼痛发作间歇期则采用丛针浅刺法,可选用电针疗法治疗,多选用疏波、频率2Hz刺激30~60min,刺激强度以患者舒适为度。这种局部和远道穴位相结合的电针取穴方式也是方剑乔教授提出的电针使用时的重要特点。因为往往局部穴位多发挥节段效应,远道穴位多发挥中枢效应,只有"远近结合"的取穴方式才能达到电针镇痛的最大效应。

(五)推行简便易行的电针替代疗法

经皮穴位电刺激疗法(transcutaneous electrical acupoint stimulation,TEAS)是将欧美国家的经皮神经电刺激疗法(transcutaneous electrical nerve stimulation,TENS)与针灸穴位相结合,通过皮肤将特定的低频脉冲电流输入人体以治疗疼痛的方法。方剑乔教授认为,TEAS不失为一种简便易行的电针替代疗法,其在针灸镇痛治疗中具有显著优势:其一,TEAS镇痛效应与电针镇痛效应相当,且具有明显后效应,在其停止刺激1~30min后仍有显著的镇痛效应;其二,TEAS克服了针刺和电针产生的可能刺激痛等某些缺点,更易被惧针者和儿童接受,且便于操作;其三,电针模式通过电针仪的鳄鱼夹夹持毫针后输出电流进行穴位刺激,适合于专业针灸医师使用;而TEAS经贴片式电极向穴区皮肤输出电流刺激,除专业医师使用外,适合于基层单位和一般家庭使用。因此,方剑乔教授比较推荐TEAS疗法在针灸镇痛中的应用和推广。

方剑乔教授从多年临床运用电针疗法治疗各类疼痛性疾病中总结出急慢性疼痛选用不同刺激波形和频率的电针治疗,电针强度以阈上刺激为宜,时程以不同疼痛类型确定长短等电针镇痛参数选用规律。他强调,探寻针灸疗法的应用规律,有利于提高针灸镇痛临床疗效,有利于明确针灸适宜技术操作规范,有利于推动针灸技术的推广应用。方剑乔教授认为,实现针刺参数的定量化,可为针刺疗效精准重现、针灸技术规范化和推广应用提供可能性和可行性。他还指出,传承传统医学也要借助于现代科学的医学研究方法和手段,开展针灸临床大样本随机对照试验,深入挖掘针灸临床诊治规律,才能更好地传承和发扬中医针灸事业。

第二节 方氏特色电针在瘫痪类疾病治疗中的应用

目前瘫痪类疾病一直是临床上诊治的重点和难点，治疗方面涉及神经内科、神经外科、康复科等多个专科。针对该类疾病，需第一时间明确诊断，专科医师或多学科会诊是治疗成功的关键。近年来，随着针灸及康复学科的发展，越来越多的学者投入中医理论结合现代先进医学技术的研究中，发现中医尤以针灸疗法在治疗本病上具有明显的优势。方剑乔教授在临床上善于灵活运用电针不同参数组合，针对瘫痪类疾病不同时期的不同特点给予有效治疗。本节重点以脑卒中瘫痪和周围性面神经瘫痪为例，将方剑乔教授运用电针治疗瘫痪类疾病的特色介绍如下。

一、瘫痪类疾病概述

（一）瘫痪定义

瘫痪（paralysis）是指个体随意运动功能的减低或丧失，是神经系统常见的症状，多由神经、神经肌肉接头或肌肉疾病所致。据流行病学统计，约有72%的瘫痪患者年龄在65岁以下，年发病率为（1.5～2.7）/10万，患病率为（2.7～7.4）/10万。瘫痪类疾病根据病因一般可分为神经源性、神经肌肉接头性和肌源性三类。瘫痪根据瘫痪的肌张力状态分为痉挛性和弛缓性；根据瘫痪的分布情况分为单瘫、偏瘫、交叉瘫、截瘫和四肢瘫；根据运动传导通路的不同部位，又可分为上运动神经元性瘫痪和下运动神经元性瘫痪。

（二）瘫痪类疾病分类

根据针灸临床常见病种和优势病种，本部分内容将根据运动传导通路的不同，详细阐述上运动神经元性瘫痪及下运动神经元性瘫痪的疾病特点。

1. 上运动神经元性瘫痪

上运动神经元性瘫痪又称痉挛性瘫痪、中枢性瘫痪，即大脑皮质运动区神经元及其发出的下行纤维病变所致的瘫痪，其临床体征包括无力或瘫痪、痉挛状态、腱反射亢进、伸性跖反射、腹壁浅反射消失、极轻微肌萎缩等。熟知临床表现有助于较精确地明确病灶的神经系统定位，具体潜在病变定位如下。

（1）颅内矢状窦旁病变：其产生一种上运动神经元功能缺失，特征性地影响双下肢，可能累及双上肢。

（2）大脑皮质病变：由于皮质运动区及下行的锥体束较集中地支配肌群，局限性病变仅损伤其中一部分，故多表现为支配侧上肢、下肢或面部瘫痪，称单瘫，临床上多见于肿瘤的压迫、大脑皮质梗死以及动静脉畸形等。

（3）内囊病变：锥体束纤维在内囊部最为集中，此处病变易使一侧锥体束全部受损而引起对侧比较完全的偏瘫，即对侧中枢性面瘫、舌瘫和肢体瘫痪，常合并对侧偏身感觉障碍和偏盲，称为"三偏"征，常见于脑梗死、脑出血、蛛网膜下腔出血等。

（4）脑干病变：一侧脑干病变既损害同侧该平面的脑神经运动核，又可累及尚未交叉至对侧的皮质脊髓束和皮质延髓束，因此引起交叉性瘫痪，常见于脑干肿瘤。

（5）脊髓病变：脊髓横贯性损害或脊髓双侧受累，通常导致四肢瘫或截瘫。C_5 节段以上的单侧脊髓病变可引起同侧的轻偏瘫，不累及面部与脑神经；C_5 与 T_1 节段之间的单侧脊髓病变不同程度地影响同侧上肢和同侧下肢；T_1 以下单侧脊髓病变只会影响同侧的下肢。常见于外伤引起的脊柱压缩性骨折、脊髓损伤、脊髓肿瘤、脊髓空洞症等。临床上，上运动神经元性瘫痪引起的随意运动麻痹，常伴有肌张力增高、深反射亢进、浅反射（如腹壁反射、提睾反射等）减弱或消失，可出现伸性跖反射（如巴宾斯基征等），在疾病早期一般不出现肌肉萎缩。

此外，脊髓半切综合征（Brown-Séquard syndrome）则表现为一种广泛的一侧脊髓病变，运动功能缺失伴有同侧的振动觉、位置觉损害以及对侧的痛温觉缺失。对于累及脊髓前角细胞的压迫性及其他局灶性病变，除损害通过脊髓的纤维束外，还会使受累的脊髓节段支配的肌肉出现无力和萎缩。

2. 下运动神经元性瘫痪

下运动神经元性瘫痪又称弛缓性瘫痪、周围性瘫痪，是指脊髓前角的运动神经元以及它们的轴突组成的前根、神经丛及其周围神经受损所致的瘫痪，其临床体征包括无力或瘫痪，受累肌肉的消瘦和肌束震颤，肌肉松弛（肌张力降低），当支配的神经元受累时腱反射消失、腹壁反射和跖反射正常（非支配的神经元直接受累时该反射消失除外）。

下运动神经元性瘫痪中，由受累结构支配的肌肉全部或部分出现瘫痪无力，因此评估运动功能缺失的分布显得尤为重要。下运动神经元性瘫痪可根据病变发生部位呈现以下特点。

（1）脊髓前角细胞病变：病变局限于脊髓前角细胞，可引起弛缓性瘫痪，无感觉障碍，瘫痪分布呈节段性，急性者常见于脊髓灰质炎，慢性者可见于进行性脊髓性肌萎缩、脊髓空洞症等。

（2）前根病变：瘫痪分布亦呈节段性，但临床上常因后根同时受侵犯而出现根性疼痛和节段性感觉障碍，多见于髓外肿瘤压迫或椎骨病变。

（3）神经丛病变：病变常引起单肢多数周围神经瘫痪，感觉及自主神经功能障碍，如臂丛的上丛损伤引起三角肌、肱二头肌、肱肌和肱桡肌瘫痪，三角肌区、手及前臂桡侧感觉障碍，常见于外伤、肿瘤和炎症。

（4）周围神经病变：瘫痪分布与周围神经支配区一致，可伴相应区域感觉障碍，常见于周围神经损伤、周围神经炎和肿瘤压迫等。

（三）瘫痪类疾病治疗现状

现代医学对于本病的病因及发病机制尚不明确，且无特效治疗方法，通过定位诊断以及明确病损类型，以对症支持治疗为主，常见药物有大量维生素、氨基酸、核酸制剂、血管扩张剂及能量合剂等，对有些患者确有疗效，但同时也造成诸多不良反应。现代医学亦对患者不同类型、不同定位导致的瘫痪采取不同的手术方案，如脑血管意外引起的上运动神经元性瘫痪常见的手术方式有 CT 引导下的脑内血肿抽吸、尿激酶血肿溶解术、立体定向血肿穿刺清除术、脑室镜血肿清除术等。目前瘫痪类疾病仍是神经系统难治性疾病，世界各国医学工作者正致力于寻找针对本病的有效治疗方法。许多中医医家以中医理论为基础结合现代先进医学技术及大量临床试验进行深入研究，发现中医尤以针灸疗法在治疗本病上具有明显的优势。

二、方剑乔教授对临床常见瘫痪类疾病的认识

瘫痪类疾病，在祖国医学中应属于"偏枯""痿病"等范畴。方剑乔教授提出，临床常见的瘫痪类疾病较多，许多瘫痪患者临床症状相似，临床接诊时应重视神经系统检查。首先需仔细鉴别是上运动神经元性瘫痪（中枢性瘫痪、痉挛性瘫痪），还是下运动神经元性瘫痪（周围性瘫痪、弛缓性瘫痪）。其次，在辨别清楚上、下运动神经元性瘫痪之后，方剑乔教授强调需继续对上运动神经元性瘫痪进行瘫痪

定位及定性诊断，要明确是由什么部位病损引起，进而根据病位进行针灸选穴治疗。

（一）方剑乔教授对脑卒中瘫痪的认识

早在《黄帝内经》《金匮要略》里就有对"卒中""中风""偏枯"的记载。如《灵枢·刺节真邪》云："虚邪偏客于身半，其入深，内居荣卫，荣卫稍衰，则真气去，邪气独留，发为偏枯。"此处的"虚邪、邪气"与"血栓、脑出血"，"荣卫"与脑血管功能的变化极其相似。清代叶天士独创"内风时起"理论，并在《临证指南医案·中风》中载道："内风，乃身中阳气之变动。肝为风脏，因精血衰耗，水不涵木，木少滋荣，故肝阳偏亢，内风时起。"方剑乔教授勤求古训、博采众长，并基于数十年临床"实践-验证-再实践"后提出，瘀血的形成是卒中瘫痪的病机关键，但半身不遂、亏损元气是其本源。基于此，方剑乔教授认为卒中瘫痪乃虚实夹杂之证——"风痰血瘀"为标、"肝肾亏虚"为本。

针灸治疗脑卒中所致瘫痪已有悠久的历史，《黄帝内经》《针灸甲乙经》和《针灸大成》中均有记载。针对不同恢复时期、不同的病机，灵活选取不同的针刺治疗方法，对于尽早提高患者肢体活动度、恢复认知功能具有重要意义。现代医学理念下形成的康复医学，在对于中风偏瘫后患者的功能恢复治疗上，尤其强调分期康复，根据患者不同时期的肢体功能恢复情况及特点，制订出精准化康复计划以提高临床康复疗效。方剑乔教授在临床上通常将脑卒中瘫痪分为四期，即先兆期、急性期、恢复期和后遗症期，并突出强调针灸治疗过程中应重视分期，针对不同时期的不同症状和体征特点采取的疗法应有所侧重，不可一概而论。同时要注意防范中风并发症的发生，以促进疾病的尽早康复。

1. 先兆期

中风先兆是以突然出现一过性偏瘫、头痛、眩晕、视物昏花，或伴有短暂性肢体麻木、语言謇涩，甚至晕厥为主的临床表现，俗称"小中风"，相当于现代医学的短暂性脑缺血发作（transient ischemic attack，TIA）。方剑乔教授认为，中风发作前，一般都有先兆症状。如朱丹溪指出"眩晕者，中风之渐也"；又如明代张三锡强调"中风病必有先兆，中年人但觉大拇指时作麻木不仁或手足少力，或肌肉微掣，三年内必有暴病"。TIA 因其具有较高的早期卒中发生率，成为预测中风发生的关键。国外研究表明，TIA 发病后 2d、30d、90d 内脑中风发病率分别为 3.5%、8.0%、9.2%。因此，越早识别中风先兆并积极干预，对降低脑卒中的致残率甚至死亡率，提升人民生活质量越具有重要意义，这也是《素问·四气调神大论》记载的"圣人不治已病治未病，不治已乱治未乱"治未病思想的最好体现。

《灵枢·热病》中关于中风先兆期针灸取穴依据的记载"病在分腠之间，巨针取之……病先取于阳，后入于阴"，认为阳气是人体生命活动的根本，中风初起时，病位在分腠之间，病邪先犯阳经，针刺应浅刺阳经腧穴以补阳气祛邪外出。基于此，方剑乔教授在治疗时常选用颈项部的"项七针"（风池、定骨、天柱、风府）作为主穴，根据患者病变部位再施以论治。针刺时，应小幅度、低频率捻转针柄，得气感以酸胀扩散至颈项部为度，得气后行捻转平补平泻手法，患者痛感明显或有触电感停止进针并将针上提少许后留针，留针 30min。方剑乔教授指出，"项七针"有利于 TIA 患者的脑组织缺血部位建立侧支循环，重新获得血液供应，扩张脑血管，恢复神经功能，从而降低中风的发生率。

2. 急性期（发病 1～2 周）

方剑乔教授指出，卒中早期无论是出血性还是缺血性均具有起病急、进展迅速、致死率高和致残率高等特点，西医的急性抢救是该时期治疗的关键。而早期合理的针灸干预和康复锻炼可减轻中风后的神经功能缺损症状，提高日常生活活动能力，改善预后。正如《针灸大成》载："凡初中风跌倒……刺手指十二井穴，当去恶血。"方剑乔教授认为，针灸本身有着良好的急症救治疗效，救急时可取十二经井穴点刺出血，可接通十二经经气协调阴阳，以泻热决壅启闭。

对于急性期的治疗必须遵循"辨证论治"这一根本原则，先辨是中经络还是中脏腑。如为中脏腑，还需辨闭证与脱证。急性期的针灸治疗应以醒脑开窍、平肝息风、化痰祛瘀通络为主，针灸取穴应遵循"取穴少、因人制宜"的原则，针对不同的病机，灵活选取不同的针刺治疗方法，对于尽早提高患者肢体活动度、神智恢复度具有重要意义。基于此，方剑乔教授在急性期时的选穴和治疗归纳为以下两点。

（1）中经络：病情相对较轻，无意识障碍，以半身不遂、舌强语謇、口角㖞斜为主症。针灸治疗应以醒脑开窍、疏通经络为原则。头针选用顶中线（百会穴至前顶穴）及病灶侧的顶颞前斜线（前顶穴至悬厘穴）、顶颞后斜线（百会穴至曲鬓穴），针体与皮肤呈 15°～30°，至帽状腱膜下层后，指下会感到阻力减小，然后将针沿头皮针穴线推进 0.5～1.0 寸，捻转得气后，留针 30min。方剑乔教授指出，"头为诸阳之会、为精明之府"，所有阴经的经别和阳经相合上达于人体头面，因此，在对症治疗的基础上，加强头部经络刺激可以改善大脑功能，促进患者恢复。研究亦表明，头皮针可刺激大脑皮质，可促进病变早期脑血肿、脑水肿的吸收和消退，对减轻脑组织的损伤以及脑功能的重塑有积极的临床意义。

（2）中脏腑：一般病情较重，多以神志恍惚、嗜睡或昏睡、肢体瘫痪为主症，其中闭证兼见牙关紧闭，口噤不开，手握固等症状；脱证兼见气息微弱，手撒口开，汗出肢冷，舌痿等症状。针灸治疗应以醒脑开窍、启闭固脱为基本原则。头部病灶侧取穴仍以顶中线和顶颞前、后斜线为主，顶中线由前顶刺向百会，顶颞前斜线由前顶刺向悬厘的上 2/3 节段，顶颞后斜线由百会刺向曲鬓的上 2/3，采用"头针提插法"，当针入腱膜下层 1 寸、指下有不紧不松的感觉和一种吸针感时，用爆发力向外速提 3 次，每次至多提出 1 分许，又缓插至原处，如此反复运针 10 遍。对于此证患者，方剑乔教授在针刺水沟时，善用雀啄法，以患者眼球湿润为度。研究表明，水沟穴作为醒脑急救之要穴为历代医家所推崇，针之可直接兴奋上行激活系统，解除脑细胞的抑制状态，可特异性地增加颈动脉血流，纠正血流动力学紊乱，改善脑循环。若为闭证患者，方剑乔教授主张采用十二经井穴点刺出血，泻热决壅启闭；若为脱证患者，则选取百会、关元及神阙穴，重灸以回阳固脱，改善预后。

3. 恢复期（发病 3 周至半年左右）

该时期患者病情相对稳定，主要是以半身不遂、舌强语謇、吞咽困难或便秘等症状为主。方剑乔教授强调，该阶段是患者迅速恢复的最关键时期，也是针灸治疗的关键时期。《针灸聚英》载"半身不遂患偏风，肩髃曲池列缺同，阳陵泉兮手三里，合谷绝骨丘墟中……"；《灵枢·热病》曰："偏枯，身偏不用而痛，言不变，志不乱，病在分腠之间，巨针取之，益其不足，损其有余，乃可复也。"方剑乔教授指出，该时期的患者表现多以软瘫为主，证属虚实夹杂，故治疗上当扶正祛邪，标本兼治，取穴也应综合考虑。中风病位在脑，脑为元神之府，督脉络脑，因此可选百会、四神聪等穴并辅以头皮针醒脑开窍、调神导气以促进肢体功能恢复；中风肢体运动障碍，其病在阳，故以手足三阳经腧穴为主。阳明又为多气多血之经，阳明经气血通畅，正气旺盛，则运动功能易于恢复，故三阳经中又以阳明经为主。偏瘫恢复期患者患肢往往发生广泛性肌肉萎缩或强直痉挛，故根据上下肢经脉循行，分别取手足三阳经的要穴，目的在于加强疏通经脉、调和气血的作用，促进康复。

在针刺手法上，对于恢复期肌肉废痿不用的患者，方剑乔教授善用针刺感强烈的神经刺激方法。一般上肢可取极泉、尺泽、内关、合谷，下肢则以鼠蹊（腹股沟中外 1/3 的交点处）、三阴交、照海、太冲为主，这些穴位附近均有神经干或神经纤维分布（极泉为臂丛神经分布区域，尺泽为桡神经分布区域，内关为正中神经分布区域，合谷为桡神经浅支、正中神经分支分布区域，鼠蹊为股神经分布区域，三阴交为胫神经分布区域，照海为皮神经分布区域，太冲为腓深神经的跖背侧神经分布区域），可以通过强刺激神经以促进肌力恢复。针刺极泉时应避开腋动脉，可在原穴下 1 寸左右直刺进针，用提插泻法，以患者上肢有麻胀感和抽动为度；针刺三阴交垂直进针，采用提插泻法，以患者下肢抽动、足背伸为度。亦可通过刺激肌腹上的穴位诱发躯体反射，如针刺上肢部的孔最、郄门等穴引出屈肌反射；针刺下肢部的髀关、伏兔、梁丘等穴引出伸肌反射，针刺诱发的肢体反射可增强患者治病的信心。

方剑乔教授指出，除针刺手法刺激之外，电针的使用亦至关重要。该时期电针使用的关键点在于穴位和电针频率的选择。通常可于肢体外侧接两组电针，上肢可取"肩髃（或肩髎）-肘髎"或"手三里-外关"，下肢可取"髀关-梁丘"或"阳陵泉-绝骨"，均位于上臂、前臂或股部、小腿的外侧，上述穴位交替使用联合断续波电刺激对中风恢复期患者肌张力的提高、肢体的运动姿势的协调以及肌肉萎缩具有治疗和预防作用。电针参数选择断续波，频率为 40～50Hz，刺激时间为 30min。

4. 后遗症期（发病半年以后）

该时期患者大多遗留有部分半身不遂、肌肉萎缩或言语障碍、肢体关节僵硬挛缩、感觉异常等症状。方剑乔教授认为，虽然此阶段患者的恢复速度相对较慢、恢复程度相对较差，不及恢复期，但针灸作为一种整体性的治疗方案，其在后遗症期的作用亦不容忽视。方剑乔教授强调，在这个时期要根据患者的不同恢复情况辨"症"施治、因人制宜。

（1）若是后遗症期患者表现以上下肢内侧或外侧肌肉萎缩，肌力及肌张力下降为主（弛缓性瘫痪），方剑乔教授治疗时根据症状选穴，如上肢内侧多取极泉、尺泽、大陵；上肢外侧取肩髎、臂臑、肘髎、手三里；下肢内侧取血海、曲泉、三阴交、照海；下肢外侧取髀关、伏兔、风市、梁丘、阳陵泉、绝骨（悬钟）、申脉。快速进针后行柔和均匀的捻转手法，同时配以头皮针治疗，第 1 针与头皮呈45°透刺额中线，第 2 针针刺顶中线（前顶透百会），第 3、4、5 针以顶中线与顶颞前斜线约以 30°沿顶颞前斜线上 1/5、中 1/5、下 2/5 透刺。

（2）若是后遗症期患者表现以上下肢肌肉关节强直拘急痉挛为主（痉挛性瘫痪），方剑乔教授采用"交互抑制针法"，即采用轻刺激针刺手法兴奋拮抗肌、重刺激针刺手法抑制主动肌。取痉挛优势侧穴位行重刺激手法、痉挛劣势侧穴位行轻刺激手法，意在平衡主动肌与拮抗肌的肌张力，促进共同运动向分离运动转化，进而改善痉挛状态。电针已被广泛运用于该类瘫痪患者的临床治疗。方剑乔教授强调，痉挛性瘫痪治疗的电针选穴关键点在于取患侧肢体屈肌侧穴接经皮穴位电刺激或电针。此外，方剑乔教授推荐使用阳经透穴法和巨刺法。阳经透穴法通常选用肩髃或肩髎透向臂臑，取其"一针多穴兴奋拮抗肌"之意；巨刺法主要基于巨刺理论选取健侧肩髃、曲池、外关、合谷、阳陵泉、绝骨、足临泣等穴进行治疗。方剑乔教授认为，"巨刺"的原理复杂，其中从神经系统研究较多，其效应是各级神经中枢整合和相互作用的结果。脊髓、脑干网状结构、丘脑非特异性投射系统及大脑皮质均是"巨刺"效应产生的重要结构。例如，从脊髓层面来讲，针刺信息可通过后根纤维进入脊髓，通过神经元的轴突投射，调节对侧同节段或上下几个节段内神经元的活动，从而调整对侧对应部位或远隔部位的功能；同时，针刺信号可通过脊髓腹外侧索中的脊髓网状束和旧脊丘束对脑干及高位中枢产生双侧影响。这也是针刺健侧能有效治疗中风的主要机制。

5. 中风后并发症的针灸治疗

方剑乔教授经过多年临床经验，总结出中风后常见十大并发症，分别为运动功能障碍、感觉功能障碍、情绪功能障碍、认知功能障碍、言语功能障碍、吞咽功能障碍、平衡功能障碍、二便功能障碍、肩手综合征和中枢性面瘫等。现就方剑乔教授对以上十大并发症的针灸治疗特色做一简单叙述。

（1）运动功能障碍：是中风后主要功能障碍之一，在相当长的时期内对患者的日常生活、工作、学习和社交造成严重影响，给家庭和社会带来沉重的负担。因此，改善患者的运动功能，提高其生存质量，使其回归家庭或重返社会是康复工作者应关注的问题。方剑乔教授指出，早期对中风患者进行正规的治疗加康复锻炼能很大程度上提高患者肢体功能和运动能力。

中风后遗留的运动功能障碍，早期多以弛缓性偏瘫为主，这是患者生命体征稳定但患侧肢体的肌力和肌张力均较低的时期，其运动功能和日常活动能力会受到严重的不良影响。在治疗时上肢多选用肩髎、肩髃、臂臑、肘髎、手三里、外关、合谷等穴，下肢多选用髀关、伏兔、风市、梁丘、血海、阳陵泉、足三里、绝骨、三阴交、太冲等穴予以刺激。电针治疗的关键点在于肢体外侧接电针，如上肢取"肩髃（或肩髎）-肘髎""手三里-外关"；下肢取"髀关-梁丘""足三里（或阳陵泉）-绝骨"；上臂、前臂，股部、小腿外侧，交替用穴。刺激参数选择断续波，频率为30～40Hz，时间为30min。另可辅以头皮针（顶颞前斜线、顶中线）和神经干刺激等加强疗效。

痉挛性偏瘫是脑卒中更为常见的后遗症。统计数据表明，将近60%的脑卒患者遗留不同程度的痉挛，临床表现为患者肌张力增高、肌力减退、主动运动控制和协调能力受损等。方剑乔教授总结患者症状特征表现为上肢屈肌痉挛多呈挎篮样屈曲，肩下沉后缩，上臂前臂内旋，腕掌指屈曲；下肢伸肌痉挛以下肢僵硬如柱，行走时呈划圈样步态，髋膝关节伸直，足内翻，趾跖屈等为主要表现。临床电针治疗的关键点在于要在肢体屈侧接电针，穴位可参考弛缓性偏瘫，刺激参数选择连续波，频率为100Hz，强刺激，时间为20～30min。另可辅以靳三针（"手挛三针"——极泉、尺泽、内关；"足挛三针"——鼠蹊、阴陵泉、三阴交）、巨刺法等加强疗效。

（2）感觉功能障碍：中风患者中超过50%存在不同程度的感觉障碍，主要表现为肢体麻木（肢体末梢尤为明显）、丘脑痛等病症。但由于运动障碍对日常生活影响尤为突出，导致人们忽视感觉障碍的治疗，严重影响中风的康复及预后。方剑乔教授针对中风后引起的麻木、疼痛等感觉功能障碍，施以不同的电针疗法。在治疗时选穴与运动功能障碍相似，上肢多选用肩髎、肩髃、臂臑、肘髎、手三里、外关、合谷等穴，下肢多选用髀关、伏兔、风市、梁丘、血海、阳陵泉、足三里、绝骨、三阴交、太冲等。若是以肢体麻木为主的，电针选穴多用"肘髎-外关""阳陵泉-三阴交"，刺激参数推荐选用连续波，频率为2Hz，刺激强度以患者耐受为度，连续刺激20min。若是以疼痛为主的，电针刺激参数推荐选用疏密波，频率2/100Hz，刺激强度以患者耐受为度，连续刺激30min。

（3）情绪功能障碍：中风后患者常存在情绪功能障碍，表现为焦虑、抑郁情绪，在临床上称为中风后焦虑障碍（post-stroke anxiety disorder，PSA）和中风后抑郁障碍（post-stroke depression disorder，PSD），前者症状与原发性焦虑障碍相似，多表现在广泛性、惊恐障碍、强迫障碍三个方面，发生率为20%～40%；后者主要临床表现为情绪低落、思维迟缓、活动功能减退、悲观绝望等，发生率可达40%～50%。研究表明，中风后情感功能障碍将会影响患者躯体功能的恢复，弱化患者自身的意志力，同时会使患者的认知功能降低，影响患者康复。现有研究认为，单胺类神经递质减少是抑郁症发生的最直接机制之一，神经信号的传递依赖于突触间神经递质的功能和含量，如果含量减少则会导致情绪调节的神经网络被抑制，产生抑郁情绪。5-HT可以调节人类情绪，DA与人的精神状态有关，NE可以影响人类快乐感觉及应激性反应功能。目前，包括氟西汀在内的临床常用药物，大多是以突触间隙中5-HT等递质含量增加为作用目的。而电针可以增加前额叶和海马区单胺类神经递质5-HT、NE、DA的含量，通过提高脑功能区神经递质含量，从而加强了中央执行网络等脑网络系统的连接产生抗抑郁作用。因此方剑乔教授指出，对于中风后情绪功能障碍的患者，电针治疗疗效佳。针刺穴位可选百会、四神聪、神庭、上星、印堂、内关、神门、太冲、三阴交等，电针可选四神聪，刺激参数推荐连续波，频率 100Hz，时间为 30min。另可辅以耳穴疗法，选择耳神门、皮质下、心、肝、交感、脑等穴位。人体内脏在耳郭上相应部位的反应点，恰恰都是在迷走神经耳支的分区内，迷走神经刺激有抗抑郁效应，而迷走神经耳支是唯一的迷走神经体表分支，所以选择迷走神经耳支分布区域进行刺激，也是治疗中风后情绪功能障碍的有效治疗手段。

（4）认知功能障碍：中风后认知功能障碍（post-stroke cognitive impairment，PSCI）是指在中风后 6 个月内出现了达到认知障碍诊断标准的一系列综合征，包括从中风后认知障碍非痴呆到中风后痴呆不同程度的认知障碍，主要表现为记忆、语言、视空间、执行、计算及理解判断等一项或多项认知域的受损。目前针灸被普遍应用于治疗 PSCI，并能有效改善中风后认知功能障碍患者简易精神状态检查量表（mini-mental state examination，MMSE）积分、蒙特利尔认知评估量表（Montreal cognitive assessment）积分、P300 潜伏期及 P300 波幅等。方剑乔教授在临床上常选择针刺颞三针（第 1 针耳尖上入发际 2 寸，第 2、3 针为第 1 针左右各旁开 1 寸，位于颞叶投影区）、智三针（神庭、本神（双侧），位于额叶投影区）及四神针（前顶、后顶、络却，位于顶叶投影区）来治疗 PSCI。此三组穴位对应与人的高级思维、记忆、精神状态密切相关的额、顶、颞三叶的投影区；较之四神聪，四神针的脑部投射区更宽阔，针刺可以直接兴奋中枢神经，加强神经冲动，改善大脑局部血液循环，增加脑血流量，消除脑水肿，调节大脑神经细胞的兴奋性，激发细胞活化，使受损的处于半休眠状态的细胞复苏。

（5）言语功能障碍：中风后常见的言语功能障碍包括失语症和构音障碍。失语症是中风常见的后遗症之一，以语言表达与理解障碍为主要临床特征，发生率在 20%～40%，且半数以上患者可持续 24 周以上，伴随整个康复黄金期。构音障碍是指由于神经肌肉的病变，导致发音器官的肌肉无力、瘫痪，或肌张力异常和运动不协调等，表现为发声、发音、共鸣、韵律、吐字不清等异常，发生率为 30%～40%，在 15% 的脑卒中患者中长期存在，严重影响着患者的生活质量。针刺疗法作为中国传统医学的瑰宝，对中风后言语功能障碍行之有效。方剑乔教授临床治疗中风后言语功能障碍以颞三针和舌三针（上廉泉、左廉泉、右廉泉）为主，颞三针位于感觉和运动区在颞部耳上的投影区上，可以改善语言障碍；舌三针对咽部肌肉、声带的正常功能起支配作用。电针取穴多取"左廉泉-右廉泉"，刺激参数推荐选用疏波，频率 2Hz，刺激强度以患者耐受为度，连续刺激 20min。

（6）吞咽功能障碍：中风后吞咽功能障碍是指因控制口、咽、食管的神经功能紊乱而出现的吞咽过程中双唇不能闭合、面颊肌张力下降、舌的活动范围缩小、吞咽反射障碍等，导致吞咽过程难以顺利完成，长期如此会引起吸入性肺炎、营养不良、水和电解质紊乱及精神心理障碍、窒息等，严重者甚至导致死亡。该障碍的发生大多是大脑半球病变，是因以延髓为中心的脑干病变，及脑神经、第1~3颈神经节段受损所引发的口咽部与食管肌肉功能障碍而致。在中风患者中，吞咽障碍发生率高达25%~85%，大大增加了病死率。方剑乔教授在治疗中风后吞咽功能障碍患者时，推荐黑龙江中医药大学高维滨教授提出的项针疗法。一般嘱患者采取坐位，取穴以治呛（喉结与舌骨之间的凹陷中）、供血（双侧）（风池下1.5寸）、风池（双侧）、翳风（双侧）、风府（双侧）、廉泉、金津玉液为主，在"左廉泉-右廉泉"穴组可接电针，刺激参数选连续波，频率2Hz，刺激强度以患者耐受为度，连续刺激30min。方剑乔教授指出，项部穴位均分布于舌咽、迷走神经感觉纤维支配区内，一方面可以改善椎-基底动脉和颈内动脉血液循环，另一方面可以通过针刺发起神经冲动到中枢神经，使中枢神经发挥复杂的整合作用，从而使受损的神经反射弧重新建立起来。另外，因舌三针靠近咽喉部，可激活损伤的舌咽神经、迷走神经、舌下神经，加强病灶周围脑神经细胞功能的代偿作用；脑户为督脉通脑、入脑之门，同时又是足太阳经出脑下行之处。脑空正当脑干延髓与小脑交界处。因此，以脑三针和舌三针为主穴，配合辨证取穴，也可醒神开窍、开音利咽。

（7）平衡功能障碍：一般是指因肌张力异常、肌力下降、步态异常、重心转移障碍、关节活动受限导致的不同程度的平衡能力下降，使患者维持自身体位的能力及步行能力减退甚或丧失，增加患者的跌倒风险，易引起骨折等二次伤害的一种临床表现。中风患者或由于脑动脉供血系统损伤而导致血管狭窄、闭塞或破裂，引起脑组织结构或功能受损。平衡功能障碍可分为大脑半球性平衡障碍、小脑性平衡障碍、脑干性平衡障碍。

方教授指出，针刺治疗是治疗中风后平衡功能障碍的重要方法，如跷脉疗法。《脉经·卷十》提到："阴跷脉急，当从内踝以上急，外踝以上缓，阳跷脉急，当从外踝以上急，内踝以上缓。"跷脉不平衡所造成的平衡障碍的直接原因当属肌力、肌张力失调，导致下肢拘急或是弛缓。因此针刺取穴可选患侧照海、交信、睛明、申脉、仆参、跗阳。有研究将40例脑卒中并具有患侧下肢平衡功能障碍的患者作为研究对象，选用跷脉穴位治疗，最后总有效率为90.0%。还可采用头皮针联合体针治疗。针刺时取头部舞蹈震颤控制区、运动区、平衡区，选取百会、风池（双侧）、后溪（双侧）、申脉（双侧）等穴位。若舞蹈震颤控制区一侧的病变针对侧，两侧都有病变则针双侧。大脑皮质功能定位的对应头皮区即是头皮针刺激区，可以治疗由该部大脑皮质受损所致的疾病。现代研究表明，头皮针能使脑电波指数和电压上升，改善其不对称性，从而调节大脑皮质功能。头皮针还可以增加脑血流量，改善脑血流动力学变化，改善血液流变学异常指标和甲襞微循环，从而改善血循环状态。小脑的血液供应来自于椎-基底动脉系统，风池穴浅层有枕动脉，深层有椎动脉，针刺风池穴对小脑血管有解痉扩张和收缩的双重作用，联合头皮针可改善小脑性平衡障碍。

（8）二便功能障碍：中风后排尿、排便功能障碍是中风后最常见的并发症。

排尿障碍是指由中枢性神经损伤导致的膀胱直肠功能障碍，中医将其分为"癃闭"和"遗溺失禁"，主要原因有排尿反射障碍、逼尿肌-尿道外括约肌协同失调、尿神经径路病变，此外，中风后部分功能障碍（如认知障碍、运动障碍、言语障碍等影响患者的交流沟通及自行活动如厕）也会导致排尿障碍的发生。方剑乔教授临床治疗该类疾病以温针灸结合电针为主，取穴气海、关元、中极、次髎（双侧）。针刺得气后于气海、关元各灸 1～2 壮；双侧次髎深刺，并给予电针刺激，刺激参数选用连续波，频率为 2Hz，刺激强度以患者耐受为度，连续刺激 15min。方剑乔教授认为，气海、关元温针灸的温热效应既可松弛局部肌肉，减轻腹部坠胀不适；又可温肾通络，促进排尿。次髎靠近膀胱，通过电刺激调节支配膀胱尿道的膀胱逼尿肌、尿道外括约肌的兴奋性与抑制性。

排便障碍多表现为便秘。中风后患者多因长期卧床、体位改变等原因导致胃肠蠕动减缓，大便排出不畅。由于大便秘结，患者过分用力排便，会使腹腔压力增高，心脏收缩加强，血压升高，更容易诱发再中风或加重原有病情，进一步影响原发病的治疗。方剑乔教授在临床上尤其重视中风后患者排便障碍的治疗。采用局部电针法，8 个输出极分别连于两侧天枢、水道、大横、腹结，刺激参数为连续波，频率为 100Hz，强度以患者腹部肌肉收紧并伴见针柄来回摆动、能耐受为度，时间为 30min。

（9）肩手综合征（shoulder-hand syndrome，SHS）：是脑血管病较常见的并发症，一般发生于脑卒中后 15～90d，发生率为 12.5%～70.0%，是一种反射性交感神经营养障碍综合征。中风患者肩关节半脱位多由早期肩关节周围肌张力下降，关节囊松弛，直立位时缺乏保护，牵拉患侧上肢过度等所致。临床以患侧肩臂疼痛、活动受限、患手肿胀等为主要表现，日久失治可致局部肌肉萎缩及手指畸形。针对此病，方剑乔教授临床上多采用透刺法联合电针疗法。针刺取穴以肩髃、极泉、曲池、少海、合谷、劳宫为主，针刺操作时从肩髃透向极泉，曲池透向少海，合谷透向劳宫针刺，以得气并望见针尖顶起对侧皮肤为度；"肩髃-合谷"接电针刺激，刺激参数为疏密波，频率为 2/100Hz，时间为 30min。方教授认为，透刺善治病程日久或久治不愈的顽疾，特别是对经络病和筋脉之间的病症更为适宜。透刺不可刺破对侧皮肤，以望见针尖顶起皮肤为度，否则增加感染机会和针痛感。同时使用电针，能使神经系统释放出吗啡类物质，发挥出较强烈的镇痛作用。

另外，方剑乔教授还推荐使用古代"飞经走气"四法之一的白虎摇头针法，可选穴肩髃、肩髎、曲池、合谷、外关、后溪。前四穴进针得气后退至天部，行白虎摇头针法，外关及后溪穴均行常规平补平泻手法。白虎摇头针法作为捻转和提插的结合，是一种大面积、大强度的刺激方法，作用范围广，能够促进血液循环，更有效地解除病变部位软组织的粘连或挛缩，从而缓解疼痛、消除水肿，并且随着肩手疼痛肿胀的减轻，肢体的功能活动也进一步改善。或取天宗、养老、劳宫三穴，天宗行"龙虎交战"手法，养老行快速提插捻转振颤手法，劳宫行捻转泻法。天宗总汇三阳经气，位于肩胛骨上，用龙虎交战法可使经气上达肩、颈、头、下通臂、腕、手，与郄穴养老合用，通经止痛；加取劳宫，以神制动以促进手、腕、臂的功能的恢复。

（10）中枢性面瘫：是指各种原因导致面神经核以上神经通路损伤所致的面肌瘫痪，其临床特征为病灶对侧下部面肌瘫痪而上部面肌不受累，表现为鼻唇沟变浅、口角㖞斜等。约 1/3 的中风后面瘫患者半年后有明显的面瘫后遗症。由于中风时肢体偏瘫往往重于面瘫，故中枢性面瘫的治疗在临床中往往被忽略，针对中枢性面瘫的治疗方法也比较少，且相较于周围性面瘫，中枢性面瘫的疗效并不理想。

方剑乔教授指出，与周围性面瘫不同，中枢性面瘫在早期就应进行电针干预，面部取穴应多，取穴以瞳子髎（患侧）、攒竹（患侧）、四白（患侧）、颧髎（患侧）、下关（患侧）、迎香（患侧）、地仓（患侧）、颊车（患侧）、翳风（患侧）及合谷（双侧）为主。电针治疗的关键点在于"下关-迎香"和"颊车-地仓"接电针刺激，电针参数选择断续波，频率为 30～40Hz，刺激时间为 30min；针刺完毕后在面部施以滚针、艾灸，时间各为 5min，均以患者局部皮肤潮红、无痛为宜。在面瘫中期，随着患者面部肌肉形状逐渐恢复，应随证加减上述穴位。若左右口角已平但出现患侧上唇下垂，以口禾髎代替地仓；若出现下颌部肌肉松弛，以承浆或夹承浆代替地仓。在面瘫后期，若面部形状恢复但肌肉功能仍欠佳，电针参数应选择连续波，频率为 2Hz，刺激时间为 30min。

（二）方剑乔教授对周围性面神经瘫痪的认识

周围性面神经瘫痪（以下简称"面瘫"）属于面神经炎所致的面肌瘫痪的最为常见类型，是针灸临床常见的下运动神经元性疾病，亦称特发性面神经麻痹或贝尔面瘫，其病因主要是茎乳孔内面神经非特异性炎症。中医学称之为"卒口僻""口眼斜""歪嘴风"等。该病首见于《灵枢·经筋》，其载："其病……卒口僻，急者目不合，热则筋纵，目不开……故僻。"流行病学调查结果显示，目前该病的发病率为（15～30）/10万，任何年龄均可发病，且男女发病率无明显差异。糖皮质激素或联合抗病毒药物被广泛用于该病的急性期，以迅速消除水肿，促进神经功能恢复和减少并发症。然而，部分患者经过前期治疗症状不能完全恢复，而进入后遗症期。现代医学针对面神经瘫痪后期的治疗方式多为肉毒素注射、手术和物理治疗等。

针灸作为安全、有效的绿色疗法，目前被广泛运用于面瘫各期的治疗。在对面瘫的诊治过程中，方剑乔教授尤为强调疾病诊断及分期诊疗的重要性。在诊断上首要明确是中枢性面瘫还是周围性面瘫，可通过临床症状予以鉴别。一般面神经炎所致的周围性面瘫，主要表现为一侧面部表情肌瘫痪、抬眉不能、眼睑闭合不全、耸鼻不能、口角㖞斜、鼓腮漏气，可伴有耳后乳突疼痛、味觉减退、舌麻等症状；中枢性面瘫主要表现为一侧颜面下部的表情肌瘫痪，患侧鼻唇沟变浅、口角㖞斜、示齿时口角歪向健侧，闭眼、蹙额、皱眉均正常，多伴有舌肌和同侧肢体瘫痪。方剑乔教授指出，在接诊面瘫患者时，尤需详细查体，审证求因，完善相关检查，明辨两者之间的异同，以忌误诊。按照《中医病证诊断疗效标准》中面神经炎的临床表现可将面瘫分为三期，即急性期、恢复期和后遗症期。因此，方剑乔教授提出施以针刺时应遵循"针因病而效、穴因人而异、刺因证而定、效因时而变"的原则，即根据发病后不同时期的病理机制，因人因症进行分期分型和辨证，采用不同的针灸处方和不同的施术方法，做到权衡变通、法随病施。

1. 急性期（发病1～7d）

方剑乔教授认为，面神经所致的面瘫急性期应遵循《灵枢·官针》中的"毛刺""浮刺"之法，局部以轻刺、浅刺、少针为原则，祛邪而不伤正，给瘫痪的肌群一个轻微的良性刺激，改善面部血液循环。每次取患侧面部的4～5个穴位，局部取穴以阳白、四白、下关、地仓、颊车为主，远道配以合谷穴。不能抬眉者配攒竹；鼻唇沟变浅者加迎香；伴耳后乳突疼痛者加翳风；舌麻、味觉减退者加廉泉等。同时，方剑乔教授亦主张在此期取健侧面部穴位，此即"右病取左、左病取右"的缪刺之法，其可以起到激发健侧的正气、祛风散寒、疏通经络、调和阴阳的功效。

2. 恢复期（发病后1周至3个月）

对于面瘫恢复期的针刺治疗，方剑乔教授认为应以"提高肌肉兴奋性、促进神经恢复"为原则。根据"经脉所过，主治所及"理论及面神经分支在面部的分布特点，方剑乔教授在治疗面瘫恢复期时的选穴可归纳为 4 组。①口周部穴位：人中、口禾髎（患侧）、迎香（患侧）、地仓（患侧）、夹承浆（患侧）；②面颊部穴位：大迎（患侧）、颊车（患侧）、颧髎（患侧）、翳风（患侧）；③眼周部穴位：攒竹（患侧）、阳白（患侧）、瞳子髎（患侧）、承泣（患侧）；④远端穴位：合谷。在以上穴组基础上可随证加减。如抬眉困难者，在阳白穴左右旁开 0.5 寸处各取一穴，针尖朝上平刺，与额肌收缩方向一致；若闭目难全，可在四白穴沿眼轮匝肌下部向耳侧、鼻侧方向相向而刺。方剑乔教授指出，面瘫恢复期的针刺治疗是给予面部一个适中的良性刺激，加速血液循环，增加面部肌肉的新陈代谢，提高面神经的调节功能，从而使面瘫肌群的功能趋向恢复。

3. 后遗症期（发病后 3 个月至半年以上）

治疗超过 3 个月仍未痊愈的顽固性面瘫，大多因失治误治，或本身体质虚弱、气血不足而引起，常出现"鳄鱼泪"、面肌联动、面肌萎缩或倒错等后遗症，此时的治疗应以调和气血为主，加用太冲、足三里。如需加强补益效果，加用艾灸，以激发机体正气，从而加快后遗症的恢复。此外，方剑乔教授认为面瘫后遗症期应诸法合用，如局部闪罐、皮肤针疗法和甲钴胺针局部注射等。这些疗法均有利于患者的预后，共同促进面神经的恢复。

至于面瘫的分期，方剑乔教授特别指出，急性期、恢复期和后遗症期不可拘泥时日绝对划分，应结合患者临床表现综合评判和治疗。如某些患者在发病 1 周后仍存在明显的耳后或面部疼痛，提示面神经炎症仍未消除，可参照急性期针刺方案给予治疗。

三、方剑乔教授电针治疗瘫痪类疾病的临床应用心悟

电针疗法目前在瘫痪类疾病的治疗中应用广泛，其不仅具备针刺的作用，还可对穴位进行不断刺激从而增强穴位效应并有效提升针刺效果。此外，适宜的电刺激能提高神经传导功能及瘫痪肌肉收缩能力，促进神经支配范围内瘫痪肌肉的肌纤维主动收缩，强化瘫痪肌肉的功能锻炼，促进瘫痪组织功能的整体恢复。基于此，方剑乔教授归纳总结出电针治疗瘫痪类疾病的介入时机、治疗参数以及时间等规律，助力推广电针治疗瘫痪类疾病技术在临床应用及其规范使用。临证时，方剑乔教授根据不同疾病的相同特性，即"异病同治"原则，灵活选择电针介入

时机和刺激参数。

（一）电针介入时机

针灸对于瘫痪类疾病的治疗虽确有疗效，但目前对于瘫痪早期是否使用电针干预仍是一个存在争议的问题。方剑乔教授以为，在瘫痪急性期，针灸应遵循"取穴少、刺激量小、因人制宜"的原则，一般不主张使用电针。但若此期患者炎性疼痛明显，可加用电针，选用疏密波（2/100Hz）以抗炎镇痛，但电针刺激强度宜轻。研究表明，疏密波（2/100Hz）可同时激活脑和脊髓中的内源性阿片肽系统介导的镇痛效应，从而缓解疼痛。同时，疏密波亦能促进受损神经的局部代谢，消除水肿，缓解局部压迫，从而提高神经的兴奋性，促进瘫痪症状的恢复。

（二）电针波形的选择

电针的适时介入和恰当波形选择，能够改善局部微循环和组织供养，促进瘫痪类患者损伤神经的修复及肌肉功能的恢复。方剑乔教授指出，断续波是一种时断时续的组合波，这种交替出现的脉冲电流对人体有强烈的震颤感，兴奋神经肌肉作用强于连续波（含疏密波）。因此，脑血管意外、乙型脑炎、小儿麻痹症等引起的肌力下降、运动功能减退和周围神经病变引起的肌肉萎缩性疾病均可选择断续波治疗。方剑乔教授指出，适当的断续波电刺激可提高弛缓性瘫痪类疾病患者肌力、协调肢体运动以及预防肌肉萎缩等。方剑乔教授通过多年的临证经验，得出断续波是治疗弛缓性瘫痪疾病最优波形的结论。

（三）电针频率的选用

在瘫痪类疾病早期，方剑乔教授认为，若是患者炎性疼痛明显，可加用电针，轻刺激，选用疏密波，频率为 2/100Hz。在恢复期，可选用断续波电刺激，对瘫痪类患者恢复期肌张力的提高、肢体运动姿势的协调以及肌肉萎缩的治疗和预防具有重要作用，电针参数一般选择断续波、频率为 30~50Hz、刺激时间为 30min。瘫痪类疾病在经过早期及恢复期的治疗之后，病情基本已趋于稳定，肢体功能状态趋于正常，但仍有部分患者会有后遗症。如临床上常于面瘫 6 个月后出现患侧面肌僵硬、发紧、蚁行、麻木感，甚至面肌痉挛、面肌联动等后遗症表现。方剑乔教授认为，此时电针的使用上，要根据患者后遗症期的不同恢复情况辨证施治、因人制宜、合理使用。如患者治疗不够理想，患侧肌肉仍偏松弛或萎缩，肌力及肌张力以下降为主，电针可继续选用断续波刺激，继续巩固治疗。如患者表现以肌肉僵硬、关节强直拘急痉挛为主的，方剑乔教授主张在患侧肌肉拘急痉挛处选用经皮穴位电刺激，100Hz 连续波，以改善血液循环、营养肌肉。如患者表现以皮肤感觉障碍、患侧肢体麻木不适等为主者，方剑乔教授提倡使用 2Hz 疏波刺激 20min。方剑乔教授指出，低频连续波，短时可起到营养神经、兴奋肌肉的作用，而长时间刺激会抑制感觉神经和运动神经，反而不利于预后，因此在刺激时间上应较短。

　　方剑乔教授通过多年临证，归纳总结出瘫痪类疾病不同时期的电针频率选用规律（表 4-2），为电针治疗该类疾病提供新思路。此外，方剑乔教授认为，实现针刺参数的定量化，达到时效-量效的最优化亦是针灸目前所追求的目标。因此，针灸临床仍须开展大样本随机对照试验，进一步验证针灸治疗瘫痪类疾病的规律性，以期为针灸治疗瘫痪类疾病提供高水平的循证医学证据。

表 4-2　瘫痪类疾病不同时期的电针频率选用规律

疾病分期	电针波形、频率	适用范围
急性期	疏密波（2/100Hz）	适用于急性期伴有疼痛
恢复期	断续波（30～50Hz）	适用于弛缓性瘫痪
后遗症期	断续波（30～50Hz）	适用于弛缓性瘫痪恢复不良
	疏波（2Hz）	适用于感觉障碍，或静息态已基本恢复而功能态恢复不佳者
	密波（100Hz）	适用于肌肉痉挛状态

第三节　方氏特色电针在情志类疾病治疗中的应用

　　近年来，生活工作压力的增大导致情志类疾病的发生率日趋增高，现代医学越来越重视人类认知、情感、意志和行为等精神活动在健康中的作用，很多医院都设有专科诊治情志类疾病。但该类患者对长期口服抗抑郁类药物、治疗睡眠障碍药物等都接受程度不高。方剑乔教授在长期的临床实践中发现，针灸结合中药治疗情志病有良好的效果。

一、情志类疾病概述

（一）情志类疾病的定义和范畴

　　"情志病"属于中医病名范畴。明代医家张景岳首次明确提出"情志病"病名，其在《类经·疾病类》中首列"情志九气"，提出"情志病"的疾病类别。一般来说，"情志"是指"五志"与"七情"的合称。早在《黄帝内经》中就提出了"五志"，即将人们精神意识、情感活动等统称为"神志"，归属于五脏。《素问·宣明五气》中载："心藏神、肺藏魄、肝藏魂、脾藏意、肾藏志。是为五脏所藏。"《素问·阴阳应象大论》中也述及心"在志为喜"、肝"在志为怒"、脾"在志为思"、肺"在志为忧"、肾"在志为恐"。而七情学说则由宋代医家陈无择明确提出，认为"喜怒忧思悲恐惊"七情内伤是引起疾病产生的主要原因之一。"五志"是分化至五脏的元气通过气机变化而产生，"七情"则是当机体受到内外界环境刺激而产生的反应，故七情源于五志，常统称为情志。

中医学上将受到心理、社会因素影响较大或主要受其影响所致的躯体疾病，称为情志类疾病，该类疾病范畴颇为广泛。有中医理论研究者认为，广义的"情志"是情志活动的总括，狭义的"情志"是有明确动机的意向性心理活动，大致相当于心理学中的意志、记忆、情绪、情感。中医学对认知活动的认识可追溯至《灵枢·本神》，其载："所以任物者谓之心；心有所忆谓之意；意之所存谓之志；因志而存变谓之思；因思而远慕谓之虑；因虑而处物谓之智。"这里就包含了情志病中常见的情感、思虑、意志、记忆等诸多方面的含义。

现代医学中的精神障碍类疾病均可归入中医学中的情志病范畴。精神障碍类疾病指在各种生物学、心理学以及社会环境因素影响下，使大脑的功能失调，导致了认知、情感、意志和行为等精神活动出现不同程度障碍为临床表现的疾病。轻则出现日常生活行为的改变，如睡眠障碍、自主神经功能紊乱等；中则出现性格偏差，如焦虑症、抑郁症等；重则出现自杀倾向或行为。

（二）情志类疾病的病因和病机

信息时代的到来导致现代人群的生活工作节奏加快、压力陡增，越来越多的人群进入情志类疾病患者的行列，如睡眠障碍、抑郁、焦虑，甚至精神情感双相障碍等。有研究表明，情志类疾病患者的精神状态不受主观意识控制且常伴有情绪反应、各种精神疾病之间可能存在相互关联等，均是该类疾病难以治愈的主要原因。如何保障人们的精神心理健康已成为当前公共卫生领域亟待解决的问题。

现代医学对导致情志类疾病的致病因素仍未明确，认为主要与遗传、性别、生存环境、成长经历等诸多因素相关。通常情志类疾病都由多重影响因素介入导致，不同类型情志类疾病的病因既有相同又有差异。有 10 年住院精神疾病患者的大样本临床研究表明，女性以精神分裂症、情感性精神障碍、癫痫所致的精神障碍与精神发育迟滞较多；而男性则以精神活性物质所致的精神障碍、脑器质性与躯体疾病所致的精神障碍、抑郁症、应激障碍症较多。这可能是由于男性更容易接触精神活性物质，如毒品、酒精、成瘾性药物等；而女性则可能因为在情感、心理方面较敏感，承受着来自家庭、事业等多方面的压力。

传统中医学中通常从病机认识上来解析疾病的发生。宋代陈无择《三因极一病证方论·眩晕证治》云："喜怒忧思致脏气不行，郁而所生。"因此"郁证"是中医对精神类疾患的病机认识之一。当大脑接受信息刺激后产生七情——喜、怒、忧、思、悲、恐、惊。七情是人体对客观事物的正常不同反映，是人的正常情绪，但如果突然接受过分强烈的情绪刺激或长期处于某种情绪刺激后，超过了人体的承受范围，出现人体气机紊乱、脏腑气血阴阳失调，此时即为七情过甚，易转为致病因素——"郁"。元代朱丹溪《丹溪心法·六郁》云："气血冲和，万病不生，一有怫郁，诸病生焉，故人身诸病，多生于郁。"

心为神之大主。《素问·灵兰秘典论》言："心者，君主之官，神明出焉。"此述说明人之七情，莫不从心出发。古代文献有"愁忧恐惧则伤心""忧愁思虑则伤心"的记载，由此可见，情志病究其根源，莫不损于心。除了伤心以外，郁证还会有其他不同脏器的损伤。明代医家张景岳，在前人基础上根据不同情志的致病特点提出了怒郁、思郁、忧郁之概念，即《景岳全书·郁证》所云"如怒郁者，方其大怒气逆之时，则实邪在肝……及其怒后而逆气已去……损在脾矣""又若思郁者……思则气结，结于心而伤于脾也。及其既甚，则上连肺胃而为咳喘，为失血，为噎膈，为呕吐；下连肝肾，则为带浊，为崩淋，为不月，为劳损""又若忧郁病者……及悲忧惊恐而致郁者，总皆受郁之类。盖悲则气消，忧则气沉，必伤脾肺；惊则气乱，恐则气下，必伤肝肾……心脾日以耗伤"。因此，郁证的发生使心、肝、脾、肾、肺五脏均可受累。

《景岳全书·郁证》云"凡五气之郁，则诸病皆有，此因病而郁也；至若情志之郁，则总由乎心，此因郁而病也"；《景岳全书·怔忡惊恐》云"惊有二证，有因病而惊者，有因惊而病者"。对于情志与疾病的关系，张景岳首次从病因上明确指出"因郁致病"与"因病致郁"是两个不同的疾病过程。其观点表明了情志异常与疾病可以互为因果，是对情志同时具有病理性和致病性的深刻认识。现代心理学也有相类似的观点，认为情绪与疾病的复杂关系是双向的，情绪既是疾病的诱因也是疾病的产物。

（三）情志类疾病的治疗现状

针灸临床上常见的情志类疾病包括睡眠障碍、焦虑和抑郁等。

睡眠障碍，属中医学"不寐"的范畴，指以经常不能获得正常睡眠为特征的一类病证，表现为入睡困难、睡后易醒、醒后不易复睡、寐时多梦等，常伴焦虑、抑郁、健忘等症状，每因劳累及情绪紧张加剧，严重影响患者的工作与生活。本病具有病程长、易于反复等特点。方剑乔教授认为，目前原发性睡眠障碍的病因主要归咎于心理问题。随着科技的发展，电子产品等信息传播载体的广泛使用将传统的时间功能划分规律打破，使得越来越多的人遭受睡眠障碍的困扰。现代医学多选用药物治疗，安眠、镇静类药物具有疗程短、效果好等临床特点，然上述药物因其不良反应、药物依赖性和耐受性不宜长期使用。因此，临床急需找到一种更安全、有效的方法。研究表明，针灸治疗睡眠障碍具有不良反应少、无成瘾性、无药物依赖及远期疗效好等优势。

焦虑和抑郁都是常见的精神障碍性疾病。焦虑以紧张、恐惧为主要体验，伴有自主神经系统变化、运动不安等症状，呈慢性化趋势，主要包括广泛性焦虑症、惊恐障碍、恐怖症、强迫症、创伤后应激障碍、社交焦虑障碍等。抑郁是以持续而显著的情绪低落、常有无希望感和无助感、自责自卑、兴趣低下且思维迟缓、反应迟钝、不愿与人交往接触，甚至木僵等精神病性症状为主要表现的一类精神疾病。流行病学调查显示，全世界平均每年有 11.3% 左右的成人患有焦虑或抑郁，且呈持续增长趋势。目前现代医学针对焦虑和抑郁的治疗主要以药物为主，结合心理辅导。因抗焦虑或抗抑郁类药物易产生耐药性和成瘾性、不良反应多、治疗周期长、价格昂贵等，其临床应用受到一定的限制；心理疏导虽有一定疗效，但存在治疗时间长、起效时间慢、个体化差异明显、患者难以长期坚持等不足，故也未能成为治疗焦虑和抑郁的首选。大量研究表明，针灸治疗焦虑和抑郁等情志类疾病疗效较确切。方剑乔教授认为，针灸治疗焦虑和抑郁的优势在于既能改善焦虑和抑郁情绪反应，又能改善躯体症状。此外，与药物疗法及心理疗法相比，针灸治疗焦虑和抑郁具有不良反应小、安全性高和价格低等优势，更易被人们接受。

二、方剑乔教授对常见情志类疾病的认识

在几十年的临床过程中，方剑乔教授对此类疾病的认识和治疗逐渐形成其独

到的见解，总结出"针灸调神"的治疗方案。下面将以睡眠障碍、焦虑和抑郁为例，详细阐述方剑乔教授基于"调和阴阳、调补心脾"治则，通过多种针灸疗法、针药并用等治疗方案来治疗情志类疾病的特色。在结合电针使用上，方剑乔教授在治疗睡眠障碍时多建议结合四神聪穴电针和安眠穴高频震颤法刺激提高疗效；而对于焦虑和抑郁患者，结合方剑乔教授近年的基础研究成果，多采用头部穴位（如四神聪、百会等）高频电针刺激调整阴阳平衡。

（一）方剑乔教授对睡眠障碍的认识和治疗心悟

方剑乔教授认为，临床常见睡眠障碍的中医病机多系"阴阳失调"，多伴自主神经功能紊乱，临床治疗需从"调和阴阳"论治，方法上可以针灸调理脑神、以中药调补安神、以耳穴疗法调节自主神经功能，三法联用共奏安眠之效。

1. 着眼脑神，治心调神

方剑乔教授指出，睡眠障碍在中医理论中与"神"关系最为密切，在治疗上，应以"治神"为主。治神，一方面是注重先天元气的温煦和补充，另一方面是重视治神穴位的应用。在针刺取穴上，方剑乔教授指出治疗本病的常用穴可取百会、四神聪、神庭、气海、关元、安眠、内关、神门、太冲和三阴交等。百会、神庭、四神聪平补平泻，以调神镇静，并配以任脉之关元、气海两穴以温针灸行补法。督脉总督诸阳，为阳脉之海，疏调阳经经气，推动气血运行，督脉又入络于脑，督脉诸穴在睡眠障碍治疗中有着重要的意义。任脉为"阴脉之海"，总任一身之阴，汇聚三焦。通过针刺以上穴位，达到交通任督、调和阴阳的目的，从而改善睡眠障碍。治疗中以温针灸施于气海、关元两穴，以取其补益强身之效，治疗伴随症状。同时取心包经穴内关、心经穴神门，以起调神安眠之效。安眠作为治疗睡眠障碍的经验效穴，采用高频震颤法刺激可提高疗效，在治疗该病中有着重要作用。虚火旺者加以补法刺太溪；心脾两虚者取三阴交施以补法；肝气郁滞者则采用泻太冲，刺之以泻肝气，调理气机。

2. 基于经典，辨证选方

方剑乔教授喜以中药配合针灸治疗睡眠障碍。不同于经典分型的复杂，方剑乔教授将临床中常见的睡眠障碍去繁求简分为以下三类：第一类为阴虚火旺型，此类患者多为慢性失眠，尤以更年期妇女多见，症见口唇干涩，潮热盗汗，心绪不宁，舌红少苔，脉细数。方剑乔教授认为此型患者自主神经功能紊乱的症状较为典型，心率多偏快，体型较为瘦弱，遇事心境难以平复，稍遇刺激即加重失眠，病情易于反复。因此针对此类患者的治疗，方剑乔教授采用天王补心丹合导赤散加减。第二类为心脾两虚型，此型患者多以老年人多见，素体虚弱，或长期苦于睡眠障碍，导致以虚为主要表现的症状，多面色无华。方剑乔教授指出，对于此型患者问诊时要注意询问病程长短，是否有倦怠无力、健忘、心悸、胃纳不佳、大便干湿不调的症状。由于患者表现出以虚为主的特点，治疗时以补益心脾为主，治疗以归脾汤为基础加减化裁。第三类为肝气郁滞型，该类患者以中青年多见，平素心烦易怒，多因工作繁忙，压力较大，精神长期处于紧张状态。方剑乔教授认为此类患者平日多生活作息不规律，饮食不节，诊疗时需注意询问其既往史，以了解其是否合并有高血压、肝胆疾病等相关疾病，并从生活习惯入手，鼓励患者劳逸结合、适度运动以舒缓心情，常选择柴胡疏肝散化裁。

3. 辅以耳穴，调节自主神经

耳穴作为常用的针灸治疗方法广泛用于临床。方剑乔教授认为，迷走神经与交感神经间相互拮抗的关系，亦是"阴阳"的体现，耳穴疗法通过激发迷走神经的兴奋性、抑制交感神经的兴奋性从而帮助入眠，亦是中医理论中"调和阴阳"治则的体现。《素问·逆调论》曰"胃不和则卧不安"，现代研究亦指出刺激耳穴能够激活"耳-迷走神经-内脏反射"。方剑乔教授指出，耳穴能够调整胃腑气机，使得脾升胃降的气机运行恢复正常，通过耳穴按压调畅全身气机，最终达到镇静安神的功效。在耳穴的选择上，方剑乔教授以心、交感、神门、肝、脾为主，通过耳穴调节迷走神经与交感神经的关系，使自主神经功能达到一个相对的平衡状态，继而改善睡眠障碍的情况。

（二）方剑乔教授对焦虑和抑郁的认识和治疗心悟

焦虑和抑郁在中医里属于"郁证"范畴。《医门法律》载："忧动于心则肺应，思动于心则脾应，怒动于心则肝应，恐动于心则肾应……"头为诸阳之会，脑为元神之府。《医述》有云："脑藏伤，则神志失守。"《景岳全书·郁证》曰"至若情志之郁，则总由乎心，此因郁而病也"，《灵枢·本神》亦提出"心气虚则悲"的观点。由此可见，郁证的发生与五脏六腑均有关系，但尤与心关系最为密切。因此，方剑乔教授认为，针灸治疗焦虑和抑郁重在调心和神，提出"治郁先治神、神定郁自消"的十字方针，通过调理周身经脉，调和全身气血阴阳，启闭通窍，安神定志，阴平阳秘，精神乃至，即所谓的"五脏安定，血脉和利，精神乃居"。

1. 辨证审因

引起郁证的病因有很多，方剑乔教授认为郁证多由情志不舒、郁怒伤肝及思虑伤脾导致。情志不舒或其他痰饮瘀血等导致机体气血阴阳紊乱，脑窍郁闭，神机失养，脑神失主而发郁证；情志不舒、肝气郁结则化火，脾气郁滞而生痰，痰火扰乱心神亦可发为郁证；思虑过度，思虑伤脾，气血生化之源不足，脾气虚则不能为胃行其津液，肾阴虚则不能上济心火，虚火妄动，以致心神不宁，发为郁证。

2. 取穴规律

方剑乔教授认为，该病病位在脑，与心、肝、脾、肾关系最为密切。该病的基本病机为气机郁滞，以脏腑阴阳失调为主，证多属虚实夹杂，其主因为神机郁闭紊乱。治疗当以疏肝解郁、养心安神为主。在郁证治疗的针刺取穴上，应以督脉、任脉、手足厥阴经和手少阴心经的穴位为主，随证加减。脑为元神之府，局部取穴以百会、四神聪为主。百会位于巅顶，是肝经与诸阳经交会之处，可清利头目，醒脑调神；四神聪在百会四面各开一寸处，前后神聪位于督脉之上，督脉入络脑，且为阳脉之海，故前后神聪善于调神补髓，并可调节一身阳气，左右神聪旁及肝经支脉，尤善镇静解痉，与百会合用可加强镇静安神、清头明目、醒脑开窍之功。安眠是治疗不寐与情绪障碍的验穴，具有安神的作用；气海、关元为任脉穴，气海主一身之气机，可调畅全身气机，关元与足三阴经交会，可疏调足三阴经气，具有固本培元的作用；心经之原穴神门，可调养心神、醒神开窍；内关是手厥阴心包经络穴，可宁心安神，正如《针灸甲乙经》中所言"心澹澹而善惊恐，心悲，内关主之"；针太冲可行气活血，通畅周身气机而达解郁安神的目的；三阴交为肝、脾、肾经的交会穴，具有健脾养肝强肾的功效，同时能对足三阴经经气进行调节，从而达到安神定志之功效。诸穴共奏清利头目、开郁闭而安脑神的作用。

3. 善用灸法和耳穴

方剑乔教授指出，对于郁证日久，肾阴虚则不能上济心火而虚火妄动者，可取任脉的气海、关元二穴，关元为任脉与脾、肝、肾、冲脉的交会穴，与气海同用，刺、灸法配合具有温经脉、行气血、调阴阳、扶正气的功效。针刺时直刺1~1.5cm，以患者感觉局部酸胀感明显为度。在此基础上施以艾灸2壮，以取"引火归原"之意，调神功效倍增。

除灸法外，方剑乔教授还常采用耳穴疗法来治疗焦虑和抑郁患者。同为情志类疾病，耳穴的选穴和睡眠障碍相似，以耳神门、角窝上、心、肾及内分泌为主，选用王不留行籽贴压治疗，在上述耳穴区域选取敏感点贴压，嘱患者自行按压，以发热为度，每日自行按压 5 次，旨在宁心安神、醒脑开窍。方剑乔教授指出，辅以耳穴疗法，意在改善患者焦虑、抑郁及其伴随症状，从而减轻或缓解躯体功能受损和伤残的程度，避免长期使用抗焦虑抑郁药引起的药物依赖性，提高临床治疗成功率，降低复发率，恢复其社会功能。

三、方剑乔教授电针治疗情志类疾病的临床应用心悟

方剑乔教授强调，长时间的睡眠障碍，常常会继发头晕、乏力、焦虑、抑郁、烦躁等问题，针刺时若其产生疼痛或刺激过强，易使患者的依从性降低，继而影响疗效。因此，方剑乔教授根据多年的临床经验，在对睡眠障碍患者的诊治过程中，不仅形成独特的选穴特点，对针具和针刺的手法亦尤为重视。方剑乔教授强调，在治疗过程中，需以无痛进针、适度得气、循序渐进为要点。在针具的选择上，方剑乔教授喜用 0.18mm×25mm 的毫针，快速破皮浅刺；适度得气，得气感以患者舒适为度，切勿过分追求强烈针感；初次针刺时选取较小的刺激量，随患者耐受力、接受度提高，逐渐过渡到患者所需刺激量。同时提倡"巧用电针"。电针穴位一般以百会、四神聪为主，波形设置为连续波，频率为 100Hz，治疗时间为 30min。方剑乔教授指出，头部穴位电针是治疗睡眠障碍、焦虑和抑郁患者的重要干预方法，此种治疗方法不仅可有效避免药物治疗带来的副作用，且可有效调节患者经络和脏腑气血平衡，缓解并逐渐消除患者气血失和、经络堵塞、脏腑失调等临床症状。

有研究表明，电针百会、四神聪等穴可以通过穴位的刺激作用，改变前额叶皮质活动，从而降低焦虑抑郁程度。杏仁核是脑内调节与焦虑、抑郁、恐惧相关行为、自主活动和激素水平等生理反应的关键结构；针刺可以通过神经肽 Y 受体来调节焦虑。也有研究表明，针灸通过 HPV 轴的调节通路改善大鼠的焦虑状态。对于电针频率和强度的选择上，方剑乔教授研究团队在近年来的基础研究中发现，100Hz 电针可通过调节中枢 5-HT 等神经递质的释放和神经元的活性缓解抑郁和焦虑情绪。因此，方剑乔教授在临床治疗中常选择头部的百会、神庭、四神聪等穴进行电针治疗，频率以 100Hz 为宜，强度选择仍遵循手法行针的循序渐进原则，留针 30min。

第四节　方氏特色电针在针刺麻醉中的应用

一、针刺麻醉的历史沿革

针刺麻醉（acupuncture anesthesia，AA）是指用针刺止痛效应预防手术中的疼痛及减轻生理功能紊乱的一种方法，其作用类似于西医学的麻醉，故称"针刺麻醉"。针刺麻醉被世界卫生组织认可，称其为中国原创性医学科学研究重大成果之一，从 1958 年首次提出（初创阶段），在其后的 60 多年来，针刺麻醉经历了辉煌、沉默、新发展等不同阶段。如今的针刺麻醉正寻找与现代医学更广泛、更深入的合作，极有可能为世界医学提供更多原创性成果。

（一）从辉煌到沉默的 30 年

20 世纪 50 年代第一台电针仪诞生，正因为电针仪的出现才催生了针刺麻醉技术的快速发展和临床应用。1958 年，西安市第四人民医院耳鼻喉科主任医师孟庆禄首次使用电针开展针刺麻醉技术，在不应用麻醉药物的情况下，摘除患者两侧扁桃体。接下来近 30 年内，针刺麻醉手术（主要是电针麻醉）在国内如火如荼地开展起来。1960 年，上海肺科医院成功完成了首例针刺麻醉肺切除手术。1972年，仁济医院成功完成了首例针刺麻醉体外循环心内直视手术，标志着针刺麻醉可应用于大型手术。在 20 世纪六七十年代，上海多家医院将针刺麻醉应用于扁桃体摘除、肺叶切除和脑外科手术等。1972 年，尼克松访华，参观了针刺麻醉下进行甲状腺切除手术和肺叶切除手术的过程，从而以针刺麻醉为契机在国际社会掀起一股针灸热潮。1979 年在北京召开的全国针灸针刺麻醉学术研讨会上，电针资料升至 57.2%。以电针麻醉为代表的针刺麻醉让世界重新认识了针灸，也让我国的针灸工作者逐步重视并研究电针疗法。

这一阶段，国内对针刺麻醉的追捧到了非理智的程度，针刺麻醉的作用被盲目扩大，几乎到了"无所不能"的滥用地步。而事实上，单纯针刺麻醉下施行某些手术，存在镇痛不全、肌肉紧张和内脏牵拉反应等不足，且有悖于现代医学伦理学。因此，20 世纪 80 年代后，针刺麻醉引发了不少争议，国内医院逐渐放弃针刺麻醉。

（二）不断探索寻求新发展

以韩济生、曹小定教授等为代表的一批"老针麻人"，经过不懈努力，对针药复合麻醉的应用和基本规律进行不断探索。2005 年 6 月 30 日，仁济医院王祥瑞主任采用电针麻醉对患者缺损的心脏进行手术修补，并被英国 BBC 电视台全程拍摄下来，标志着我国针刺麻醉进入了一个新时期。据研究，外科手术应用针刺麻醉可以减少麻醉药物 20%～70%的使用量，由于其仍不能完全代替药物，因此目前学术界普遍认为将"针刺麻醉"定义为"针刺辅助麻醉"或"针药复合麻醉"更为合适。

目前，针药复合麻醉技术的临床应用从心脏手术、冠状动脉造影术，逐步扩大运用到头颈部、腹部和盆腔、肛肠等各型手术，并进行了大规模的针刺麻醉实践与研究。在降低麻醉药物用量，发挥脏器保护作用，减少并发症发生，加快术后康复的同时也降低了医疗费用。此外，方剑乔教授团队开展了经皮穴位电刺激的机制研究，这种在电针基础上发展起来的新的治疗方式与电针疗效相似，对脑、心脏、肝等全身多个器官进行了保护，拓展了针刺麻醉的新领域。

二、针刺麻醉的应用现状

在针刺麻醉的临床应用中，电针（含经皮穴位电刺激）因其镇痛效果好、便于标准化、镇痛效应灵活可调（频率调节）等优势，成为针刺麻醉的首选方案。

针刺麻醉的诞生基于针刺（电针）的镇痛作用，20 世纪 80 年代后期，针刺麻醉曾一度退出了临床一线。在 21 世纪初，现代针刺麻醉（含针药复合麻醉）重新回到了一线医护工作者的视野。现代针刺麻醉不同于 20 世纪的针刺麻醉，不再单纯追求针刺的镇痛作用，转而开始重视针刺对机体的良性保护作用，包括对术中患者生理指标的稳定作用、对围手术期患者不良反应的预防等。方剑乔教授基于电针对内脏功能的调整作用，创造性地提出了针刺麻醉对手术中内脏器官的保护作用，进一步扩大了针刺麻醉的临床适用范围，并推荐内脏虚弱患者使用针刺麻醉技术。现代针刺麻醉技术在临床上主要有以下三个应用方向。

（一）手术中的应用

术中应用一直是针刺麻醉独特的魅力。已有大量研究报道证明，术中使用针刺麻醉具有稳定术中患者生命体征、减少术中出血量、减少术后胃肠道不良反应等良性功效。同时，术中使用针刺麻醉技术能有效减少术中各类镇痛和镇静药物的使用量，减少药物对人体生理功能的不良影响。现代针刺麻醉已被应用在心脏手术、妇科手术、腹腔和胸腔手术等多种手术术式中，包括二尖瓣交界分离术、心脏瓣膜置换术、体外循环心内直视手术、安装起搏器、阑尾切除术、胆囊切除术、胃大部切除术、脾切除术、疝修补术、肾移植手术等。经过长期实践，周嘉团队将既往在"清醒状态下"的针刺麻醉心脏手术改良为"浅睡眠、自主呼吸状态下"的针刺麻醉心脏手术，该术式能进一步扩大手术病种和手术指征，减少麻醉用药量，并提出了《无气管插管针刺复合药物麻醉下心脏瓣膜手术的临床应用规范》，这是现代针刺麻醉的第一个临床规范，极大地推动了针刺麻醉的规范使用和临床应用。

（二）围手术期的应用

由于电针对机体各个系统均具有良性调节作用，现代针刺麻醉也被同时应用在围手术期。大量临床研究表明，围手术期使用针刺麻醉能有效帮助患者镇痛镇静，显著减少术后疼痛控制类药物的使用，缓解术前和术后的心理症状。此外，围手术期使用电针刺激能加快患者内脏器官功能的恢复，显著降低术后恶心呕吐的发生率，促进机体快速康复，从而有效减少手术患者的术后住院天数。亦有部分临床报道，使用电针刺激能帮助择期手术患者稳定各类生理、病理指标，促使其更快符合临床手术标准。

（三）部分临床检测中的应用

已有部分医院将针刺麻醉应用在手术中和围手术期外的部分临床检测中。相关报道显示，电针刺激可以显著缓解患者在接受侵入性检查时的不适感，减少相关镇静和镇痛药物的用量。如针刺麻醉下的支气管插管检查，患者可以在不使用药物的情况下，无明显不适地完成全部检查。针刺麻醉的临床检查应用，一方面，可以减轻患者的生理、心理和经济负担；另一方面，也帮助医师尽可能降低由于医疗检查带来的干扰，提高了检查和诊断的准确性。这种全新的应用方式，为针刺麻醉的临床使用开辟了全新的天地。

三、方剑乔教授对针刺麻醉的贡献——器官保护

方剑乔教授对针刺麻醉有自己独特的见解。麻醉学所涉及的医疗活动日趋广

泛。已从传统的手术麻醉逐步拓展到临床麻醉、危重病监测和治疗、疼痛诊疗和急救复苏，麻醉学正在向更加关注术后转归的围手术期医学方向转变。方剑乔教授关注到围手术期死亡率居高不下的一个主要因素是重要器官损伤和并发症的发生，同时器官损伤所致的功能障碍极大影响手术患者的长期转归。现有数据显示，围手术期心脑血管病并发症的发生率高达 11.4%～19.6%，复杂心血管手术后急性肾损伤发生率甚至高达 50%。而控制性降压作为常用麻醉术式，长期以来被认为是引起器官损伤的关键因素之一。控制性降压是指在某些手术麻醉期间，保证患者安全的前提下，采用不同的方法和药物有意识地使患者暂时处于一种可控制性的低血压状态，不致有重要器官的缺血缺氧性损害，终止降压后血压可迅速恢复至正常水平，不产生永久性器官损害。其主要目的是减少失血和输血，改善术野的环境，缩短手术时间，使手术期的安全性增加等。全身麻醉行控制性降压常用于术中出血可能较多、止血困难的复杂大手术，有目的地在围手术期进行控制性降压具有很好的临床意义。但是目前的麻醉药很难从安全性上保证实施足够的平均动脉压（MAP）低限，关键手术需要真正理想的控制性降压难以实现。方剑乔教授认为，现代针刺麻醉要解决的主要问题应从单纯的镇痛转向兼顾器官保护的问题上。

2007 年，科技部批准启动"973"计划"基于临床的针麻镇痛的基础研究"。方剑乔教授作为这一计划的课题负责人之一，力主开展针刺麻醉的器官保护研究。立题的主要观点为：现代麻醉技术对人体生理功能干扰仍不能完全避免。优良的麻醉方法不仅可保证患者的安全，而且能使患者平稳而迅速地康复；但如果麻醉处理不当或失误，轻则延迟患者的恢复，引起某些器官的病理改变和功能障碍，重则危及患者的生命安全。面对现代麻醉所面临的风险，寻找更符合生理功能状态、把麻醉药物对生理干扰降至最低水平的麻醉方法，一直是临床麻醉学研究的重大课题之一。

2007～2011 年期间，方剑乔教授与温州医科大学附属第一医院麻醉科主任王均炉教授联合开展了"经皮穴位电刺激在全麻行控制性降压中的调控保护作用及其机制研究"。围绕这一主题，方剑乔教授及其团队坚持中医针灸理论指导，在肯定针刺麻醉临床优势的基础上，突破针刺麻醉中单一关注发挥针灸镇痛效应的局限，使针刺麻醉研究在围绕镇痛效应这一关键环节的同时，运用传统与现代研究的方法，开展针药复合麻醉的血压调控作用和重要器官的保护作用研究。该研究不仅验证了针刺麻醉效应，寻找出针刺麻醉的新方法——经皮穴位电刺激疗法（TEAS），更进一步发掘出针灸参与临床麻醉的潜在价值——在全身麻醉行控制性降压的有效调控作用，探讨针药复合麻醉发挥调控保护效应的中枢和周围机制，以及穴位的特异性效应和机制；而且从临床实际病例进一步观察该疗法的调控保护效应。

方剑乔教授团队在基础研究部分发现：TEAS 复合药物全身麻醉在 Beagle 犬行不同水平控制性降压（不同的 MAP 水平），能有效减少术中失血量、缩短苏醒时间，并能增强术后机体抗氧化损伤能力；在控压和血压回升期间可改善肝、肾、胃、心等重要器官表面的血液供应；提高器官组织中 Bcl-2/bax 蛋白表达比值从而减少相关器官细胞凋亡；有效提高各器官组织中 SOD/MDA 值，增强器官的抗氧化损伤能力；降低尿素氮水平、增强胃动力、改善肝功能相关指标、增强心肌舒张功能等，从而发挥保护器官的功能。机制研究提示：TEAS 可能通过调节延髓内脏带 GFAP 的表达，降低 S100β 含量，改善神经细胞微环境，启动延髓中枢对机体器官功能的调控，发挥保护作用。

方剑乔教授在临床研究部分发现：TEAS 复合药物全身麻醉在 365 例颅脑手术患者中行控制性降压时，TEAS 能增强异氟醚的镇痛效应，减少吸入或静脉麻醉药量，使循环动力学更加稳定；降低开颅手术控制性降压期间的一系列应激反应，术后麻醉苏醒迅速且平稳；对脑、肝、肾和胃具有良好的保护效应。

综上，方剑乔教授在针刺麻醉领域的贡献主要表现在以下四个方面。

一是部分解决了全身麻醉控压中出现的问题。该研究从动物实验和临床应用两个方面证实 TEAS 复合药物全身麻醉能有效改善控制性降压时出现的重要器官损害程度，有利于临床全身麻醉行控制性降压技术的应用，部分保证了该麻醉技术的安全性。

二是拓展了针刺麻醉的新领域。在肯定针刺麻醉临床优势的基础上，该研究突破针刺麻醉中过于关注发挥针灸镇痛效应的局限，使针刺麻醉研究在围绕镇痛效应这一关键环节的同时，着眼于临床全身麻醉行控制性降压术中存在的器官损伤弊端，开展 TEAS 复合药物全身麻醉行控制性降压时对血压的调控作用和重要器官保护作用的干预研究，开辟了针药结合的新领域，赋予针刺麻醉深层次的内涵，使针刺麻醉研究更具有临床指导价值和应用意义。

三是创立了针药复合麻醉的新疗法。TEAS 作为一种经皮神经电刺激与针灸穴位疗法结合的新型针灸治疗方法，也已证实具有与电针相似的镇痛效应和周围、中枢作用机制，而且具有无创伤、易操作和患者依从性好、外科医师易配合等优势。方剑乔教授发现手术患者在行针刺麻醉时，刺入皮下的针灸针会影响手术医师的操作，影响医患双方的依从性，因此，方教授认为有必要改良针药复合麻醉的方式，TEAS 复合全身麻醉由此产生。与传统的针药复合麻醉方法（一般使用电针或毫针操作）相比，TEAS 因不需要刺入皮下就能进行穴位刺激，使实施复合药物全身麻醉的患者和医师依从性更好，并具备操作简单、避免感染的优势，更有利于成果的推广应用。

四是进一步阐明了针药复合麻醉的新机制。该研究运用行为学、血液流变学、循环动力学、免疫组化、分子生物学、影像学等多学科技术，从重要器官组织、外周血、中枢等多角度分别观察了 TEAS 复合药物全身麻醉行控制性降压时的保护效应机制及其穴位特异性，为 TEAS 在麻醉学控制性降压领域的应用提供了更深、更广的理论依据。

在完成上述研究后，方剑乔教授积极推广 TEAS 复合药物全身麻醉行控制性降压技术的临床应用。研究成果先后获得中国针灸学会科学技术奖一等奖和浙江省科技进步奖一等奖。

第五章　方氏电针疗法的临床应用举隅

针灸作为祖国传统医学的瑰宝，几千年来一直活跃在中国医学的发展和繁荣史上。20世纪以后，更是由于其疗效确切、操作简便、副作用小、耗费少等优势在国际上逐渐被接受，深受世界卫生组织青睐。从1980年起，世界卫生组织陆续分批次公布针灸治疗的优势病种，包括神经系统疾病、肌肉和骨骼疾病、呼吸系统疾病、眼科疾病、口腔疾病、消化系统疾病等。电针疗法作为针灸疗法的一种，也因其机制不断被发现，逐渐在临床上被广泛使用，并经过多年的实践总结，开始出现临床疗效确切、循证证据强的优势病种。本章以此为依据，将针灸优势病种划分为电针治疗的优势病种和可选病种两类予以分述，以飨同道。

第一节　电针治疗的优势病种

本节以方剑乔教授临床运用电针治疗相关疾病的多年临床疗效为依据，并查阅了相关循证依据，列举以下20个病种作为电针治疗的优势病种予以介绍。对于电针治疗的优势病种包括但不仅限于此。本节列入的病种有：脑卒中后遗症、眩晕、偏头痛、颈源性头痛、三叉神经痛、周围性面神经麻痹、面肌痉挛、周围神经损伤、颈椎病、狭义性肩关节周围炎、腰痛、坐骨神经盆腔出口综合征、膝关节骨性关节炎、类风湿关节炎、强直性脊柱炎、神经源性膀胱、痛经、小儿脑性瘫痪、带状疱疹后遗神经痛、睡眠障碍。

一、脑卒中后遗症

脑卒中（stroke）中医命名"中风"，是一种严重威胁大众健康的慢性非传染性疾病。世界卫生组织将其定义为"迅速发展的局灶性或全身性的脑功能紊乱，持续时间超过24h或死亡，并排除血管源外的其他任何致死原因所导致的脑血管意外"。脑卒中在全球的发病率、死亡率及致残率均占据较高水平，在西方国家，脑卒中是第三位最常见死亡原因，仅次于冠心病和癌症。近年来，脑血管病仍是我国成人致死和致残的首位原因。我国脑卒中仍呈现出高发病率、高致残率、高死亡率、高复发率、高经济负担等五大特点。常规治疗多依赖药物和手术，但均以临床症状减轻为目标，且治疗结局往往不尽如人意。临床研究发现，电针能有效改善脑卒中患者的运动障碍、感觉障碍、吞咽障碍、认知障碍等。有学者总结临床报道后发现电针治疗脑卒中后肢体运动功能障碍有效率为76.6%～100%，系统评价也提示电针对痉挛性瘫痪具有疗效，电针联合常规护理有可能在脑卒中后180d内减少上肢和下肢痉挛，改善痉挛患者的整体和下肢运动功能及日常生活活动能力。针对脑卒中引起的吞咽困难，系统评价提示电针对其具有较好的疗效，在有效率、洼田饮水试验（WST）、藤岛一郎评定量表（IFRS）评分、吞咽造影（VFSS）、吸入性肺炎发病率（IAP）等指标方面均优于对照组。

脑卒中并发运动障碍案

患者王某，男，54岁。

初诊：2019年11月23日，因"右侧肢体活动不利1年余"就诊。

患者曾于2018年11月1日在无明显诱因下突发头晕、恶心呕吐、右侧肢体无力，当时就诊于浙江省某医院，诊断为"脑出血"，当时行侧脑室外引流、抗感染、改善脑循环和脑细胞代谢、高压氧舱、康复等对症支持治疗。现患者遗留右侧肢体偏瘫，可勉强持拐行走，日常生活能力中度依赖。既往有高血压病史10年余、痛风病史10年余。刻下：患者胃纳尚可，夜寐安，二便无殊，舌质暗淡，苔薄白，脉弦涩。

查体：神志清，精神可，查体合作，双侧瞳孔等大等圆，直径3.0mm，对光反射灵敏。右侧鼻唇沟变浅，伸舌右偏，言语稍含糊。右上肢肌力3-级，右下肢肌力4级，右侧肌张力增高，右侧腱反射亢进，右侧霍夫曼征（＋），右侧巴宾斯基征（＋）；左侧肢体肌力、肌张力、腱反射均正常，病理征（－）。右手肿胀，双下肢轻度水肿。

辅助检查：头颅CT（2018-11-1）示左背侧丘脑脑出血，破入脑室系统，少量出血；侧脑室旁缺血、脱髓鞘改变。头颅CT（2019-1-3）：①颅脑术后改变，两侧额叶、左侧侧脑室旁及左侧基底节区、背侧丘脑、脑桥多发软化灶，并与第三脑室相通。②左侧眼眶内侧壁凹陷；左侧筛窦炎症。

【西医诊断】　①脑出血后遗症（右侧偏瘫）；②原发性高血压；③痛风。

【中医诊断】　中风。

【中医分型】　气虚血瘀证。

【病机治则】　基本病机为脏腑阴阳失调，气血逆乱，上扰清窍而致神不导气，突发半身不遂，病程日久，舌质暗淡，苔薄白，脉弦涩，提示病情虚实夹杂，以气虚血瘀证为主型。治宜醒脑开窍、疏通经络，兼益气活血。

【穴位处方】

头皮针：顶中线、顶旁 1 线（健侧）、顶旁 2 线（健侧）、顶颞前斜线（健侧）。

四肢穴组：肩髃（患侧）、肩髎（患侧）、肘髎（患侧）、手三里（患侧）、外关（患侧）、上八邪（患侧）（在手背部，第 1～5 掌骨间，指掌关节后约 0.5 寸处）；髀关（患侧）、梁丘（患侧）、阳陵泉（患侧）、绝骨（患侧）。

夹脊穴组：颈夹脊穴（双侧）（C_4～C_7）、胸腰段夹脊穴（双侧）（T_{11}～L_1）。

【针刺操作】　头皮针先以 30°斜刺入帽状腱膜下层后，再放平针身平刺 30～40mm，呈接力样透刺，留针 4～6h。四肢穴组直刺。夹脊穴组：患者取健侧卧位，选择 C_4～C_7、T_{11}～L_1 棘突下旁开 0.5 寸，直刺 20～30mm。以上治疗每周治疗 6 次。

【电针操作】　"肩髃（或肩髎）-肘髎""手三里-外关""髀关-梁丘""阳陵泉-绝骨"均成对接电针，选用连续波，频率为 100Hz，每次治疗 20min，强刺激，刺激强度以患者能承受的最大强度为宜。

【其他治疗】　每天 1 次口服苯磺酸氨氯地平片 5mg 以控制血压。

二诊（2019 年 12 月 12 日）：针灸治疗 14 次后，患者自觉精神明显好转，肢体运动功能有改善，查体：右上肢肌力 3+级，右下肢肌力 4+级，右侧肌张力增高，右侧腱反射亢进，右侧霍夫曼征（+），右侧巴宾斯基征（+）；左侧肢体肌力、肌张力、腱反射均正常，病理征（-）。右手肿胀明显好转，双下肢水肿消失，日常生活能力（ADL）轻度依赖。

【预后】　继以前方为基础，根据患者情况适当灵活调整，连续治疗 3 个月，患者日常生活能力基本自理。

按：该患者脑出血 1 年余，遗留右侧肢体偏瘫，肌张力偏高，属于痉挛性瘫痪。临床上 80%～90%的脑卒中患者存在一定程度的痉挛性瘫痪。电针夹脊穴能抑制脊髓前角神经元兴奋性，起到缓解瘫痪肢体痉挛的作用。临床可根据患肢的脊髓支配节段分布选用对应的夹脊穴进行针刺或电针治疗。如上肢肌肉的运动由 C_5～T_1 节段发出的臂丛神经支配，故针对上肢痉挛性瘫痪大多选取 C_5～T_1 节段的夹脊穴；下肢肌肉的运动由 L_2～S_2 节段发出的腰丛神经和骶丛神经支配，故针对下肢痉挛性瘫痪，可以选取 L_2～S_2 节段的夹脊穴。操作时必须关注脊髓节段与脊柱的对应关系，即下颈髓及上胸髓（C_5～T_4）对应同序列的上一个椎体，腰髓所

对应的脊椎节段是 T_{11} 和 T_{12}，骶髓所对应的脊椎节段是 L_1。

另外，根据康复医学理论，在对患肢进行针刺治疗时，必须注重强化上肢伸肌、下肢屈肌运动，拮抗上肢屈肌、下肢伸肌运动，从而协调和平衡主动肌和拮抗肌之张力。该病例的四肢穴组["肩髃（或肩髎）-肘髎""手三里-外关""髀关-梁丘""阳陵泉-绝骨"]根据痉挛性瘫痪的运动异常模式制订，采用"补阳泻阴、补阴泻阳"的方法进行治疗，以兴奋拮抗肌群、抑制痉挛肌群，使其趋向"阴阳平衡"，从而改善痉挛模式。在针刺的基础上加用高频电针治疗，能更强烈地刺激本体感受器，通过脉冲电流的持续刺激，可加快局部血液循环，防止肌肉萎缩，提高拮抗肌的肌张力和肌力，以有效对抗痉挛肌，从而缓解脑卒中偏瘫的痉挛状态，更好地促进神经功能的恢复。在脑卒中的治疗中，电针刺激头部区域可以引起大脑感觉皮质的兴奋性变化，促进侧支循环的建立；刺激局部躯体，可以加快局部血液循环，从而改善患者的肌张力和肌力，以促进运动功能恢复。

脑卒中并发吞咽障碍案

患者钟某，男，58岁。

初诊：**2019 年 3 月 30 日**，因"右侧肢体活动不利伴饮水呛咳 3 个月"就诊。

患者于 3 个月前在清晨如厕时突发右侧肢体无力，跌倒在地，当时无头痛、无恶心呕吐、无意识丧失、无二便失禁，伴头晕、言语不利。遂送至"浙江省某医院"急诊，诊断为"急性脑梗死"，入住神经内科予抗血小板聚集、改善脑循环、保护脑功能、康复等对症治疗。现患者病情稳定，遗留有右侧肢体活动不利，右下肢无法下地行走，右手抓握不能，伴言语含糊，饮水呛咳。左侧肢体运动功能基本正常。既往体质尚可，有高血压病史 6 年余，现血压控制尚可；2 型糖尿病病史 3 年余，血糖控制较理想。刻下：神清，精神可，胃纳一般，大便偏干，小便时有失禁，舌质偏红，少苔，脉弦细。

查体：神清，精神可，理解力、计算力、定向力等高级脑功能无明显异常。言语含糊，双侧瞳孔等大等圆、直径 3mm，右侧鼻唇沟变浅，伸舌居中，吞咽反射存在，洼田饮水试验 3～4 级。右上肢肌力 2 级，肌张力增高，腱反射活跃；右下肢肌力 3 级，肌张力增高，腱反射活跃。右侧巴宾斯基征（＋），左侧肢体肌力、肌张力、腱反射正常。

辅助检查：头颅 CT（2018-12-28）示：①左侧颅脑术后改变伴脑膜膨出；左侧大脑半球大片软化灶。②右侧半卵圆中心、侧脑室旁及基底节区多发缺血、腔隙性脑梗死灶。

【西医诊断】 ①脑梗死恢复期（假性延髓性麻痹）；②原发性高血压；

③2 型糖尿病。

【中医诊断】　中风。

【中医分型】　阴虚风动证。

【病机治则】　基本病机为脏腑阴阳失调、气血逆乱，上扰清窍而致神不导气，突发半身不遂、吞咽障碍；舌质偏红，少苔，脉弦细，提示以阴虚风动证为主型。治宜醒脑开窍、疏通经络，兼滋阴息风。

【穴位处方】

头皮针：顶中线、顶旁 1 线（患侧）、顶旁 2 线（患侧）、顶颞前斜线（患侧）。

四肢穴组：肩髃（患侧）、肩髎（患侧）、肘髎（患侧）、手三里（患侧）、外关（患侧）、上八邪（患侧）；髀关（患侧）、梁丘（患侧）、阳陵泉（患侧）、绝骨（患侧）、三阴交（双侧）、太溪（双侧）、太冲（双侧）。

颈项穴组：风池、哑门、天柱、翳明、供血（风池穴直下 1.5 寸）、治呛（喉结与舌骨之间的凹陷中）、吞咽（舌骨与喉结之间，正中线旁开 0.5 寸凹陷中）、廉泉、夹廉泉（双侧）、颈夹脊穴（$C_4 \sim C_7$）。

【针刺操作】　嘱患者取坐位，头皮针先以 30° 角斜刺入帽状腱膜下层后，再放平针身平刺，呈接力样透刺，留针 4～6h。再针颈项部穴位，双侧风池、翳明、天柱、供血，针尖稍向内下方刺入；哑门针尖朝下刺入；颈夹脊穴直刺，施以捻转手法，令患者得气；再取颈部廉泉、夹廉泉，向舌根方向刺入 30～40mm；吞咽、治呛分别直刺刺入 20mm 左右，快速捻转行针后出针，不留针。四肢穴组：患者取仰卧位，常规直刺。三阴交和太溪行补法；太冲行泻法。以上治疗每周治疗 6 次。

【电针操作】

颈项穴组："夹廉泉（左）-夹廉泉（右）"接电针，选用连续波，频率为 2Hz，每次治疗 30min。

四肢穴组："肩髃（或肩髎）-肘髎""手三里-外关""髀关-梁丘""阳陵泉-绝骨"均成对接电针，选用连续波，频率为 100Hz，每次治疗 20min，强刺激，以患者能承受的最大强度为宜。

【其他治疗】　口服氢氯噻嗪厄贝沙坦片 150mg 每日 1 次，二甲双胍片 500mg 每日 3 次，阿卡波糖片 50mg 每日 3 次，丁苯酞软胶囊 0.1g 每日 3 次，阿司匹林肠溶片 0.1g 每日 1 次，阿托伐他汀钙片 20mg 每晚 1 次。

二诊（2019 年 4 月 27 日）：针灸治疗 20 次后，患者自觉右侧肢体运动功能改善，右下肢改善尤为明显，饮水呛咳明显减少，在进食方式得当的情况下基本可以避免呛咳。查体：神清，精神可，理解力、计算力、定向力等高级脑功能无明显异常。对答流利，双侧瞳孔等大等圆、直径 3mm，右侧鼻唇沟变浅，伸舌居中，吞咽反射存在，洼田饮水试验 2 级。右上肢肌力 3 级，肌张力增高，腱反射活跃；右下肢肌力 4 级，肌张力增高，腱反射活跃。右侧巴宾斯基征（+），左侧肢体肌力、肌张力、腱反射正常。

按： 该患者右侧肢体活动不利伴饮水呛咳 3 个月，处于脑梗死恢复期，伴有运动障碍（痉挛性瘫痪）和假性延髓性麻痹（吞咽障碍、言语障碍），既往有高血压病史和糖尿病病史，胃纳一般，大便偏干，小便时有失禁，舌质偏红，少苔，脉弦细，考虑阴虚风动证型。治疗上辨病与辨证相结合，施以头皮针、体针（主要针对痉挛性瘫痪）、项针（主要针对假性延髓性麻痹）。现代研究证实，头针在改善脑循环、促进脑能量代谢、调节神经生长因子、促进神经干细胞增殖分化、降低兴奋性氨基酸毒性、调节脑血管炎症反应、抗自由基损伤、抑制细胞凋亡等诸多方面均发挥着不同程度的作用，是治疗缺血性脑卒中的基本针灸治疗方法。该患者脑梗死 3 个多月，偏瘫侧肢体肌张力较高，处于痉挛性瘫痪的状态，体针取穴依据运动障碍等的模式。项针疗法主要针对假性延髓性麻痹导致的吞咽障碍和言语障碍。假性延髓性麻痹又称上运动神经元性延髓麻痹或核上性延髓麻痹。约有 45% 的脑卒中患者临床症见假性延髓性麻痹，其原因是由双侧皮质脑干束损害所致的延髓支配肌痉挛性瘫，导致饮水呛咳、吞咽困难及构音障碍等症状。风池、"供血""吞咽""治呛"廉泉等均在舌咽、迷走神经感觉纤维支配区内，通过针刺刺激可以使兴奋通过传入神经元到达中间神经元（大脑皮质或延髓），然后由中间神经元将兴奋进行分析综合后，发放冲动到效应器（肌肉），使效应器发生反应或反应增强，即恢复了大脑皮质对皮质脑干束的正常调节，使已被破坏了的神经反射弧重新建立起来，从而协调吞咽诸肌的运动，肌肉恢复正常状态，减轻和治愈吞咽困难。脑卒中后病变脑组织处于缺血缺氧状态，采用连续波、2Hz 电针可以促进中枢神经系统功能的恢复，使脑细胞活动改善，促进吞咽功能的恢复。

二、眩　晕

眩晕（vertigo）为临床常见症状，也是一类多发性疾病。眩晕性疾病具有较高的发病率，流行病学研究显示，美国成人头晕及平衡障碍的年患病人数超过 3300 万，年患病率为 14.8%。眩晕性疾病的病因复杂多样，诊疗涉及耳鼻咽喉科、神经内科、急诊科、老年病科、眼科、骨科等多个学科专业，门诊患者不易获得明确的诊断，即使在耳鼻喉科，多达 67% 的头晕患者仅被笼统地初诊为头晕或晕眩。中医以痰浊中阻、肝阳上亢为多见，强调辨证施治；西医以脑动脉硬化、高血压、颈椎病为多见，强调原发病治疗和对症处理。研究显示，电针治疗眩晕疗效优于药物对照，如李国灿采用 6 次/周的电针治疗 60 例颈性眩晕患者，治疗 3 周后的临床疗效总有效率显著高于药物对照组（氟桂利嗪、倍他司汀口服）（92.98% vs. 78.18%）；罗健等采用 1 次/日的电针治疗寰枢关节紊乱型眩晕患者，连续治疗 10d 后电针治疗组总有效率显著高于口服盐酸氟桂利嗪胶囊组（87.8% vs. 63.6%）。

颈性眩晕案

患者方某，女，55 岁。

初诊：**2019 年 6 月 13 日**，患者因"反复眩晕伴颈项部胀痛不适 1 周"就诊。

患者于 1 周前因连续熬夜出现眩晕，伴视物旋转，时有恶心，眩晕症状因活动颈部诱发或加重，同时伴有颈项部酸胀不适，活动轻度受限。1 天前患者眩晕再次发作，视物旋转、恶心呕吐。无头痛、耳鸣，无意识障碍，无四肢活动不利，无言语不利。刻下：情绪焦躁，头晕，口苦咽干，欲呕，便秘 3 天，舌苔薄黄腻，脉弦数。既往体质尚可，否认高血压、糖尿病等内科病史。

查体：神清，精神可，理解力、计算力、定向力等高级脑功能无明显异常，双侧瞳孔等大等圆，直径 3mm，对光反射灵敏，眼震（-）。伸舌居中，吞咽反射存在，四肢肌力、肌张力正常，腱反射对称，病理征（-），共济失调（-）。

辅助检查：椎-基底动脉 CTA 检查（2019-6-3）示右侧椎动脉全程纤细，颈椎退行性改变。

【西医诊断】　颈性眩晕。

【中医诊断】　眩晕。

【中医分型】　痰热上扰证。

【病机治则】　基本病机为痰热上扰清窍。治宜清热化痰定眩。

【穴位处方】　百会、风池（双侧）、供血（双侧）（风池穴下 1.5 寸）、风府、天柱（双侧）、完骨（双侧）、中脘、下脘、天枢（双侧）、气海、内关（双侧）、合谷（双侧）、丰隆（双侧）、太冲（双侧）。

【针刺操作】　先令患者取坐位，速刺风府、天柱，得气后出针，再刺风池、完骨，得气后嘱患者仰卧留针，以上诸穴针刺方向均朝向下颌，针刺深度在 20~30mm。百会向后平刺 30mm 左右，中脘、下脘、天枢、气海、内关、合谷、丰隆、太冲均直刺，丰隆、太冲采用泻法。

【电针操作】 电针接同侧风池和完骨二穴，选用连续波，频率为 2Hz，强度以患者自觉舒适为度。每次治疗 30min，每周治疗 3 次。

二诊（2019 年 6 月 22 日）：针灸治疗 3 次后，患者眩晕及颈项部胀痛不适基本消失。

按：根据病变部位及眩晕性质的不同，一般将眩晕分为系统性眩晕（前庭性眩晕）与非系统性眩晕。其中系统性眩晕（前庭性眩晕）根据病变部位又可分为前庭周围性眩晕和前庭中枢性眩晕。该患者主症为眩晕、视物旋转、恶心呕吐，眩晕发作与颈部活动相关，且伴有颈项部酸胀疼痛不适，椎-基底动脉 CTA 提示一侧椎动脉明显纤细，故考虑眩晕发作与椎动脉供血不足有关，属于前庭中枢性眩晕。患者就诊时口苦咽干、泛泛欲呕、大便干结，结合舌苔薄黄腻、脉弦数，辨为痰热上扰证。取百会开窍定眩；风池、风府平息内风；加之天柱、完骨二穴，均位于颈项部，既属于辨证取穴，又属于局部取穴。风池和完骨加用电针治疗后，可以更有效地缓解枕后肌群的痉挛性缺血，减轻对椎动脉的压迫，从而改善血供。中脘、下脘、天枢可以理中焦、祛痰湿；气海可以引气下行；内关宁心安神定眩；合谷、太冲开四关、平内风；丰隆化痰。以上处方主要基于辨病、辨证取穴，患者在治疗 3 次后诸症消失、收效良好。

高血压眩晕案

患者张某，女，69 岁。

初诊：**2019 年 12 月 2 日**，患者因"反复头晕 1 月余，加重 1 天"就诊。

患者于 1 个月前自觉头晕，时有肢体麻木，无视物旋转，无一过性黑朦，无意识障碍，无耳鸣耳聋，无肢体活动不利等，当时测量血压为 180/100mmHg。遂服用降压药（苯磺酸氨氯地平 5mg 每日 1 次，厄贝沙坦 150mg 每日 1 次）。刻下：患者头晕昏沉，面赤口渴，失眠多梦，心烦，舌红苔黄厚腻，脉弦长有力，血压 160/95mmHg。

查体：神清，精神可，言语清楚，对答切题，查体合作。双侧瞳孔等大等圆、直径 3mm，对光反射灵敏，双眼球各方向运动灵活，无复视及眼震。双侧鼻唇沟对称，伸舌基本居中，示齿口角无明显㖞斜。颈软无抵抗，四肢活动可，双上肢肌力 5 级，双下肢肌力 5 级，肌张力正常，腱反射对称，深浅感觉检查未见明显异常，双侧巴宾斯基征（－）。

辅助检查：本院颅脑 MRI（2019-10-29）示双侧半卵圆中心、侧脑室旁、基底节区多发缺血、变性灶。

【西医诊断】 ①眩晕；②高血压。

【中医诊断】 眩晕。

【中医分型】 阴虚阳亢证。

【病机治则】 基本病机为肾阴亏虚，肝阳上亢，扰乱清窍。治宜滋阴息风定眩。

【穴位处方】 百会、四神聪、神庭、风池（双侧）、曲池（双侧）、合谷（双侧）、三阴交（双侧）、太溪（双侧）、太冲（双侧）、耳尖（对侧）。

【针刺操作】 嘱患者仰卧，百会和神庭均向后平刺，四神聪针尖方向均朝向百会平刺，风池针尖朝向下颌斜刺 20～30mm。曲池、合谷、三阴交、太溪、太冲均直刺，以患者得气为度。太溪施以补法、太冲施以泻法，耳尖采用放血疗法，双耳交替。

【电针操作】 电针接四神聪左后、右前各一对，选用连续波，频率为 2Hz，强度以患者自觉舒适为度，每次治疗 30min，每周治疗 3 次。

【其他治疗】 苯磺酸氨氯地平 5mg 每日 1 次，厄贝沙坦 150mg 每日 1 次。

二诊（2019 年 12 月 9 日）：针灸治疗 3 次后，患者头晕昏沉症状基本消失，面赤口渴、失眠多梦、心烦等症明显好转，血压 135/85mmHg，继以前法治疗 7 次告愈。

按：患者形体壮实、语声高亢有力，自觉头晕，伴头部昏沉、时有肢体麻木，血压偏高，兼见面赤口渴、失眠多梦、心烦易怒，舌红苔黄厚腻，脉弦长有力，属于典型的阴虚阳亢证型。结合头颅 MRI 结果，提示脑部缺血灶，考虑该患者头晕与高血压、脑缺血有关。治疗上辨病与辨证相结合，主取百会、四神聪、风池等穴，旨在改善脑部血供、缓解患者紧张焦躁的情绪；曲池、合谷疏风清热，三阴交、太溪滋阴养血，太冲平肝潜阳。耳尖采用放血疗法以清肝泻火、平抑肝阳。现代研究证实，风池、曲池以及耳尖放血均有较好的降压效果。电针用于头部的四神聪可以加强宁神定眩的效果。患者治疗结束后即刻效应较明显，顿时感觉神志清爽、视物明亮，连续治疗 1 个月，头晕症状基本消失，血压控制理想。

三、偏 头 痛

偏头痛（migraine）是一种反复发作的神经系统疾病，常为搏动性头痛，60%偏头痛患者为单侧疼痛，可左右交替发作，常伴有恶心呕吐症状，部分典型病例发作前有视觉、感觉和（或）运动障碍等前兆。偏头痛的全球发病率为 12%，其中女性发病率为 17%，高于男性发病率（6%），北美是该病发病率最高的地区。

国外一项随机对照研究发现，电针是一种比口服西药治疗偏头痛更为有效的治疗方法。一项系统评价也证实，针灸及针灸联合疗法在伴随症状改善、偏头痛发作频率、持续时间的远期效应及安全性方面均明显优于西药。方剑乔教授在临床上治疗本病时局部多用交会穴以扩大治疗范围，远道配合谷、外关、太冲等穴以加强镇痛效果。在电针应用方面，发作期常采用密波 100Hz 刺激 15min 后转为疏密波 2/100Hz 或疏波 2Hz 维持治疗 20min，必要时疏密波刺激可适当延长电针时间；间歇期可直接采用电针疏密波 2/100Hz 或疏波 2Hz 治疗 30min。至于施针时间上，方剑乔教授强调"先其时而针刺"，即于发作前 1~2h 或先兆症状出现伊始即行针刺，镇痛效果更佳。

偏头痛发作期案

患者孟某，男，35 岁。

初诊：2019 年 3 月 4 日，患者因"反复发作左侧头部搏动性疼痛 5 年余，加重 1 天"就诊。

患者 5 年前因劳累后出现左侧头部血管搏动性疼痛，程度适中，当时曾赴浙江某医院就诊，予口服布洛芬缓释胶囊 1 粒后（具体不详），疼痛逐渐缓解。后头痛偶有发作，约 1 次/月，每次持续约 6h，多为劳累后发作。1 天前患者头痛加重，无恶心呕吐，视觉模拟评分法（VAS）评分 7 分，口服布洛芬缓释胶囊（每粒 0.3g）2 粒后疼痛部分缓解。刻下：患者仍头痛，VAS 评分 5 分，伴有头晕，无恶心呕吐，舌淡苔白，脉弦细。

【西医诊断】　偏头痛。

【中医诊断】　头痛。

【中医分型】　少阳头痛。

【病机治则】　外感风邪，邪郁少阳，头痛不愈。治拟疏解少阳，通络止痛。

【穴位处方】　风池（患侧）、颔厌（患侧）、悬颅（患侧）、悬厘（患侧）、曲鬓（患侧）、丝竹空透率谷（患侧）、太阳（患侧）、外关（患侧）、合谷（患侧）、太冲（患侧）。

【针刺操作】　患者取坐位，穴位局部皮肤常规消毒。风池朝鼻尖方向斜刺，颔厌、悬颅、悬厘、曲鬓平刺；丝竹空向率谷透刺，太阳向后斜刺；外关、合谷和太冲常规直刺。诸穴均用泻法。每次治疗 45min，隔日 1 次，每周治疗 3 次。

【电针操作】　患侧"颔厌-曲鬓""合谷-外关"行电针治疗，选用连续波，频率为 100Hz，电流强度以患者耐受为度，刺激 15min 后转为 2Hz，继续治疗 30min。

二诊（2019 年 3 月 11 日）：电针治疗 3 次，患者诉头痛未发作，舌淡红苔薄白，脉滑。

【针刺操作】　针刺选穴同前，诸穴均用平补平泻法。

【电针操作】　电针操作选用频率为2Hz，每次治疗持续刺激30min。

按：该病痛在头侧，经络辨证属病在手足少阳经、足阳明经，因此治疗选穴以痛侧局部取穴为主，悬颅、悬厘、颔厌、曲鬓通头部偏侧经脉。风池属足少阳胆经穴，为足少阳胆经与阳维脉交会穴，有清利头目、通络开窍之效。《玉龙歌》云："偏正头风痛难医，丝竹金针亦可施，沿皮向后透率谷，一针两穴世间稀。"丝竹空透率谷为治头痛的常用透刺穴位。合谷为手阳明大肠经原穴，为全身镇痛第一要穴，具有行气止痛之功；太冲为足厥阴肝经输穴，"输主体重节痛"，具有通络止痛之效，且和合谷相配，开四关而镇痛。外关为手少阳三焦经络穴、八脉交会穴，脉气与阳维脉相通，具有通经活络、解痉止痛之效；电针治疗上，急性期先采用电针密波100Hz短期治疗，以刺激脊髓强啡肽迅速分泌，起到快速镇痛的作用，后采用2Hz行电针治疗，可促进中枢脑啡肽、内啡肽和内吗啡肽的释放，发挥长时程针刺镇痛效应。

偏头痛缓解期案

患者余某，女，53岁。

初诊：2018年11月12日，患者因"反复头痛20年余，加重1周"就诊。

患者20余年前无明显诱因出现左侧头痛不适，疼痛剧烈，以血管搏动性痛为主。当时曾赴浙江某医院神经内科就诊，予服用"复方对乙酰氨基酚（Ⅱ）"（含对乙酰氨基酚250mg、异丙安替比林150mg、无水咖啡因50mg）后疼痛逐渐缓解。之后头痛左右侧交替发作，少则每个月发作2次，多则每周发作2次，头痛发作疼痛较剧，最痛时VAS评分10分，每次持续5～48h，发作严重时常伴有恶心呕吐，无法正常工作。因服用散利痛无效改服日产"EVE"止痛片（每片含布洛芬150mg、丙戊酰脲60mg、无水咖啡因80mg），每次头痛发作时服"EVE"8～10片，最多时服用32片。近年曾服用多种药物，疗效不显。每于情绪暴躁、劳累后及经行前后头痛发作，头颅CT、MRI检查均未见明显异常。刻下：患者无明显头晕头痛，无恶心呕吐等不适，面色晦暗，舌红苔黄，脉弦。

【西医诊断】　偏头痛。

【中医诊断】　头痛。

【中医分型】　少阳头痛。

【病机治则】　少阳枢机不利，不通则痛。治宜疏解少阳，通络止痛。

【穴位处方】　风池（双侧）、供血（双侧）、太阳（双侧）、丝竹空（双侧）、率谷（双侧）、外关（双侧）、阳陵泉（双侧）。

【针刺操作】   患者取坐位，穴位局部皮肤常规消毒。风池和供血针尖分别朝鼻尖和下颌方向斜刺，率谷向后平刺，太阳和丝竹空向后斜刺；外关、阳陵泉常规直刺。每次治疗 30min，隔日 1 次，每周治疗 3 次。

【电针操作】   取同侧风池和供血连接电针，选用连续波，频率为 2Hz，电流强度以患者耐受为度，刺激 30min。

【其他治疗】   头痛发作剧烈时口服 EVE 止痛片，每次 2 片。

二诊（2018 年 11 月 26 日）：治疗 6 次后，患者诉近 2 周偏头痛仅发作 1 次，疼痛程度有所缓解，VAS 评分最高为 5 分，服用 EVE 止痛片 2 片后，疼痛约 2h 可缓解。嘱患者继续治疗，治疗方案同前。

三诊（2018 年 12 月 10 日）：治疗 12 次后，患者诉 2 周内偏头痛未发作。随访 1 个月，患者偏头痛仅发作 1 次，VAS 评分 4 分，未服用任何药物，头痛可自行较快缓解。随访 3 个月，患者诉每月月经前后发作头痛 1 次，程度不重，VAS 评分 3～4 分，不服用止痛药可自行缓解。

按： 该患者双侧头痛交替发作，遂选用双侧风池、供血、率谷、太阳、丝竹空、外关、阳陵泉。风池属足少阳胆经穴，为足少阳胆经与阳维脉交会穴，有清利头目、开窍醒脑之作用，为偏头痛常用之要穴。供血为经外奇穴，顾名思义即为头脑供养血脉，风池与供血齐用改善脑部供血，因两穴深层有椎动脉，且在电流刺激下，通过颈部肌肉有节律的收缩使得血流速度加快，从而改善椎-基底动脉系统的血流量，使头部血管舒缩功能得以改善。2Hz 电针可刺激阿片样肽物质持续释放，且维持较长时间，以巩固针灸镇痛的后效应，缓解患者的头痛剧烈程度，减轻偏头痛发作频率。

太阳是常用的经外奇穴之一，善疗头面诸疾，是治疗偏头痛的经验要穴，丝竹空、率谷都是临床常用的治疗偏头痛的穴组，故用丝竹空、率谷共通少阳经脉。外关为手少阳三焦经络穴，是八脉交会穴之一，通于阳维脉，可和解少阳，清宣少阳经经气。阳陵泉穴是足少阳胆经合穴，可疏利肝胆之气以止痛，达"通则不痛"之效。诸穴合用，共奏疏解少阳、通络止痛之效。

四、颈源性头痛

颈源性头痛（cervicogenic headache，CV）是指颈椎及颈部软组织器质性或功能性病损所引起的以慢性头痛为主要临床表现的综合征，可表现为头枕部、顶部、颞部、额部、眼眶区分别或同时出现钝痛或酸痛，同时伴有上颈部压痛、颈部肌肉僵硬，或颈部活动时上颈部疼痛、活动受限。CV 的全球发病率为 1.0%～4.1%，占严重头痛患者的 17.5%。CV 的治疗方法较多，电针可以作为一种有效的治疗方法，有研究报道，电针治疗 CV 临床疗效优于口服非甾体抗炎药。临证时，方剑乔教授通常根据病因及穴位解剖结构与枕大神经、枕小神经的关系优选经验效穴，如采用"项七针"、头皮针穴区（枕上正中线、枕上旁线）以松解颈部肌肉僵硬，改善上颈段和头部微循环，同时结合长时程低频电针（2Hz，30～45min）抑制脊神经兴奋性，经临床验证取得了较好疗效。

颈源性头痛案

患者张某，男，42 岁。

初诊：**2019 年 7 月 17 日，患者因"反复发作后枕部放射性疼痛 20 天"就诊。**

患者 20 天前无明显诱因下出现后枕部疼痛，呈放电样疼痛，每分钟出现 2～3 次，夜间仍有疼痛，VAS 评分 6 分，严重影响休息。有反复颈项痛病史 10 余年，查体 C_2～C_5 脊旁压痛，口服布洛芬缓释片疼痛未见缓解，故来针灸科求诊。刻下：痛苦貌，时有枕部放电样疼痛，舌红，苔厚，脉弦。

【西医诊断】　颈源性头痛。

【中医诊断】　头痛。

【中医分型】　太阳头痛。

【病机治则】　足太阳膀胱经气机不畅。治宜疏经通络。

【穴位处方】　枕上正中线、枕上旁线（双侧）、完骨（双侧）、风池（双侧）、天柱（双侧）、风府、玉枕（双侧）、C_2～C_5 颈夹脊穴（双侧）、颈百劳（双侧）、合谷（双侧）、外关（双侧）。

【针刺操作】　患者取俯伏位。头皮针以 35° 角平刺进针，针刺入帽状腱膜下得气后采用抽提手法。风府、风池针刺时针尖朝向鼻尖或下颌尖，切不可向上。其余穴位常规针刺。

【电针操作】　同侧"枕上旁线-风池"行电针治疗，选用疏波，频率为 2Hz，强度以患者舒适为宜，单次治疗持续刺激 30～45min。

二诊（2019 年 7 月 22 日）：电针治疗 2 次，患者疼痛程度有所缓解，VAS 评分降至 2 分，疼痛偶有发作。继续巩固治疗，治疗方案同前。2019 年 7 月 27 日随访，患者诉电针连续治疗 5 次后已痊愈。

按：该患者以头后枕部疼痛为主诉，并伴有颈项强痛及肩背酸胀，是较为典型的颈源性头痛症状。头皮针枕部穴区和"项七针"（天柱、风池、风府、完骨）

是方剑乔教授治疗颈源性头痛的常用穴位。方剑乔教授临床以风府、天柱、风池、完骨为颈源性头痛的选穴处方，有疏通经络、调整气血、清脑益髓、止痛定眩之效。枕上正中线、枕上旁线深部为枕大神经分支，天柱、风府深部是枕大神经本干及其分支，完骨、风池深部是枕小神经本干及其分支。选用以上穴位既能松解颈部肌肉强硬，又能改善上颈段和头部微循环，对颈源性头痛疗效佳。颈夹脊穴位于相应颈椎棘突下旁开 0.5 寸，颈源性头痛患者常在 $C_2 \sim C_5$ 夹脊穴处有压痛，取之可疏通局部经络气血。颈百劳属于经外奇穴，是治疗颈椎病的常用经验穴。本病源于颈，取之"治病求本""对因治疗"的体现。合谷、外关是治疗头面痛的远道穴位，选此对穴能加强镇痛之效。方剑乔教授根据大量的前期研究发现，长时程低频电针可抑制脊神经的兴奋性，因此本病通常采用 2Hz 电针治疗，且单次治疗时间一般不少于 30min。

五、三叉神经痛

三叉神经痛（trigeminal neuralgia，TN）是指三叉神经分布区内短暂的反复发作性剧痛。该病常局限于三叉神经 3 支中的 1 支或 2 支分布区，其中以上颌支、下颌支多见。我国三叉神经痛的平均年患病率为（4.5～28.9）/10 万，发病年龄以中年（50～70 岁）为主，男女患病比例为 1：（1.7～2.0）。目前主流治疗方法为药物治疗与外科手术治疗，二者虽具有一定疗效，但维持时间短等副作用仍不令人满意，因此，越来越多的临床试验探索针灸治疗三叉神经痛的疗效。有 Meta 分析结果显示，电针在减轻三叉神经痛疼痛程度和降低复发率上比传统药物卡马西平更有意义，且安全性较高，成为三叉神经痛患者转诊的首要选择。方剑乔教授在临床上治疗本病时多采用"局部丛针浅刺+远道强刺激"针法并结合电针治疗，巧用电针频率控制疼痛。发作期时，采用 100Hz 密波短时程治疗再转为 2/100Hz 疏密波继续治疗，可迅速止痛；在间歇期时，可直接采用 2/100Hz 疏密波或者 2Hz 疏波长时程治疗，加强镇痛后效应。

三叉神经痛间歇期案

患者潘某，女，70 岁。

初诊：2019 年 2 月 14 日，患者因"反复发作右侧面部疼痛 5 年余，加重 1 个月"就诊。

患者 5 年前在无明显诱因下出现右侧面部疼痛，以下颌部为主，发无定时，每次持续数十秒，疼痛性质以针刺样疼痛为主，遇冷风以及劳累时易于诱发，曾自行服用"卡马西平片，100mg，每日3次"，疼痛可缓解。1个月前患者在无明显诱因下出现右侧面部疼痛症状加重，以刺痛为主，呈窜电样，疼痛部位以颧部及下颌部为主，洗脸、吃饭时疼痛可诱发，自行服用"卡马西平片，200mg，每日3次"，但疼痛未得到有效控制，遂至门诊就诊。刻下：患者夜寐欠佳，心烦梦多，胃纳一般，口干，二便调。舌质暗红苔薄，脉弦。

【**西医诊断**】　三叉神经痛。

【**中医诊断**】　面痛。

【**中医分型**】　气滞血瘀证。

【**病机治则**】　患者久病入络入血，瘀血内阻，络脉不通，不通则痛而发病。治宜行气活血，化瘀止痛。

【**穴位处方**】　阿是穴（患侧）（沿三叉神经分布区多点取穴）、下关（患侧）、四白（患侧）、地仓（患侧）、颊车（患侧）、合谷（双侧）、外关（双侧）、太冲（双侧）、三阴交（双侧）。

【**针刺操作**】　患者取仰卧位，全身放松，面部皮肤常规消毒。局部取穴以上颌支及下颌支神经分布区域为主，以毫针行丛针浅刺法行排刺手法，局部穴位不要求一定有"得气"感，行针时宜轻浅，切勿触碰扳机点。合谷、外关、太冲及三阴交直刺20~30mm，患者自觉局部有酸胀感后，行捻转提插泻法10次。每周治疗3次。

【**电针操作**】　取"下关-颊车""合谷-外关"，选用疏密波，频率为2/100Hz，留针60min，电流强度以患者耐受为度。

二诊（2019年2月28日）：经过6次电针治疗后，患者自觉右侧面部疼痛症状较前明显缓解，无明显窜电样疼痛，发作持续时间较前缩短，脸部触摸、刷牙等日常活动时可诱发，疼痛程度减轻，夜寐一般，嘱继续治疗，治疗方案同前。

三诊（2019年3月14日）：接受电针治疗12次后，患者自诉疼痛基本控制，咀嚼、说话、洗脸时亦不诱发，嘱可继续巩固治疗1周。

按：三叉神经痛是主要以眼、面颊部出现放射性、烧灼样抽搐疼痛为主症的疾病。根据发作症状，可分为发作期和间歇期。发作期疼痛剧烈，间歇期疼痛稍轻或正常。该患者为老年女性，病程5年余，近1个月发作反复，疼痛以刺痛为主，结合症状考虑其处于间歇期，结合脉象考虑为气滞血瘀证。方剑乔教授指出，无论是药物还是针灸治疗均要以通络止痛为治疗原则，根据证型或兼活血化瘀，或兼散寒祛风，或兼清热疏风等。针灸处方中，局部选穴以三叉神经病变属支为主，远道选穴遵循循经取穴、辨证取穴和全身镇痛穴位选穴的原则。四白、下关、颊车、地仓以及阿是穴均为局部腧穴，可疏通面部经络，外关、合谷、三阴交、太冲为远道取穴，可疏通少阳、阳明经气血，加强面部穴位疏通经络的作用。合谷、太冲分属于手阳明、足厥阴经，两经均循行于面部，两穴相配为"四关"穴，可祛风通络止痛。在刺法上，遵循《灵枢·终始》中所记载的"浅刺之，使精气无得出，以养其脉，独出其邪气"的方法，局部穴位善用丛针浅刺法，以加强经络疏通、存正祛邪的功效，调节面部气血。电针治疗时，因患者处于三叉神经痛的间歇期，疼痛严重但并不剧烈，故选用 2/100Hz 频率电针刺激，可同时对神经性疼痛和炎性疼痛产生良好的治疗效果，治疗时间延长至 60min，可增强电针镇痛作用和延长其后效应。

另特别指出，三叉神经痛患者应注意异常气候的变化，寒温适宜，避免感受外邪；保证充足睡眠，劳逸结合；保持情绪稳定；饮食清淡，禁酒、咖啡、浓茶；并且患者在针刺后应给以相应护理，避免面部发生感染。

三叉神经痛发作期案

患者叶某，男，35 岁。

初诊：**2020 年 4 月 11 日，患者因"反复右侧面部疼痛 7 月余，加重 2 天"**就诊。

患者 7 月余前在无明显诱因下开始出现右侧面部疼痛，以眼睑以下、鼻翼外缘及颧骨处疼痛明显，疼痛性质呈针刺样、窜电样，每次发作可持续数十秒，自述触及扳机点（以右上牙龈、鼻唇沟附近为主）后，疼痛可连及右侧颞部及头顶部，有明显季节性，遇秋、冬季节疼痛加重。2 天前，因近期加班劳累后疼痛加剧，发作频繁，曾至当地医院就诊，予镇痛药（具体不详）治疗后疼痛未见缓解。刻下：患者右侧面部针刺样疼痛症状明显，可因咀嚼、刷牙、洗脸等诱发。神志清，精神一般，夜寐一般，胃纳欠佳，大便黏腻不爽，两日一次，小便无殊，舌红苔黄腻，脉弦滑。

【**西医诊断**】　原发性三叉神经痛。

【**中医诊断**】　面痛。

【**中医分型**】　湿热瘀滞证。

【**病机治则**】　患者正值中年，平素喜食肥甘，脾虚运化失常，痰浊内盛，阻塞脉络，发为本病。治宜活血化瘀，祛湿清热，通络止痛。

【**穴位处方**】　阿是穴（患侧）（沿三叉神经分布区多点取穴）、下关（患侧）、四白（患侧）、地仓（患侧）、颊车（患侧）、颧髎（患侧）、合谷（双侧）、外关（双侧）、太冲（双侧）、三阴交（双侧）。

【针刺操作】　患者取仰卧位，局部皮肤及穴位常规消毒。当下患者面部疼痛难忍，先取双侧合谷和外关，针刺得气后，行提插捻转泻法，强刺激，留针 15min。待患者疼痛稍缓解后，局部以丛针浅刺法行排刺手法，局部穴位不要求一定有"得气"感，行针时宜轻浅，切勿触碰扳机点。合谷、外关、太冲及三阴交采用直刺 20～30mm，得气后，行捻转提插强刺激泻法 10 次。每周治疗 3 次。

【电针操作】　先选择双侧"合谷-外关"分别连接电针，选用密波，频率为 100Hz，强度以患者耐受为度，留针 15min。待患者疼痛稍缓解后，取患侧"下关-颊车"（丛针），"合谷-外关"，选用疏密波，频率为 2/100Hz，留针 60min，电流强度以患者耐受为度。

二诊（2020 年 4 月 23 日）：经过 6 次电针治疗后，患者自觉右侧面部疼痛症状较前明显缓解，自发次数明显减少，疼痛程度减轻，嘱继续治疗。

【针刺操作】　患者疼痛症状明显缓解，针刺取穴同前，局部以丛针浅刺法行排刺手法，远道合谷、外关、太冲及三阴交等可针刺手法同前。

【电针操作】　取"下关-颊车""合谷-外关"，选用疏密波，频率为 2/100Hz，留针 60min，电流强度以患者耐受为度。

三诊（2020 年 5 月 9 日）：接受电针治疗 12 次后，患者疼痛基本得到控制，收效良好。

按：此患者是累及上颌支的典型原发性三叉神经痛。目前处于发作期，触发扳机点后可引起窜电样、针刺样疼痛，严重影响其日常生活。结合患者舌脉象，可辨证为湿热瘀滞证，多由面部经络气血阻滞，经脉痹阻，不通则痛所致。正如《张氏医通》所云："不能开口言语……手触则痛，此足阳明经络受风毒，传入经络，血凝滞而不行。"治则应以活血化瘀、祛湿通络止痛为主。针灸处方中，方剑乔教授局部选穴以三叉神经病变属支为主，远道选穴遵循循经取穴、辨证取穴和全身镇痛穴位选穴的原则；在刺法上，"丛针浅刺法"是方剑乔教授在临床多年实践中的独创针法，是对《内经》中"毛刺""半刺""浮刺""扬刺"及"直针刺"等刺法的衍化和创新，是一种临床显效且稳定的治疗三叉神经痛的方法。该方法是根据三叉神经在面部的病变分支部位进行施术，采用细针多针沿着病变分支区域进行浅刺、轻刺及久留针进行治疗。同时，方剑乔教授认为，三叉神经痛在发作期时多存在"扳机点"，常可因面部活动、脸部触摸等因素诱发，故在针刺治疗时应避免触发扳机点，减轻因针刺治疗而诱发的疼痛并提高患者的依从性。在电针频率选用上，先用 100Hz 密波激发脊髓释放强啡肽迅速止痛，后转为疏密波 2/100Hz 长时程刺激（60min）激发中枢同时释放脑啡肽、β-内啡肽和强啡肽等多种镇痛介质，增强针刺镇痛效应并延长镇痛后效应。由于该患者疼痛多表现在颞部、颧下及面颊部，为三叉神经第 2 支（上颌支）痛，针刺选穴多为局部取穴，可疏通局部经络气血、活血止痛。

【方氏经验】　三叉神经痛归属于中医学中"面风""头风""颊痛""齿槽风"等范畴，其主要以眼、面颊部出现放射性、烧灼样抽搐疼痛为主症。方剑乔教授认为，面痛的发生常与外感风邪、内伤情志相关，初起多为风寒之邪侵袭面部阳明太阳经脉，使气血闭阻或风热毒邪侵袭面部，经脉气血壅滞；久病则出现情志不调，入络成气滞血瘀，面部经络气血阻滞，经脉痹阻，不通则痛。此正如《张氏医通》所云："不能开口言语……手触之则痛，此足阳明经络受风毒，传入经络，血凝滞而不行。"本病主要分为风寒袭表、风热袭表、胃火上攻、瘀血阻络、风痰阻络和肝胆湿热六个证型。方剑乔教授指出，针灸治疗此病时应辨明寒热虚实，结合经络辨证选穴。无论是药物还是针灸治疗要以通络止痛为治疗原则。风寒袭表者，兼以祛风散寒；风热袭表者，兼以祛风清热；胃火上攻者，兼以清胃泻火；瘀血阻络者，兼以活血化瘀；风痰阻络者，兼以祛风化痰；肝胆湿热者，兼以清热祛湿。通过以上治法疏通面部经络，使三叉神经恢复正常的生理功能，从而达到止痛的效果。

方剑乔教授认为，三叉神经痛发作期时多存在"扳机点"，而局部疼痛应当少刺、浅刺、轻刺，不能触碰扳机点而加重疼痛，故在临床治疗时方剑乔教授常遵循《灵枢·终始》中所记载的"浅刺之，使精气无得出，以养其脉，独出其邪气"的方法，局部穴位善用丛针浅刺法，以加强经络疏通，存正祛邪，调节面部气血；在电针运用上，应巧用电针频率，既要迅速止痛，又要尽量保持镇痛效应。在发作期时，可采用 100Hz 密波 15min 转为 2/100Hz 疏密波接续治疗的"变频"疗法；在间歇期时，可直接采用 2/100Hz 疏密波或者 2Hz 疏波长时程治疗，以保证镇痛效应及其后效应。惧针者或面部疼痛剧烈者，可选用经皮穴位电刺激予以治疗，刺激参数的选用同电针治疗。

六、周围性面神经麻痹

周围性面神经麻痹（peripheral facial paralysis，PFP）是指因茎乳孔内面神经非特异性炎症所致的周围性面瘫，亦称为面神经炎（facial neuritis）或贝尔麻痹（Bell palsy），主要表现为患侧面部表情肌瘫痪，额纹消失，不能皱额蹙眉，眼裂闭合不全。根据流行病学调查显示，目前该病的发病率为（15～30）/10 万，好发于 15～40 岁，且男女发病率无明显差异。针灸可有效改善面神经麻痹患者的临床症状，包括电针、普通针刺和温针等。通过对 23 项电针治疗 PFP 的随机对照研究进行系统评价和 Meta 分析后发现，电针对于面神经麻痹患者口角㖞斜等症状的改善优于普通针刺，且接受电针治疗的患者（联合其他治疗或单独使用）可获得更好的预后。方剑乔教授在临床上善于灵活运用电针不同参数组合，针对周围性面神经麻痹不同时期的不同特点给予有效治疗。在急性期，局部以轻刺、浅刺、少针为主，原则上不用电针；在恢复期，选择 30～50Hz 断续波促进患侧肌张力提高、功能恢复；在后遗症期，方剑乔教授主张根据患者不同病情选择波形继续巩固治疗。

周围性面神经麻痹急性期案

患者李某，女，29 岁。

初诊：**2019 年 11 月 26 日**，患者因"右侧口眼㖞斜 4 天"就诊。

患者 4 天前洗头发后出现右侧面部口角㖞斜，鼓腮漏气，鼻唇沟变浅，耸鼻不能，右眼闭合露睛（3.5mm），抬眉无力，额纹消失，乳突后无明显压痛，无面部麻木感，近日自觉疲乏感较甚，无畏寒。无口苦，纳可，夜寐安，二便无殊。未做任何治疗，特来门诊。刻下：患者病来神清，精神软，胃纳可，夜寐一般，二便无殊，舌淡苔薄白，脉细。

【**西医诊断**】　面神经炎。

【**中医诊断**】　面瘫病。

【**中医分型**】　风寒袭络兼气虚证。

【**病机治则**】　患者素体虚弱，易感疲劳，正气不足，卫外不固，以致风寒之邪乘虚而入，客于面部阳明经脉，脉络空虚，气血运行异常发为本病。治宜祛风散寒，疏经通络。

【**穴位处方**】　牵正（患侧）、翳风（患侧）、阳白（患侧）、攒竹（患侧）、丝竹空（患侧）、瞳子髎（患侧）、四白（患侧）、地仓（患侧）、颊车（患侧）、颧髎（患侧）、合谷（双侧）。

【**针刺操作**】　患者取仰卧位，局部皮肤及穴位常规消毒。阳白向上平刺，攒竹向下平刺，瞳子髎透刺太阳 20～30mm，四白两针交互斜刺，牵正、翳风、颧髎、合谷常规直刺或斜刺（以局部轻刺激为主，不要求得气），地仓、颊车两穴透刺 20～30mm。每周治疗 3 次。

【**电针操作**】　面瘫急性期不用电针。

【**其他治疗**】　①甲泼尼龙片（每片 5mg），起始剂量 40mg，每日 1 次，口服，维持 4d 后逐渐减量至停药。②阿昔洛韦片，0.2g，每日 3 次，连续口服 1 周。③穴位注射：甲钴胺注射液 0.5mg（ml），分别在牵正、翳风两穴进行穴位注射，每穴各 0.25mg（0.5ml），每周治疗 3 次。④中药以清热解毒、益气活血通络为主，以牵正散加减。具体方药如下：

制白附 6g	僵 蚕 8g	全 蝎 3g	防 风 12g
金银花 15g	荆 芥 12g	牛蒡子 12g	连 翘 12g
黄 芩 10g	赤 芍 10g	地 龙 12g	蜜黄芪 15g
生甘草 5g			

共 7 剂，每日 1 剂，早、晚餐后温服。

二诊（2019 年 12 月 5 日）：针灸治疗 3 次后，患者右侧面部口角喎斜症状好转，右眼闭合露睛好转（2.5mm），抬眉可见额纹，但仍比左侧浅，鼓腮漏气，鼻唇沟变浅，轻度耸鼻，嘱继续治疗。

【针刺操作】 针刺取穴同前，局部针刺刺激量可酌情加大。

【电针操作】 电针选穴以局部为主，"攒竹-瞳子髎""地仓-颊车"各连接一对电针，选用断续波，频率为 35Hz，强度以患者耐受为度。

【其他治疗】 ①穴位注射：剂量及注射方法同前；②面瘫进入恢复期，中药治疗以扶正祛邪、活血化瘀通络为原则。具体方药如下：

制白附 6g	僵 蚕 8g	全 蝎 3g	赤 芍 10g
地 龙 12g	蜜黄芪 15g	太子参 15g	党 参 15g
制马钱子 1g	鸡血藤 30g	石菖蒲 12g	红 花 9g
生甘草 5g			

共 7 剂，每日 1 剂，早、晚餐后温服。

三诊（2019 年 12 月 26 日）：接受电针治疗 12 次后，患者右眼能闭合，无露睛，能皱眉，抬眉时额纹出现，口角喎斜好转，鼻唇沟恢复。继续针灸巩固治疗 3 次后，面部肌肉功能基本恢复。

按：该患者为典型的面神经炎导致的周围性面瘫，综合舌脉，方剑乔教授将该患者辨为风寒袭络兼气虚型。患者正气不足，脉络空虚，卫外不固，外邪侵袭面部经络，面部气血运行失调，发为面瘫。患者就诊时为发病第 4 天，处于面瘫急性期，针灸干预宜用泻法，以"疾出其邪气"，但局部穴位手法不宜过强，以轻刺激为主，治疗时应充分重视中西医结合治疗，故予激素及抗病毒药物治疗 1 周。经过 3 次针灸治疗后，患者进入恢复期，针灸治疗作用明显。方剑乔教授强调，由于足太阳经筋为"目上冈"，足阳明经筋为"目下冈"，故眼睑不能闭合为足太阳和足阳明经筋功能失调所致；口颊部主要为手太阳和手、足阳明经筋所主，由此可见，口角㖞斜系该三条经筋功能失调所致。因此，此病辨经在手足阳明及手足太阳经筋，治疗时根据经络辨证，局部多取阳明和太阳经穴，辅以少阳经穴，三阳相合，扶升正气，祛邪外出，行气活血，使面部经筋得以滋养。对于面瘫恢复期，方剑乔教授认为电针的使用尤为重要，一般选用攒竹和瞳子髎、地仓和颊车两组穴位以断续波刺激，频率为35Hz，电针强度以肌肉抽动及患者耐受为度。断续波可提高肌肉组织的兴奋性，尤其对横纹肌有良好的刺激收缩作用，因此此期选断续波最佳。

周围性面神经麻痹后遗症案

患者王某，男，50岁。

初诊：**2019年4月11日，患者因"右侧口眼㖞斜2月余"就诊。**

患者2月余前（2019年1月22日）无明显诱因下自觉右侧耳后疼痛，后出现右眼闭合不全，额纹消失，口角左偏等症状，至某医院就诊，查头颅CT未见明显异常，予针灸治疗十余次，并口服"甲钴胺片"等对症治疗，未见明显好转，遂来门诊治疗。现患者耳后疼痛仍存，右侧额纹变浅，右眼闭合不全（露睛2.5mm），面肌松弛，鼓腮漏气，耸鼻不能，伸舌左偏，无舌麻。胃纳可，夜寐一般，二便无殊，舌淡暗苔白腻，脉沉细涩。

【西医诊断】 周围性面神经麻痹。

【中医诊断】 面瘫病。

【中医分型】 气虚血瘀证。

【病机治则】 患者年过半百，正气不足，脉络空虚，外邪侵袭面部经络，则面部气血运行失调，气能行血，气虚则血瘀，血瘀则经络不通，经脉失养，筋肉纵缓不收，发为面瘫。治宜补气活血，祛瘀通络。

【穴位处方】 牵正（患侧）、翳风（患侧）、阳白（患侧）、攒竹（患侧）、鱼腰（患侧）、丝竹空（患侧）、瞳子髎（患侧）、四白（患侧）、承泣（患侧）、下关（患侧）、迎香（患侧）、地仓（患侧）、颊车（患侧）、颧髎（患侧）、合谷（双侧）。

【针刺操作】 患者取仰卧位，局部穴位常规消毒。阳白向上平刺，攒竹向下平刺，鱼腰透刺丝竹空、瞳子髎透刺太阳，四白两针交互斜刺，牵正、下关、翳风、承泣、迎香、颧髎、合谷常规直刺或斜刺，地仓和颊车两穴透刺20~30mm，避免大幅度捻转。每周治疗3次。

【电针操作】 电针选穴以局部为主，"攒竹-丝竹空""地仓-颊车"各连接一对电针，选用断续波，频率为35Hz，强度以患者耐受为度。

【其他治疗】 ①穴位注射：甲钴胺注射液0.5mg（1ml），分别在牵正、翳风两穴进行穴位注射，每周治疗 3 次；②中药治拟益气活血、化瘀通络之法。具体方药如下：

蜜黄芪 15g 党　参 15g 太子参 15g 地　龙 12g

茯　苓 15g 炒白术 15g 鸡血藤 30g 川　芎 15g

制马钱子 1g 石菖蒲 12g 红　花 9g 玄　参 12g

蜜甘草 5g

共 7 剂，每日 1 剂，早、晚餐后温服。

二诊（2019 年 4 月 20 日）：针灸治疗 3 次后，患者右侧面部口角㖞斜仍存，右眼闭合露睛（2.5mm），鼓腮漏气，额纹不显，自觉面肌松弛，鼻唇沟变浅，可轻度耸鼻，嘱继续治疗。

【针刺操作】　针刺取穴在上方的基础上，在阳白左右旁开 0.5 寸处各取一穴，针尖朝上斜刺，与额肌收缩方向一致；在丝竹空及丝竹空旁 0.5 寸处各行一针，斜刺；在地仓和颊车之间每隔 0.5 寸排刺 3～4 针，以针尖朝上为主。

【电针操作】　电针选穴以局部为主，"攒竹-丝竹空""地仓-颊车"各连接一对电针，频率选择断续波，频率为 40Hz，强度以患者耐受为度。

【其他治疗】　①穴位注射：方法同前；②中药拟继续用原方加减；③滚针疗法：起针后，分别沿着"攒竹-丝竹空""四白-瞳子髎""地仓-颊车"连线上进行滚针治疗，手法均匀柔和，以患者感面部微微刺痛为度，操作时间为 5min，每周治疗 3 次；④灸法：起针后，选择两根约 20cm 长的艾条，翳风、牵正、阳白、四白、丝竹空、地仓等穴做雀啄灸，以患侧面部潮红为度，操作时间为 5～8min，每周治疗 3 次；⑤TDP 红外线照射。

三诊（2019 年 5 月 11 日）：接受电针治疗 12 次后，患者右眼能闭合，稍有露睛（1mm），能皱眉，抬眉时额纹出现，口角㖞斜好转，自觉面部肌肉肌力恢复，嘱继续针灸治疗，电针频率选择 2Hz，强度以患者耐受为度。

按：面瘫临证首先应辨明类型。该患者额纹变浅，闭目露睛，口角㖞斜，面部肌肉肌力下降，无明显的疱疹或病毒诱发，两外耳道皮肤亦未见异常，考虑其为贝尔面瘫。其次辨明分期，实施治疗。患者面瘫 2 月余，属恢复期后期。对于面瘫恢复期的针刺治疗，方剑乔教授提出"提高肌肉的兴奋性、促进神经恢复"的治疗原则，根据"经脉所过，主治所及"理论及面神经分支在面部的分布特点，以局部取穴为主。除选取攒竹、阳白等常规穴外，根据患者病情辨经、辨筋取穴。如针对该患者抬眉困难、额纹不显症状，方剑乔教授在该患者阳白左右旁开 0.5 寸处各加用一穴，以促进额纹出现；针对该患者闭目难合症状，在丝竹空及丝竹空旁 0.5 寸处各斜刺一针，同时在四白附近取两穴交互刺，以刺激下部眼轮匝肌，改善患者因下睑无力而导致的闭目不全等。电针一般以攒竹和瞳子髎为一组，地仓和颊车为一组，选择断续波，频率由 35Hz 开始，可逐渐增加，电针强度以肌肉抽动及患者耐受为度。方剑乔教授认为，断续波不仅可提高肌肉组织的兴奋性，还能刺激腧穴使面部肌肉收缩，使偏向健侧的口角被节律性地向患侧牵拉，使麻痹的面部肌肉得到直接的收缩锻炼。三诊时，患者已进入后遗症期，且该患者的面肌自主运动基本恢复，此时电针不宜再使用断续波，而应改为疏波（2Hz）在原穴位组继续治疗，避免因刺激过强致面肌收缩过度而发生"倒错"现象。此外，方剑乔教授认为艾灸联合 TDP 照射的温热作用可温通经脉、鼓舞正气，有利于该患者的预后。此正如朱丹溪所说："血见热则行，见寒则凝。"滚针疗法通过刺激十二皮部以疏通经络、促进局部血液微循环，配合甲钴胺针在翳风、颊车进行穴位注射，诸法合用，共同促进该患者面神经的恢复。

七、面 肌 痉 挛

面肌痉挛（facial spasm，HFS）亦称面肌抽搐，是由单侧面神经所控制的区域肌群发生阵发性、不自控、无规律的强直。患者在情感强烈波动、劳累过度时病症加重，静息状态下症状减轻，休息后挛缩消散，眼睑为多数面肌痉挛最早出现症状的部位，进展为脸颊部的肌肉抽动。流行病学研究表示，其发病率为 11/1 000 000，女性比男性更为常见，40 岁以后，发病率显著增加，且日益年轻化。HFS 病程相对较长，很难自愈，虽不危及生命，但临床症状显著，严重影响患者的正常生活及心理健康。HFS 在现代医学中的病因及发病机制尚不清楚，多半医者以为与责任血管受压或面神经通路受到机械刺激关系密切。临床诊疗 HFS 方法繁多，主要是口服抗癫痫、镇静类药物，肉毒素 A 注射，手术治疗等，疗效显著，但存在药物副作用大、术后并发症多的隐患。目前有研究显示：应用电针医治面肌痉挛 87 名患者，总有效率达 95.9%。将高频电针应用在治疗面肌痉挛上，通过观察面肌痉挛强度分级以及面部异常肌反应阴性率来判断疗效，治疗效果甚佳。方剑乔教授临床电针治疗该病时多选用密波，频率为 100Hz，可抑制神经的异常放电，缓解肌肉痉挛。

面肌痉挛案

患者吴某，男，75 岁。

初诊：**2019 年 6 月 13 日，患者因"双眼眼肌痉挛伴睁眼无力 20 年余"就诊。**

患者 20 余年前无明显诱因下出现双眼周围肌肉痉挛伴睁眼无力，右眼为重，无视物模糊，于上海某医院就诊，诊断为"眼肌痉挛"，先后口服乙哌立松及肉毒杆菌注射治疗，治疗后症状缓解，但疗效维持时间短，症状反复 20 年余。刻下：患者眼肌痉挛不止，睁眼困难，伴口角肌肉抽搐，舌暗红，苔薄白，脉弦。

【西医诊断】　眼肌痉挛。

【中医诊断】　目眴。

【中医分型】　肝风内动证。

【病机治则】　眼睛周围的肌肉及上下眼睑为目之"肉轮"，属脾。生活或工作中用眼过度、思虑郁结、久病等因素，耗伤气血，损伤心脾，致心脾两虚，气血不足以濡养眼部筋脉而发病；眼肌痉挛多有气血损伤，但是单纯的气血损伤未必会引起人体眼肌的抽搐，必然是眼肌气血损伤日久导致经脉不畅，气血阻滞而致肝伤生风，肝风内动，而发为此证。治宜平肝息风止痉。

【穴位处方】　四白（双侧）、丝竹空（双侧）、鱼腰（双侧）、阳白（双侧）、攒竹（双侧）、太阳（双侧）、曲鬓（双侧）、下关（双侧）、上星、百会、印堂、地仓（双侧）、四神聪。

【针刺操作】　四神聪、上星、百会、印堂平刺进针，进针后采用小幅度快速提插（"抽提法"）行针得气。余穴直刺进针，平补平泻。每周治疗 3 次，隔日 1 次。

【电针操作】　双侧"攒竹-丝竹空"各接一对电针，选用密波，频率为 100Hz，电流强度为 1～2mA，持续刺激 30min。

二诊（2019 年 6 月 18 日）：电针治疗 3 次，患者诉眼肌痉挛程度减轻，久视或劳累后症状易反复。嘱继续治疗，治疗方案同前。

三诊（2019 年 7 月 16 日）：电针连续治疗 12 次（即 4 周）后，眼肌痉挛几无，睁眼无障碍，能正常读书看报。

按：《素问·至真要大论》曰："诸风掉眩，皆属于肝。"本条涉及的病因为"风"，病位为肝，肝风以动为候。肝血亏虚，虚风内动；或肝气郁滞，经气逆乱则肝风内动，上扰头面，故胞睑肌肉振跳，甚至牵及面颊。此外，眼居高位，"伤于风者，上先受之"，故风与眼病关系密切。《审视瑶函·脾轮振跳》提及眼睑的不自主跳动乃气分之病，责之于肝脾，脾胃为后天之本，气血生化之源，肝脾不调则发为本病。《审视瑶函·目睛眴动》提及眼睑的不自主跳动乃肝血亏虚，此风由血虚而来。脾能生血，肝主藏血，肝脾两虚则虚风内动发为本病。五脏之中肝、脾与眼肌痉挛发生密切相关，脾生气，肝藏血，故调理肝脾、调和气血是为治疗本病的准则。治疗中局部选取阳白、攒竹、丝竹空、四白、曲鬓、地仓以直达病之所在，改善眼周、口周气血，使经脉得以濡养；鱼腰、太阳为经外奇穴，取之以镇静安神、疏风通络。本患者病久，当以调神，取穴百会、四神聪、印堂等。同时电针 100Hz，接于痉挛肌肉群，以加强息风止痉作用。现代研究表明，高频电针一般用来针刺镇痛、针刺麻醉等，同时高频电针可以缓解肌肉痉挛性收缩，因此可用于面肌痉挛、中风后肌肉痉挛等疾病的治疗。

八、周围神经损伤

周围神经损伤（peripheral nerve injury，PNI）在临床上较为常见，致残率高，占全部创伤的 2%～3%。流行病学研究显示，PNI 的发生率逐年升高且患者群以青壮年为主，83%的患者在 55 岁以下。目前，PNI 常用的治疗方法是依据损伤的类型和程度采取不同手术方法，且严重 PNI 的首选治疗方法显微外科手术已经发展到了一个瓶颈阶段。辅助治疗有神经保护药物、抗炎药物、神经营养因子和干细胞等，但安全性和有效性尚不确定，且作用单一，神经功能恢复还是不甚理想。目前临床与基础研究均表明针灸治疗 PNI 疗效显著。多种取穴方法，即按损伤部位、按神经走行部位、按辨证及随症取穴并施电针治疗，均收到较好疗效。对 PNI 患者进行针刺临床疗效观察发现电针组优于针刺组、药疗组，能够明显改善患者电生理和运动功能。采用电针治疗坐骨神经横断模型大鼠并进行研究后发现，电针能够改善神经肌肉结构、代谢和功能，改善神经肌肉动作电位、运动神经传导速度及肌肉收缩。

周围神经损伤案

患者吴某，男，51 岁。

初诊：**2019 年 5 月 7 日，患者因"右跟骨骨折 2 月余，伴右足趾背伸无力 1 个月"就诊。**

患者 2 个月前右足不慎扭伤，当地医院 X 线片提示右跟骨骨折，予夹板外固定，1 月余前拆除夹板后患者自觉右足趾背伸无力，伴右足背麻木，外院予针灸、康复、甲钴胺针营养神经等治疗后好转不明显，肌电图提示右腓总神经部分损害。刻下：患者右足趾背伸无力，伴右足背麻木，无红肿热痛，纳、饮、二便均可，夜寐安，舌淡红，苔薄白，脉沉细。

【西医诊断】　腓总神经损伤。

【中医诊断】　痿证。

【中医分型】　气滞血瘀证。

【病机治则】　本病起于外邪伤筋，气滞血瘀，经脉失养，导致肢体痿软，足痿不用。治宜疏通气血，通经活络。

【穴位处方】　阳陵泉（患侧）、足三里（患侧）、丰隆（患侧）、悬钟（患侧）、解溪（患侧）、束骨（患侧）、丘墟（患侧）、足临泣（患侧）。

【针刺操作】　诸穴直刺 20～30mm，平补平泻法行针得气。足三里施以温针灸。起针后予甲钴胺针穴位注射，交替选用阳陵泉或悬钟。每周治疗 3 次，隔日 1 次。

【电针操作】　"阳陵泉-悬钟"接电针，选用连续波，频率为 2Hz，予以强刺激，强度以患者能承受的最大强度为宜，时间为 20min。

【其他治疗】　居家康复锻炼。

二诊（2019 年 5 月 21 日）：电针治疗 6 次，患者能行足趾背伸，麻木感较前减轻。治疗方案同前。

三诊（2019 年 6 月 13 日）：患者经上治疗后，足趾背伸恢复如常，麻木感消失。

按：周围神经损伤属于中医"痹证""痿证"范畴，其病机多为"经络不通、经气不续、气虚血滞"，导致肢体、皮肤、肌肉得不到气血的正常温养。本病病因多为外伤。主要临床表现：早期为肢体肿胀、麻木、疼痛（痹证）；晚期为筋肉萎缩不用，功能障碍（痿证）。

本病例系由外伤导致周围神经损伤，《诸病源候论》曰："夫金疮始伤之时，半伤其筋，荣卫不通，其疮虽愈合后，仍令痹不仁也。"外伤导致经络损伤，气血瘀滞，筋肉失养，故下肢麻木、痿软无力。证属气滞血瘀证。腓总神经主要分布在小腿前外侧及足背，从损伤部位及症状分布来看，病位在足少阳、足阳明两经。《素问·痿论》提出"治痿独取阳明"，《灵枢·经脉》认为足阳明胃经主治"足不收，胫枯"。足三里为阳明经合穴，故施以温针灸调补气血，充养经络。阳陵泉和悬钟均为足少阳胆经穴位，同时也在腓总神经支配区域，利用电针进行局部电刺激，能促进受损神经修复。方剑乔教授治疗本病重视电针频率的选择和穴位注射。电针 2Hz 对神经的作用与时长相关，呈现短时间兴奋、长时间抑制的规律。通过电刺激直接作用于受损神经，提高其兴奋性，恢复神经功能，又可有效改善局部血液循环，抑制肌肉萎缩，利于肌力和感觉的恢复。同时，方剑乔教授强调穴位注射甲钴胺，应先针刺得气，待患者有麻、胀或放射感（即得气，是到达病所的指征，也是神经兴奋的表现）后注射，能为神经的修复提供外源性营养因子。

九、颈　椎　病

颈椎病（cervical spondylosis，CS）是指颈椎间盘组织退行性改变及其继发病理改变累及周围组织结构（神经根、脊髓、椎动脉、交感神经及脊髓前中央动脉等），并出现与影像学改变相对应的临床表现的一种疾病。根据不同组织结构受累而出现的不同临床表现，可将颈椎病分为颈型、神经根型、脊髓型、椎动脉型、混合型等。各地区颈椎病的流行病学调查结果不一，不同性别、不同年龄段、不同职业和地区的人群颈椎病的发病存在差异，但患病率呈逐年升高趋势，患者呈现年轻化趋势。如2008～2009年上海市常住居民问卷调查显示：颈椎病的患病率为男性18.5%、女性19.7%，长期低头或伏案的脑力劳动者发病率较高。有系统评价提示，电针在治疗椎动脉型颈椎病的临床总有效率及改善椎-基底动脉血流速度方面优于西药。电针治疗神经根型颈椎病的总有效率、治愈率优于普通针刺。

脊髓型颈椎病案

患者胡某，男，39岁。

初诊：2019年3月12日，患者因"颈部胀痛2月余，加重1个月"就诊。

患者2个月前无明显诱因下出现颈部胀痛，行走时感双下肢无力，有脚踩棉花感，至当地医院就诊，测血压145/95mmHg，考虑"高血压"，予氨氯地平片、厄贝沙坦片降压治疗，后患者仍有颈部胀痛及双下肢踩棉花感，多次行针灸、针刀、推拿治疗后，症状改善不明显。1月余前，患者自觉上述症状加重，遂来就诊。刻下：神清，精神可，胃纳一般，舌淡胖，苔薄黄，脉细涩。

查体：$C_3 \sim C_7$颈椎棘突、棘旁压痛（＋），巴宾斯基征弱阳性。

辅助检查：颈部MRI提示$C_{3/4}$、$C_{4/5}$、$C_{5/6}$、$C_{6/7}$椎间盘向后突出，硬膜囊受压。

【西医诊断】　脊髓型颈椎病。

【中医诊断】　项痹。

【中医分型】　瘀血阻络证。

【病机治则】　正虚劳损，筋脉失养，或风寒湿热等邪气闭阻经络，影响气血运行，导致颈部出现疼痛、麻木，连及头、肩、上肢，并可伴双下肢无力。根据患者舌象、脉象及其他临床症状，分析该患者为瘀血阻络证。治宜活血化瘀，通络止痛。

【穴位处方】　风府、风池（双侧）、$C_2 \sim C_7$颈夹脊（双侧）、颈百劳（双侧）、百会、大椎。

【针刺操作】 风府、风池、$C_2 \sim C_7$ 颈夹脊、颈百劳、百会、大椎平补平泻，百会、大椎、颈夹脊 $C_5 \sim C_7$ 范围内选取 2～4 个穴位施艾灸。

【电针操作】 电针接同侧 "$C_2 \sim C_7$ 颈夹脊"，连续波，频率为 2Hz，刺激强度以患者能耐受为宜，持续 30min。

【其他治疗】 患者颈痛已久，结合舌脉，辨为瘀血阻络证。中药治拟活血化瘀、通络止痛之法。具体方药如下：

赤　芍 10g	生地黄 15g	桃　仁 10g	鸡血藤 30g
川　芎 12g	蜈　蚣 2 条	水　蛭 5g	红　花 9g
桂　枝 15g	当　归 15g	蜜甘草 5g	丹　参 30g
蜜黄芪 15g	皂角刺 10g		

中药 7 剂，每日 1 剂，水煎温服。

二诊（2019 年 3 月 26 日）：患者感双下肢乏力好转，颈部胀痛明显减轻，仍有脚踩棉花感。治疗方案同前。

按：脊髓型颈椎病属于中医"项痹""痿证"范畴。病变部位在督脉的颈段，故针灸选穴以督脉穴位为主穴，能直达病所，可选用风府、百会、大椎、颈夹脊等穴，同时在百会、大椎、颈夹脊 $C_5 \sim C_7$ 重灸，具有"通督温阳"的作用，配合双侧颈夹脊电针（连续波 2Hz），有助于促进颈部气血运行，可以缓解局部的肌肉紧张或疼痛，从而减轻对脊髓的刺激和压迫，进而改善患者双下肢无力，脚踩棉花感等脊髓受压症状。同时，依据中医整体观念，辨证论治，予中药桃红四物汤加减，内外兼治。

混合型颈椎病案

患者芮某，男，47 岁。

初诊：2019 年 1 月 12 日，患者因"反复头晕 2 年余，加重伴双上肢麻木 10 天"就诊。

患者 2 年余前因伏案工作后偶感头晕，休息后可缓解，曾于外院查经颅多普勒未见异常；头颅 MRI 示多发腔隙性脑梗死灶，轻度脑萎缩；颈动脉 B 超示左颈总动脉分叉处斑块形成，未予治疗。10 天前，患者自觉头晕加重，伴双上肢麻木，无恶心呕吐，无头痛，无视物旋转，无胸闷心悸，至当地医院查颈椎 MRI 示颈椎退行性变，$C_{2/3}$、$C_{3/4}$、$C_{4/5}$、$C_{5/6}$ 椎间盘变性突出。刻下：患者头晕频作，无法正常生活工作，神清，精神软，胃纳欠佳，舌淡红，苔白腻，脉弦滑。

【西医诊断】 混合型颈椎病。

【中医诊断】 项痹。

【中医分型】 痰湿中阻证。

【病机治则】 患者形丰，平素喜食肥甘厚腻，伤于脾胃，健运失司，以致水谷不化精微，聚湿生痰，痰湿中阻，浊阴不降，清阳不升，引起眩晕。治宜升清降浊，醒脑开窍。

【穴位处方】 百会、四神聪、枕上正中线、枕上旁线（双侧）、颈夹脊（双侧）、天柱（双侧）、风池（双侧）、颈百劳（双侧）、曲池（双侧）、合谷（双侧）。

【针刺操作】 各穴均常规针刺，行平补平泻法。双侧颈百劳行温针灸，灸1～2壮。

【电针操作】 电针接同侧"$C_2 \sim C_7$颈夹脊"，左右各一对，刺激参数选用连续波，频率为2Hz，强度以患者耐受为度，持续30min。

【其他治疗】 局部配合TDP照射，时间为30min，针灸结束后于颈部拔罐，留罐5～10min。

二诊（2019年1月26日）：患者诉手麻较前明显好转，然头晕症状改善不明显。考虑该患者头晕2年余，"久病必虚"，且有头颅MRI提示轻度脑萎缩，是为髓海空虚之象，故予加用重灸百会1～2壮，余操作同前。

三诊（2019年2月23日）：患者述头晕症状较前明显改善，手麻基本消失，仅在人多闷塞的时候感受到头晕，针灸继续当前治疗方案。

按：该患者由于颈部劳损致经脉不畅，络脉瘀阻，脑脉失于气血充养而致眩晕。现代医学认为，椎动脉型颈椎病多伴有眩晕症状，多是由于颈椎退行性变或颈椎间盘突出等颈椎结构解剖学变异。一是压迫椎动脉，导致椎-基底动脉系统供血不足；二是压迫刺激星状神经节，造成椎-基底动脉痉挛，导致供血不足，从而出现的前庭神经症状。另外，骨刺和突出的椎间盘对周围组织的机械刺激产生的炎性水肿也会加重椎动脉的受压。脑为髓之海，督脉入络脑，故治疗上首选巅顶之百会，可清头目、止眩晕；四神聪具有醒脑开窍的作用；颈夹脊为颈部局部取穴，配合颈百劳可疏通颈部脉络，使脑脉得以气血充养，眩晕得以改善。在此基础上配合电针（连续波2Hz）刺激同侧"$C_2 \sim C_7$颈夹脊"可有效改善供血，同时对上肢麻木症状也有较好疗效，诸症状明显缓解。重灸百会后患者头晕明显改善，一是因百会为诸阳之会，灸之可振奋阳气，行气活络；二是该患者素体有痰湿，百会加灸法可升清降浊，醒脑开窍；三是通过艾灸，促进局部血液循环，消除局部炎性水肿和血管痉挛，从而改善脑部的供血、供氧。

颈型颈椎病案

患者孔某，男，61岁。

初诊：**2019年8月22日**，患者因"反复颈部不适1年余，加重伴活动不利1天"就诊。

患者1年余前因经常伏案工作出现颈部僵硬不适，活动时颈部有"嘎嘎"声，无头晕、手麻等不适，经推拿治疗后症状好转，后1年内上述症状反复发作。患者昨夜吹空调冷风，今晨醒后即觉颈项部僵硬不适，颈部活动受限，头向左侧侧屈时右肩背部牵扯样酸痛不适，敷热毛巾后稍有缓解，遇冷则加剧，遂来门诊。刻下：患者颈部僵硬不适伴活动受限，舌淡红，苔薄白，脉弦紧。

【西医诊断】 颈型颈椎病。

【中医诊断】 落枕。

【中医分型】 风寒凝滞证。

【病机治则】 因患者常伏案工作而致颈肩背部的肌肉劳损，复而感受风寒外邪，致使局部气血凝滞，经络不畅而发生拘急疼痛。治宜通络解痉，散寒止痛。

【穴位处方】 颈夹脊（$C_2 \sim C_7$）（双侧）、天柱（双侧）、风池（双侧）、颈百劳（双侧）、阿是穴（患侧）、合谷（双侧）、外关（双侧）、落枕（患侧）。

【针刺操作】 颈夹脊、天柱、风池、颈夹脊、颈百劳常规针刺，平补平泻；双侧颈百劳、患侧阿是穴行温针灸各1壮；局部阿是穴、合谷、外关、落枕常规针刺后行捻转泻法。每周治疗3次，隔日1次。

【电针操作】 颈部肌肉紧张处使用经皮穴位电刺激，波形选用密波，频率为100Hz，强度以患者耐受为度，持续30min。

【其他治疗】 针灸治疗结束后在患部拔罐，留罐10min。

二诊（2019年9月5日）：连续治疗6次后患者颈项转动灵活，但局部仍有不适感。针刺操作同前，经皮穴位电刺激波形改用疏密波，频率为2/100Hz，强度以患者耐受为度，持续30min。

三诊（2019年9月19日）：连续治疗12次，患者颈项活动自如，疼痛消失。

按：有颈椎病病史者，或平日常有颈肩部不适、关节弹响者，但不伴有头晕、手麻等患者，多为颈型颈椎病。因颈椎多处于长期失稳状态，易发生落枕。此时在急性期以解除局部肌肉痉挛为主，颈部疼痛局部使用100Hz经皮穴位电刺激能有效解除肌肉痉挛，缓解疼痛。疼痛改善后，依照颈椎病治疗方案进行治疗，同时嘱患者改变低头久坐等不良生活习惯，可预防该病再次发作。

【方氏经验】 方剑乔教授在多年临证中，总结出针对不同类型颈椎病行之有效的治疗经验，分享如下：

1. 针灸操作

颈夹脊直刺或向颈椎斜刺，施平补平泻，使针感向肩背或上肢传导；百会、肾俞、气海用毫针补法；肘髎强刺，针感向手部传导；余穴按常规针刺。风寒侵袭型或颈型颈椎病，宜在颈夹脊、颈百劳施温针灸；气滞血瘀型或神经根型颈椎病宜采用电针，其中气滞血瘀型在颈夹脊用疏密波电针，神经根型如表现以疼痛为主者，在颈夹脊与项根、肘髎与合谷（或外关、或后溪）连接疏密波电针，如表现为上肢麻木，在以上穴位连接疏波电针；椎动脉型颈椎病在百会施温和灸或温针灸；脊髓型颈椎病宜在百会、颈夹脊、大椎重灸，或在颈夹脊实施疏波电针刺激。

2. 其他治疗

（1）拔罐：所有类型颈椎病均可在颈项部、肩背部采用拔罐法，疼痛剧烈或项背部肌肉强硬者用瘀血罐，疼痛轻微、麻木或体质弱者用充血罐。

（2）皮肤针：可取颈夹脊两旁、大椎、肩中俞、肩井等用皮肤针叩刺，使局部皮肤潮红；局部疼痛或压痛明显者，可叩刺出血，再加拔火罐。

十、狭义性肩关节周围炎

狭义性肩关节周围炎，中医又称冻结肩（frozen shoulder，FS），症状主要包括肩关节周围疼痛和活动受限，是一种无明确原因引起的肩关节主、被动活动显著受限的肩部疾病。目前研究认为人群中肩关节周围炎发病率为 2%～5%，但对此尚有争论。由于肩关节周围炎起病隐匿、病程较长，许多患者不一定会及时就医，表观发病率偏低。非甾体抗炎药（NSAID）是治疗肩关节周围炎的常用药物，但长期服用可导致胃肠道不适并增加消化道出血风险。盂肱关节腔内糖皮质激素注射具有较好的镇痛效果，但穿刺成功率仅为 22.7%～50%。在关节内注射局部麻醉药和皮质类固醇激素混合物可缓解疼痛，恢复关节活动度，治疗 1～3 个月后效果最佳。此外，关节镜松解是一种安全有效的治疗严重肩关节周围炎的方法。针灸在肩关节周围炎的治疗中占有重要地位。2010 年发表于《疼痛》（PAIN）杂志上的研究表明，针灸组短期和长期总有效率（64.3%、78.1%）均优于假针灸组（43.1%、43.2%）和药物结合理疗组（40.4%、47.2%）。

肩关节周围炎案

患者宋某，女，45岁。

初诊： 2020年6月7日，患者因"右肩酸痛2月余，左肩疼痛半月余"就诊。

患者2月余前无明显诱因下出现右肩酸痛，夜间疼痛明显，休息后稍缓解，天气变化无影响。后至当地医院就诊，经针灸治疗后症状无明显缓解。半个月前无明显诱因下出现左肩疼痛，疼痛剧烈，钝痛，为求进一步治疗至门诊就诊。刻下：神清，精神稍软，胃纳一般，夜寐欠佳，二便无殊。舌暗苔白，脉细。双肩部局部压痛（＋），活动度可，内旋试验85°、外旋试验90°，摸背试验、摸耳试验均阴性。

【西医诊断】 狭义性肩关节周围炎。

【中医诊断】 冻结肩。

【中医分型】 血瘀证。

【病机治则】 经脉瘀阻，不通则痛。治宜活血祛瘀，舒筋通络。

【穴位处方】 肩前（双侧）、肩髃（双侧）、肩髎（双侧）、臑俞（双侧）、肩贞（双侧）、外关（双侧）、合谷（双侧）、阿是穴（双侧）。

【针刺操作】 阿是穴、肩髃、肩髎直刺，行平补平泻手法得气后行温针灸，其余各穴常规针刺，行平补平泻手法，针刺得气。隔日1次，每周治疗3次。

【电针操作】 在双侧"肩髃-肩髎""合谷-外关"处放置经皮穴位电刺激电极，采用疏密波，频率为2/100Hz，强度以局部肌肉有明显收缩为度，留针30min。

二诊（2020年6月14日）：患者感肩部疼痛程度较前减轻，仍感疼痛，继续针灸治疗，治疗方案同前。

三诊（2020年6月21日）：患者诉双肩无明显疼痛不适，随访1个月未有复发。

按： 患者疼痛部位在肩部，无明显外伤史，关节活动不利，疼痛明显，可诊断为狭义性肩关节周围炎。根据其具体疼痛部位可归于手太阴肺经、手阳明大肠经、手少阳三焦经、手太阳小肠经。其治疗以局部选穴为主配合辨证选择远部穴位，局部选择肩前、肩髃、肩髎、肩贞、臑俞（手太阳、足太阳、阳维和阳跷脉之会）等穴位配合远端合谷、外关等。肩前为经外奇穴，位于肩前结节间沟处，此处为肱二头肌长头肌腱，针刺可明显减轻患者肩部疼痛。肩髃为手阳明经穴，多气多血，局部疼痛最为明显，临床使用频次较高；肩髎常表现在患者手臂外展、上举困难时压痛明显，二穴处肩部软组织较多，刺激有助于减除肩周软组织的粘连和恢复肩周的气血循环，促进肩关节功能恢复。合谷为手阳明大肠经原穴，为全身镇痛第一要穴，具有行气止痛之功；外关为手少阳三焦经络穴、八脉交会穴，脉气与阳维脉相通，具有通经活络、解痉止痛之效。

在阿是穴、肩髃、肩髎行温针灸治疗有助于使局部血管扩张，消除炎症，发挥温针灸的温经散寒、活血通络作用，缓解患者疼痛症状，改善肩关节活动。"肩髃-肩髎""合谷-外关"处使用经皮穴位电刺激，疏密波2/100Hz，强度以局部肌肉有明显收缩为度，可促进中枢脑啡肽、内啡肽和内吗啡肽的释放，强化针灸的镇痛作用及镇痛后效应。

十一、腰　　痛

腰痛以腰部一侧或两侧发生疼痛为主要表现。近年来，腰痛已经成为一个全球性的主要医疗问题。其发生有多重原因，常见的有椎间盘退变、椎管狭窄、腰椎小关节紊乱、周围软组织疾病、骨质疏松、脊神经和脊髓疾病等。国内腰痛治疗中针灸疗法占了很大比例，电针又是常用的方法之一，此处列举骨质疏松和腰扭伤相关腰痛。电针疗法治疗原发性骨质疏松患者在改善疼痛、提高腰椎骨密度、改善骨质疏松其他相关症状以及提高临床有效率等方面疗效可能与西药相当。但电针结合西药或电针综合疗法在缓解疼痛、提高临床有效率方面疗效可能优于西药，这提示电针与西药，可协同增效。夹脊电针治疗急性腰扭伤，一方面，既改善了其神经根周围的微循环，使得炎症介质减少，肌肉痉挛得到缓解，同时起到消除局部炎症和水肿的效果；另一方面，具有伤害性刺激的传入信号可被夹脊电针所传入的信号抑制，进而减弱伤害性刺激的传导，起到镇痛的效果。

骨质疏松腰痛案

患者裘某，女，72岁。

初诊：**2019年5月13日**，患者因"腰痛半月余"就诊。

患者半个月前无明显诱因下出现腰部酸胀痛，腰椎活动受限，站立及行走时明显，无下肢放射痛，无肢体麻木，至当地医院就诊，行X线检查提示腰椎退行性改变，在家休息半个月症状无缓解。刻下：腰痛明显，活动加重，无肢体疼痛、麻木，无间歇性跛行。VAS评分6分。舌红少苔，脉细数。

查体：腰椎生理曲度存在，腰部肌肉紧张，腰部活动受限，$L_2 \sim S_1$棘突旁压痛（+），叩击痛（+），双侧直腿抬高试验（-），屈颈试验（-），挺腹试验（-），梨状肌紧张试验（-），双足姆趾背伸及跖屈肌力正常，余四肢肌力、肌张力正常，双侧跟腱反射、膝腱反射正常，双侧巴宾斯基征（−），双下肢深浅感觉正常，双下肢无水肿。

辅助检查：腰椎骨密度及椎间盘 CT 平扫提示如下：①重度骨质疏松症；②L_1 椎体上缘"结节"形成；③腰椎退行性改变；④$L_{3/4}$、$L_{4/5}$ 椎间盘膨出，L_5/S_1 椎间盘突出。腰椎 MRI 示：①考虑 L_4 椎体血管瘤；②S_1 椎体下缘异常信号影，考虑静脉丛；③腰椎退行性改变，腰椎间盘变性；④L_1 椎体上缘施莫尔结节。

【西医诊断】　①腰痛；②骨质疏松症。

【中医诊断】　腰痛。

【中医分型】　肝肾亏虚证。

【病机治则】　腰为肾之府，肾主骨生髓，肝主筋，患者年事已高，肝肾亏虚，无以濡养筋脉而发生腰痛。治宜补肝肾，强筋骨，通络止痛。

【穴位处方】　肾俞（双侧）、命门、腰阳关（双侧）、大肠俞（双侧）、委中（双侧）、昆仑（双侧）。

【针刺操作】　患者取俯卧位，各穴常规消毒后，毫针直刺约 30mm，得气后行补法。

【电针操作】　取双侧"肾俞-大肠俞"分别接电针，频率为 2/100Hz，刺激强度以患者耐受为宜。每日 1 次，每周治疗 3 次。

【其他治疗】　命门、腰阳关温针灸；碳酸钙 D_3，600mg，每日 1 次；阿法骨化醇软胶囊，0.5μg，每日 1 次。

二诊（2019 年 5 月 20 日）：电针治疗 5 次后，患者腰部疼痛程度有所缓解，VAS 评分降至 3 分，腰椎活动改善。嘱继续治疗，治疗方案同前。

三诊（2019 年 5 月 27 日）：电针连续治疗 10 次，腰部活动正常，疼痛基本消除，随访 1 个月后未有复发。

按：患者以腰痛为主要临床表现，结合患者症状体征及影像学检查诊断为腰痛、骨质疏松症。结合舌脉，中医诊断为腰痛（肝肾亏虚证）。中医学对腰痛的发病机制已有深刻认识。《素问·脉要精微论》云："腰者肾之府，转摇不能，肾将惫矣。"肾为先天之本，肾精亏虚无以濡养筋脉而发生腰痛。《医学衷中参西录·论腰疼治法》载有："凡人之腰疼，皆脊梁处作疼，此实督脉主之。……肾虚者，其督脉必虚，是以腰疼。"肾主骨生髓，督脉贯脊属肾，可总督阳经气血以濡养脏腑筋脉，肾气亏虚，肾精不足则督脉失养，督脉功能失司，可致腰腿疼痛、肢体麻木无力。因此选穴上，肾俞为肾的背俞穴，命门、腰阳关为督脉穴，且命门、腰阳关施以温针灸可使热力直达穴位深部，通过向肌肉组织中扩散，有效促使周围血管扩张、血流加速，选用此三穴可益肾通督、培元固本、补肾壮骨、温经通脉；《灵枢·经脉》曰："膀胱足太阳之脉……脊痛，腰似折，髀不可以曲，腘如结，踹如裂。"足太阳膀胱经络于肾，其第一侧线为分布各脏腑精气输布之背俞穴，选用膀胱经合穴委中、经穴昆仑，具有舒经活络、通络止痛之功。研究表明，针刺治疗后，骨质疏松患者骨密度、骨矿物质含量增加，骨小梁数量增加，排列清晰有序；身体力线发生改变，关节疼痛及活动受限的情况得到改善。现代研究证实，2Hz 电针引起脑啡肽、β-内啡肽和内吗啡释放，而 100Hz 电针引起强啡肽释放，2/100Hz 能引起多种内源性阿片样肽释放。内源性阿片样肽是针刺镇痛的重要物质基础，对该患者选择刺激频率为 2/100Hz，具有明显的镇痛效果。同时，大量文献表明电针对骨质疏松症有良好的作用，不仅可提高骨质疏松大鼠骨密度，而且能有效改善骨组织形态、骨生物力学以及骨代谢生化指标水平。

急性腰扭伤腰痛案

患者周某，女，56 岁。

初诊：**2018 年 1 月 9 日，患者因"左侧腰部疼痛 6 天"就诊。**

患者 6 天前弯腰搬重物后突感左侧腰部胀痛，无明显活动受限，未予重视，次日弯腰劳作时左侧腰部疼痛加剧，呈撕裂样，活动受限，后自行冷敷、膏药敷贴、外用双氯芬酸及红花油治疗，卧床休息 3 天，症状略有缓解。刻下：患者腰部疼痛明显，腰椎活动受限。VAS 评分 7 分。舌紫暗伴有瘀斑，脉细涩。

查体：腰椎生理曲度变直，左侧腰肌紧张，腰部前屈、后伸、侧屈均受限，腰椎棘突下、棘旁压痛（−），直腿抬高试验（−），屈颈试验（−），右"4"字试验（−），左"4"字试验无法完成，梨状肌紧张试验（−），双下肢肌力 5 级，肌张力正常，双下肢皮肤浅感觉正常，双侧膝反射、跟腱反射正常，巴宾斯基征（−），霍夫曼征（−），克尼格征（−）。

【西医诊断】 急性腰扭伤。

【中医诊断】 腰痛。

【中医分型】 气滞血瘀证。

【病机治则】 跌仆扭挫，影响腰部气血运行，以致气滞血瘀，壅滞经络，凝涩血脉，不通而痛。治宜行气活血，通络止痛。

【穴位处方】 阿是穴、后溪（患侧）、腰痛点（患侧）、$L_2 \sim L_5$ 夹脊穴（双侧）、肾俞（双侧）、大肠俞（双侧）。

【针刺操作】 患者先取舒适体位，在后溪、腰痛点针刺得气后施以强刺激泻法，并嘱患者在家属协助下活动腰部 15min。待疼痛及活动障碍缓解后，取俯卧位，再针刺阿是穴及局部腧穴，得气后施以泻法。

【电针操作】　经皮穴位电刺激电极贴于阿是穴、肾俞（或大肠俞）附近，两侧各一对，频率为100Hz，刺激20min，强度以患者耐受为度。

二诊（2018年1月11日）：电针治疗1次，患者腰部疼痛基本缓解，VAS评分降至1分，腰椎活动正常。1个月后随访腰痛未有复发。嘱继续治疗，治疗方案同前。

按：本病病位在腰部，乃为实证，主要责之于气滞血瘀，气血运行不畅。经脉以通为常，跌仆扭挫，影响腰部气血运行，以致气滞血瘀，壅滞经络，凝涩血脉，不通而痛。诚如《景岳全书·杂证谟·腰痛》所云："跌仆伤而腰痛者，此伤在筋骨而血脉凝滞也。"对于腰痛治疗，清代李用粹《证治汇补·腰痛》指出："治惟补肾为先，而后随邪之所见者以施治，标急则治标，本急则治本，初痛宜疏邪滞，理经隧，久痛宜补真元，养血气。"该患者左侧腰部疼痛剧烈，腰部活动明显受限，病在督脉。《内经》云："督脉为病，脊强反折。"后溪为手太阳小肠经输穴，《难经》曰"输主体重节痛"。《针灸大成》曰"体重节痛刺后溪"；后溪还是八脉交会之一，通于督脉。"脊腰痛为督脉病"，刺激此穴可疏通督脉经气，起到通经活络止痛之效。同时配合腰痛点和局部运动以提高局部痛阈，达到通络止痛的目的。临床应用电针镇痛常选用2/100Hz电针，此患者肌肉紧张致急性痛明显，故选用100Hz。高频（100Hz）电针可促进脊髓中强啡肽的释放，抑制了前角运动神经元的兴奋性，从而改善肌肉痉挛的状态，从而起到缓解肌肉痉挛并镇痛的作用。另应特别注意，急性扭伤后24～48h，不宜热敷和贴伤筋膏药，否则可能会加重局部肿胀和瘀血的形成。

【方氏经验】　引起腰痛的病因很多，常见的骨伤科疾病如腰椎间盘突出、腰扭伤、骨质疏松、腰椎退行性病变和腰肌劳损均可表现为腰部疼痛，泌尿生殖系统疾病或一些脏器的疾病也可引起腰痛，临诊时要明辨。骨伤科疾病引起的腰痛病因不同而表现各异，腰椎间盘突出症通常以腰痛、腰椎活动受限伴有下肢放射性疼痛为主，直腿抬高试验阳性，X线检查表现为病变部位椎间隙变窄，腰椎影像可见明确的病变部位、突出椎间盘和神经根的相对位置。而急性腰扭伤腰痛局限，疼痛较剧烈，活动受限，查体和影像学检查无殊。骨质疏松所致疼痛患者可有腰背酸痛或周身酸痛，负荷增加时疼痛加重或活动受限，严重时翻身、起坐及行走有困难，严重者可有身高缩短和驼背，椎体压缩性骨折、脆性骨折等。腰椎退行性病变引起的腰痛，可伴有（或不伴）腰椎活动受限及下肢痛，通常直腿抬高试验阴性，影像学上一般为关节突关节及周围韧带、软组织等退行性改变。腰肌劳损引起的腰痛范围较广，休息后疼痛可缓解，常以酸痛、胀痛或钝痛为主，并无明显的下肢症状，椎间盘和椎体影像学成像检查无明显异常。

刺激频率和单次持续时间是电针治疗该类疾病的两个重要参数。密波短时（10～15min）连续刺激能够即刻启动脊髓内阿片样肽物质的释放，起到急性镇痛的效果，使疼痛能明显减轻。疏波长时（20～40min）连续刺激可以激动脑内阿片样肽物质的释放，这种启动慢、持续性好的波形在慢性缺血性疼痛类疾病中发挥了很大的作用，可提高痛阈和耐痛阈，减轻疼痛的情绪反应。在刺激强度上以弱刺激为佳，以轻微的肌肉跳动为度，从临床效果看，一味强刺激反而不能取得相应的镇痛疗效。若遇惧针患者，则可使用经皮穴位电刺激疗法替代。经皮穴位电刺激克服了针刺和电针的某些缺点（如针刺入时感到疼痛，有些患者惧针，儿童不易接受等），且既保持了低频的"电针样"刺激特点，又得到较为温和、舒适的感觉。临床上，经常用于各种急慢性疼痛病症的治疗，具有较强的止痛作用且镇痛效应不易耐受，可反复使用。

十二、坐骨神经盆腔出口综合征

坐骨神经盆腔出口综合征（pelvic outlet syndrome of sciatic nerve）是指沿受累的坐骨神经分布的根性腿部疼痛，可伴有神经功能障碍，如无力和感觉异常，一般也伴有腰痛和下肢神经功能障碍，对患者造成巨大的痛苦。流行病学调查显示，全球坐骨神经痛不同地区的患病率在 1.6%～43%。针灸治疗坐骨神经痛的 Meta 分析认为：相对于常规西医治疗，采用针灸治疗坐骨神经痛的有效率和痛阈值有所升高。

坐骨神经盆腔出口综合征案

患者管某，女，39 岁。

初诊：**2019 年 3 月 28 日，患者因"右侧臀部及右下肢后侧疼痛 3 天"就诊。**

患者诉 3 天前因右侧卧位较久，起床后突然出现右侧臀部疼痛，伴有右下肢放射痛，以后侧为主，曾自行给予膏药外敷治疗，症状缓解不显，今日感疼痛加重。刻下：翻身时右侧肢体后侧时有放射性疼痛，行走困难，纳可，夜寐欠安，二便可，舌暗苔薄白，脉弦。

查体：局部压痛（＋），以环跳穴附近较为显著，右下肢后侧以及右侧小腿外侧有放射痛，右下肢旋转试验（＋），右下肢直腿抬高试验（＋）。

【西医诊断】 坐骨神经盆腔出口综合征。

【中医诊断】 痹证。

【中医分型】　气滞血瘀证。

【病机治则】　筋伤阻络，气血壅滞，不得输布，不通则痛。治宜活血化瘀，通络止痛。

【穴位处方】　$L_3 \sim L_5$夹脊（患侧）、白环俞（患侧）、中膂俞（患侧）、环跳（患侧）、秩边（患侧）、殷门（患侧）、承扶（患侧）、委中（患侧）、申脉（患侧）、昆仑（患侧）。

【针刺操作】　患者侧卧位，局部皮肤常规消毒，选用3寸毫针直刺环跳穴，并于上下左右向压痛点各斜刺一针（五虎擒羊刺法），进针得气后，平补平泻，其他穴位常规针刺，平补平泻。

【电针操作】　于患侧$L_3 \sim L_5$夹脊、"环跳-殷门"穴各接一组电针进行刺激，疏密波，频率为2/100Hz，强度以患者耐受为度，每次留针30min，每周治疗3次。

【其他治疗】　得气后，在压痛点施行温针灸，灸2～3壮，针毕疼痛局部施拔火罐，留罐5～10min。

二诊（2019年4月4日）：患者右侧臀部稍有酸痛，右下肢疼痛消失，无活动受限，查体：局部压痛（±），右下肢旋转试验（−），右下肢直腿抬高试验（−）。嘱其再针灸治疗1次，治疗方案同前，如有不适再随诊。

按：该疾患病部位主要在臀部，可归结于经筋病，病因多由于感受风、寒、湿之邪气，稽留于肌肤筋肉之间，致使气血凝涩不通，筋脉失养，发为臀部及下肢筋肉酸楚、疼痛、麻木、拘挛、引掣、强直、活动受限等病变，正如《素问·痹论》载"风寒湿三气杂至，合而为痹……在于筋则屈不伸"；或由于外在因素使臀部及下肢过度扭曲或牵拉，引起局部组织扭伤、肿胀甚或撕裂等病变，同时络脉也随之受损，瘀血壅滞局部。临床表现为受伤部位肿胀疼痛，关节活动障碍等；如果迁延日久，瘀血停留，经筋失养，可致患侧臀部、大腿或小腿外侧筋肉萎缩，变为慢性劳损病变。本案患者因长期劳损所致，故病因属于后者。因本病病机腰臀部经络、筋脉气机阻滞，气血痹阻，不通则痛。选穴主要以膀胱经为主，局部施以"五虎擒羊"针法，因患病位深，须针3寸以至其位，取"分刺"之意，刺于分肉之间，同时针刺时如"合谷刺"左右行针，以期得气，嘱"不针其位无以祛其疾，不通其络无以利其痹"，针毕，同时中间针者施以温针灸，用以温经通脉，荣养经筋。因本案患者同一姿势时间过久引起肌肉劳损，局部肌肉痉挛，乃反复刺激坐骨神经所致，局部给予疏密波电针治疗，可影响镇痛的神经通路及递质，抑制肌肉活动，使肌肉松弛，恢复局部肌肉静态与动态的平衡，改善局部微循环，消除神经的炎症反应。

十三、膝关节骨性关节炎

膝关节骨性关节炎（knee osteoarthritis，KOA）主要表现为膝关节疼痛、僵硬及活动受限，而长期疼痛和社会活动减少，容易诱发患者的负性情绪，如焦虑、抑郁等，严重影响患者生存质量。2014 年的一项流行病学数据显示，全球约有 2.5 亿人为 KOA 所累，在中国 65 岁以上人群中，KOA 的发病率甚至高达 85%。KOA 的后期结局多为膝关节置换术或残疾，最终致残率达 53%。目前，临床治疗 KOA 最常用的仍是药物和手术治疗。手术治疗必须有明确的手术指征，适用于 KOA 发展后期非手术治疗无效者，对于早中期阶段的 KOA 患者，仍建议寻求非手术治疗方案。国际指南推荐针灸作为本病的疗法之一。基于 Meta 分析的证据同样表明，电针治疗 KOA 的近期疗效确切，能够有效改善患者疼痛症状及关节功能且不良反应少。另有 Meta 分析显示，电针治疗 KOA 患者，疼痛及关节功能的短期疗效优于手针及其他针灸方式。

膝关节骨性关节炎案

患者谭某，女，73 岁。

初诊：2020 年 7 月 16 日，患者因"双侧膝关节冷痛 5 年余"就诊。

患者久居江边，5 年前逐渐出现双膝关节冷痛不适，伴双下肢沉重，行走不便，步行 100m 左右即疼痛加重，休息后缓解，VAS 评分 5 分，曾给予针灸、膏药等治疗后疼痛未见明显缓解，为求进一步诊治，遂来门诊。刻下：患者双膝关节疼痛明显，畏寒怕风，VAS 评分 5 分，神清，精神软，舌淡紫，苔薄腻，脉弦细。

查体：双膝内外侧膝眼处压痛（＋），浮髌试验（－）。

辅助检查：X 线提示双侧膝关节退行性改变。

【西医诊断】　膝关节骨性关节炎。

【中医诊断】　骨痹。

【中医分型】　风寒湿痹证。

【病机治则】　患者年老体虚，肝肾不足，"肝主筋，肾主骨"的功能受损，肢体筋骨失其濡养，加之久居潮湿之地，风寒湿邪趁虚侵于肌肤腠理，流注于经络关节，导致气血运行受阻，而发为风寒湿痹。治宜温阳散寒，行气止痛。

【穴位处方】　内膝眼（双侧）、外膝眼（双侧）、阴陵泉（双侧）、阳陵泉（双侧）、足三里（双侧）、梁丘（双侧）、血海（双侧）、阿是穴。

【针刺操作】 各穴常规针刺，捻转补法。双侧内膝眼、外膝眼处施以温针灸各2壮。隔日1次，每周治疗3次。

【电针操作】 经皮穴位电刺激电极片分别置于阿是穴，疏密波，频率为2/100Hz，强度以患者耐受为度，持续刺激30min。

二诊（2020年7月30日）：连续治疗6次后，患者双膝关节疼痛较前明显减轻，VAS评分3分。

三诊（2020年8月13日）：连续治疗12次后，疼痛基本控制，偶有酸胀感，可步行较长路程（大于500m）。

按： 患者以"双侧膝关节冷痛"为主诉，属中医"骨痹"范畴。在选穴上，选用内外膝眼、阴陵泉、阳陵泉、梁丘、血海、足三里、阿是穴。上述穴位皆位于膝关节周围，是腧穴所在，主治所及。此外，阴陵泉、血海为足太阴脾经腧穴，足三里、梁丘为足阳明胃经腧穴，调此四穴能健运脾胃，使肢体肌肉得以濡养，进而改善关节活动；阳陵泉为八会穴之筋会，膝为筋之府，取之可舒筋活络，治疗膝部诸病；内外膝眼以现代解剖理论为依据，入针于关节滑囊中，具有疏利关节的作用。在疗法上，常选用经皮穴位电刺激联合温针灸以治之。针刺得气后，经皮穴位电刺激仪的电极片分别置于阿是穴，以频率2/100Hz、患者能耐受的强度进行电刺激。疏密波2/100Hz波形电刺激可刺激强啡肽、内啡肽和脑啡肽等多种阿片样肽交替释放，释放的阿片样肽物质与疼痛致敏神经元的阿片受体相结合，降低神经对损伤刺激的兴奋性，从而达到镇痛效果。同时，《千金翼方》云："凡病皆由血气壅滞不得宣通，针以开导之，灸以温暖之。"在内外膝眼处施以温针灸能起到温经散寒、疏通经络的作用。现代医学认为，艾灸能扩张局部血管、促进血液循环、加强新陈代谢，可加速排出关节内的积液及代谢产物，从而改变局部组织的营养状况，增强血管壁的通透性和耐受性，使关节内的炎症得以吸收。

膝关节骨性关节炎是中老年人常见病，主要由膝关节软骨的磨损、变性和骨质增生等引起，可引发疼痛、功能障碍等临床症状，并对患者生活质量造成明显的负面影响。目前非手术治疗主要以缓解关节疼痛症状和改善膝关节功能为目的，经皮穴位电刺激联合温针灸在改善患者疼痛及膝关节功能上都具有良好的疗效，值得在临床推广。

十四、类风湿关节炎

类风湿关节炎（rheumatoid arthritis，RA）是一种主要影响滑膜关节免疫介导的多系统炎症性疾病，主要表现为关节疼痛、肿胀、僵硬，可造成关节长期损害，关节功能活动障碍和残疾。流行病学调查显示，RA 的全球发病率为 0.5%～1%，中国大陆地区发病率为 0.42%，总患病人群约 500 万人。目前针对 RA 的药物治疗主要采用非甾体抗炎药、糖皮质激素、抗风湿药以及生物制剂。药物治疗能减轻炎症反应，缓解患者的疼痛，但长期用药后的不良反应较多。研究表明，针灸治疗类风湿关节炎具有双向调节免疫内分泌的功能及显著镇痛的作用。电针能有效降低 RA 患者外周血和关节滑液中促炎性因子 IL-1、IL-6 的含量，提高 IL-4、IL-10 的含量，减轻滑膜炎症反应，减缓关节结构破坏的进程。电针可降低 TNF-α 和 VEGF 水平，减轻炎性介质引起的关节滑膜炎症反应，进而缓解 RA 患者的临床症状，特别是炎症反应后的疼痛和肿胀症状，这对提高治疗的依从性和生活质量都至关重要。电针治疗不仅能改善关节功能、控制病情进展，而且能够显著降低 DAS28 评分、减轻拮抗药物的不良反应。

类风湿关节炎肝肾不足证案

患者林某，女，36 岁。

初诊： 2016 年 3 月 15 日，患者因"反复发作四肢小关节疼痛 7 年余"就诊。

患者于 2008 年 7 月开始出现双踝关节疼痛，在当地诊所拟诊断为"痛风"治疗后缓解，之后双踝关节、双腕关节、双手小关节肿痛反复发作，无明显晨僵，间断治疗效果不明显。2010 年 2 月在上海某医院诊断为"类风湿关节炎"，服用甲氨蝶呤、塞利西卜病情稍缓解，但仍间有肿痛发作。刻下：患者再次发作左踝部肿痛，双膝关节畏寒，双手、双足关节疼痛，舌淡红少津，脉细。

查体：四肢小关节无红肿，指间关节及趾间关节压痛，左外踝稍肿痛，局部肤色不红，皮温不高，关节活动可，余大小关节未见明显异常。

【西医诊断】　类风湿关节炎。

【中医诊断】　尪痹。

【中医分型】　肝肾不足证。

【病机治则】　肝藏血主筋，肾藏精主骨，肝肾不足，筋骨失养，不荣则痛，故见四肢小关节发作性肿痛。治以补益肝肾、通络止痛之法。

【穴位处方】　八邪（双侧）、八风（双侧）、犊鼻（双侧）、丘墟（双侧）、合谷（双侧）、外关（双侧）、三阴交（双侧）、太溪（双侧）、太冲（双侧）、阿是穴。

【针刺操作】　患者取坐位，各穴常规消毒，毫针常规针刺，捻转行针至得气为度，留针30min。

【电针操作】　双侧"合谷-外关"穴加电针，疏密波，频率为2/100Hz，强度以患者耐受为度，刺激时间为30min，隔日1次，每周治疗3次。

【其他治疗】　犊鼻穴施以温针灸。甲氨蝶呤片10mg，每周1次。

二诊（2016年3月29日）：电针治疗6次后，患者关节疼痛程度有所缓解，VAS评分降至4分。嘱继续治疗，治疗方案同前。

三诊（2016年4月12日）：电针连续治疗12次，患者关节疼痛程度明显缓解，VAS评分降至1分。

按：该患者左踝部肿痛，双膝关节畏寒，双手、双足关节疼痛，结合实验室检查，可以明确诊断为类风湿关节炎。本病虽表现为关节局部病变，但治疗需以整体治疗为原则，在针灸取穴方面，主要以局部取穴及辨证循经取穴为主，结合针刺补泻手法。八邪、八风为经外奇穴，丘墟为胆经原穴，可疏通局部经脉、络脉及经筋气血，活血止痛。合谷为手阳明经穴，有疏风解表、通络镇痛的作用；外关为手少阳经穴，可通经活络止痛；二穴为方剑乔教授多年临床常用的镇痛组穴，且通过实验证实具有较好全身镇痛作用，该患者全身多处关节疼痛，故选用两穴予接电针以期取得较好的镇痛效果。三阴交、太溪、太冲共用为治本之意，补后天强先天，补肝肾强筋骨。阿是穴祛邪活络、舒筋止痛。本病以关节疼痛为主要临床表现，针毕在合谷、外关等穴加用电针，疏密波交替可以对感觉和运动神经产生即时和延迟抑制，刺激脊髓释放强啡肽、脑内释放脑啡肽和β-内啡肽，发挥较强的镇痛效应。

类风湿关节炎瘀痰痹阻证案

患者丁某，女，43岁。

初诊：2017年8月1日，患者因"十指小关节肿痛10年余"就诊。

患者10余年前无明显诱因下出现手指关节疼痛，逐渐出现十指指关节肿胀、疼痛、晨僵，关节屈伸不利，关节周围皮下可触及结节，劳累及受凉后明显加重。刻下：双手指指间关节肿胀、晨僵，疼痛明显，活动后症状稍缓解，胃纳可，夜寐安，二便无殊。VAS评分7分。舌暗紫，脉沉涩。

查体：十指近端指间关节、远端指间关节稍肿胀，压痛（＋），关节活动受限，局部皮肤不红，皮温不高，余大小关节未见明显异常。

【西医诊断】　类风湿关节炎。

【中医诊断】　尪痹。

【中医分型】　痰瘀痹阻证。

【病机治则】　风寒湿热之邪内犯人体造成气血经脉运行不畅而成瘀血，加之痹证日久，五脏气机紊乱，升降无序则气血逆乱，亦成瘀血。痰浊与瘀血，相互影响、相互作用、相互加重，使痰瘀互结，痰瘀流注关节日久，形成顽痰败血，聚而成毒，腐蚀关节，造成关节肿大变形，顽固难愈。治宜涤痰祛瘀，通络止痛。

【穴位处方】　八邪（双侧）、曲池（双侧）、手三里（双侧）、外关（双侧）、阳溪（双侧）、阿是穴、膈俞（双侧）、肝俞（双侧）、脾俞（双侧）、肾俞（双侧）。

【针刺操作】　患者取坐位，各穴常规消毒，针刺得气，毫针常规针刺，局部采用强刺激捻转泻法，令针感向指间关节及掌指关节放射。

【电针操作】　双侧"合谷-外关"穴加电针，疏密波，频率为 2/100Hz，强度以患者耐受为度，刺激时间为 30min，隔日 1 次，每周治疗 3 次。

【其他治疗】　①针后予膈俞、肝俞、脾俞、肾俞拔罐，留罐 5min。②给予甲氨蝶呤片，每周 7.5mg。

二诊（2017 年 8 月 15 日）：电针治疗 6 次，患者关节疼痛程度有所缓解，VAS 评分降至 3 分。嘱继续治疗，治疗方案同前。

三诊（2017 年 8 月 29 日）：电针连续治疗 12 次，患者关节疼痛程度明显缓解，VAS 评分降至 0 分。1 个月后随访十指关节无明显疼痛。

按：该患者有 10 余年病史，关节肿痛日久不消，关节屈伸不利，晨僵明显，关节周围皮下可触及结节，舌暗紫，脉沉涩。中医辨证为痰瘀痹阻，治宜祛瘀通络止痛。针灸取穴根据病变部位局部选用八邪（双侧）、阿是穴以祛邪活络、舒筋利节、通经止痛；曲池可活血祛风；外关、合谷合用通经活络止痛。膀胱经主一身之卫气，肾主一身之根本，肾与膀胱相表里，取膀胱经上的膈俞、脾俞、肾俞、肝俞等穴位予拔罐可起到祛瘀止痛、滋补肝肾、培元固本的作用。患者手指关节疼痛明显，选择刺激频率为 2/100Hz 电针增强镇痛效果。

【方氏经验】　类风湿关节炎应属祖国医学之"痹证（尪痹）"范畴。《三因极一病证方论·叙痹论》曰："夫风寒湿三气杂至，合而为痹，虽曰合痹，其用各殊。……大抵痹之为病，寒多则痛，风多则行，湿多则着。在骨则重而不举，在脉则血凝不流，在筋则屈而不伸，在肉则不仁，在皮则寒，逢寒则急，逢热则纵。"风、寒、湿等邪气侵袭人体，滞留肢体筋脉、关节，气血痹阻而成痹证。肢体筋脉关节痹阻，气血运行不畅，不荣则痛、不通则痛。由于感邪偏盛的不同，临床表现也各不相同。本病的早期诊断和早期治疗是提高疗效的关键。

由于本病病因较为复杂，且疼痛部位各不相同，针灸治疗往往要因人、因病而异，急性发作期用针刺泻法，若患者素体强壮，可强刺激；若患者体质较弱，则在手法上宜轻宜柔，以捻转泻法为主；慢性缓解期用平补平泻法或补法。本病基本病机为肝肾亏虚、本虚标实，针灸处方基本为局部取穴结合循经取穴，循经取穴以膀胱经、肾经、督脉腧穴为主。本病发病机制复杂，临床应根据患者病情灵活选用多种疗法，如痛甚者，在疼痛部位可加以电针或经皮穴位电刺激，采用疏密波（2/100Hz），强度以患者耐受为度，刺激时间为 30min，可有效缓解疼痛等症状。研究表明，电针可降低外周血和关节滑液中致炎性白介素的含量，升高抑炎性白介素含量，进而改善类风湿关节炎发展的内环境。临床研究证实电针可降低本病不良反应的发生率，减少晨僵时间，改善关节活动功能。寒湿偏重者可配合温针灸，温针灸可发挥针刺和艾灸的双重作用，艾灸的温热及药物作用通过腧穴的传导作用布散经络之中，起到温经通络、行气活血止痛的作用。湿热内盛者可予刺络拔罐，以清热泻火解毒、活血通络止痛等。

十五、强直性脊柱炎

强直性脊柱炎（ankylosing spondylitis，AS）为一种以骶髂关节、脊柱以及外周关节炎症为特征的自身免疫性疾病，属于血清阴性脊柱关节病。流行病学调查表明，AS 的世界发病率为 0.1%～1.4%，男性发病率约为女性的 3 倍，80%的患者在 30 岁之前发病。AS 发病原因尚不明确，有研究认为与人类白细胞抗原-27（HLA-27）及其亚型相关，同时也与自身免疫功能紊乱等多种因素相关。中医针刺治疗 AS 现已广泛应用于临床，电针是其中方法之一。临床研究证实，电针夹脊方法治疗 AS 临床疗效好，能缓解疼痛、晨僵等症状，改善血沉（ESR）、C 反应蛋白（CRP）等实验室指标，还能促进病变脊柱运动功能的恢复。

强直性脊柱炎肾虚督寒证案

患者叶某，男，39 岁。

初诊：2017 年 7 月 11 日，因"反复腰背部疼痛僵硬不适 10 年余，加重 1 年"就诊。

患者于 10 余年前无明显诱因出现腰骶部僵硬，于当地医院就诊，诊断为"强直性脊柱炎"，门诊给予中药、西药和针灸综合治疗，治疗后以上症状缓解。去年外伤后腰骶部僵硬加重，给予生物抑制剂治疗，症状稍改善后停药。刻下：患者仍有腰骶部疼痛僵硬不适感，晨僵持续约 1h，疲劳及阴雨天时症状加重，舌暗红，苔薄白，脉沉细。

查体：神清，精神可，颈软，双侧瞳孔等大等圆，脑神经检查无殊，腰背部肌肉僵硬，脊柱胸椎段压痛明显，腰骶部压痛点明显，"4"字试验（＋），弯腰活动受限，枕墙距 6cm，指地距 15cm，双上肢肌力 5 级，肌张力正常，腱反射存在，病理征阴性，双下肢无明显水肿。VAS 评分 6 分。

辅助检查：骨盆正位片报告（2017-7-18）示双侧骶髂关节消失、融合，符合强直性脊柱炎的 X 线表现。

【西医诊断】 强直性脊柱炎。

【中医诊断】 大偻。

【中医分型】 肾虚督寒证。

【病机治则】 督脉主一身之阳，腰为肾府，寒邪入侵肾督，阳气不得开阖，寒气从之，乃生大偻。治拟补肾强督之法。

【穴位处方】 夹脊（双侧）、肝俞（双侧）、肾俞（双侧）、委中（双侧）、大椎、至阳、命门、腰阳关、秩边（双侧）、承扶（双侧）、承山（双侧）、昆仑（双侧）。

【针刺操作】 患者取俯卧位，各穴常规消毒，毫针常规针刺，捻转行针至得气为度，留针 30min。

【电针操作】 L_1 和 L_5 夹脊给予电针，左右各一对，刺激参数为疏密波，频率为 2/100Hz，强度以患者耐受为度，隔日 1 次，每周治疗 3 次。

【其他治疗】 至阳、命门、腰阳关温针灸，灸 2～3 壮，针灸结束后在督脉及两侧膀胱经加拔火罐，留罐 5～10min。

二诊（2017 年 7 月 25 日）：电针治疗 6 次，患者腰部疼痛程度有所缓解，VAS 评分降至 3 分，腰僵硬感缓解。嘱继续治疗，治疗方案同前。

三诊（2017 年 8 月 8 日）：电针连续治疗 12 次，患者腰部疼痛程度有所缓解，VAS 评分降至 1 分。嘱继续治疗，治疗方案同前。

按： 该患者腰背部、尾骶部有疼痛僵硬不适感，经络辨证属督脉、足太阳膀胱经。针刺选穴以督脉、足太阳膀胱经腧穴及脊柱受侵部位的夹脊为主。夹脊为经外奇穴，内夹督脉，外邻膀胱经，与足太阳膀胱经经气相通，膀胱经之背俞穴作为脏腑之气输通出入之处，内应于脏腑，反注于背部，反映脏腑形态，医治脏腑疾病。电针夹脊可调和经脉，补益气血，通督止痛。至阳、命门、腰阳关均为督脉之穴，督脉主一身之阳气，"阳气者，精能养神，柔则养筋"，在这三个穴位上施予温针灸，既可起到局部疏通经络的作用，又可调整周身经络脏腑的气血功能。

强直性脊柱炎肾虚督热型案

患者金某，男，63岁。

初诊：**2019年5月14日**，因"反复腰部酸胀**40年余**，加重**2月余**"就诊。

患者40余年前，在长期背负重物工作后出现腰部酸胀感，休息后加重，活动后减轻，伴有关节灼热感。曾于多地就诊，治疗不详，病情无好转。近2个月来，患者自觉腰部酸胀难忍，于2019年5月7日就诊于浙江省某医院确诊为"强直性脊柱炎"。刻下：患者腰部酸胀难忍，膝关节疼痛伴有灼热感。VAS评分8分。舌质偏红，苔腻，脉细数。

查体：腰椎生理曲度变直，腰部肌肉紧张，棘突旁压痛（＋），双侧直腿抬高试验及加强试验（＋），双侧"4"字试验（＋）。双侧深浅感觉对称存在，腱反射正常，双侧巴宾斯基征（－）。双下肢无水肿，双膝关节皮温增高。

【西医诊断】 强直性脊柱炎。

【中医诊断】 大偻。

【中医分型】 肾虚督热型。

【病机治则】 腰为肾府，肾主骨生髓，病程长久，邪郁化热。治拟补肾清化之法。

【穴位处方】 夹脊（双侧）、肝俞（双侧）、肾俞（双侧）、委中（双侧）、秩边（双侧）、承扶（双侧）、承山（双侧）、昆仑（双侧）、犊鼻（双侧）、阳陵泉（双侧）。

【针刺操作】 患者取俯卧位，各穴常规消毒，毫针常规针刺，捻转行针至得气为度，留针30min。

【电针操作】 L_1和L_5夹脊给予电针，左右各一对，刺激参数为疏密波，频率为2/100Hz，强度以患者耐受为度，隔日1次，每周治疗3次。

【其他治疗】 针灸结束后在两侧膀胱经加拔火罐，留罐5～10min。仰卧位针刺犊鼻、阳陵泉，得气即取针，速刺不留针。

二诊（2019年5月28日）：电针治疗6次，患者腰部疼痛程度有所缓解，VAS评分降至4分，关节灼热感明显缓解。

三诊（2019年6月11日）：电针连续治疗12次，患者腰部疼痛程度有所缓解，VAS评分降至1分。

按：该患者腰部酸胀难忍，膝关节疼痛伴有灼热感，中医辨证为大偻肾虚督热型，经络辨证属督脉、足太阳膀胱经。针刺选穴以督脉、足太阳膀胱经腧穴及夹脊为主。夹脊穴经外奇穴，针刺夹脊不但可影响脊神经后支还可触及其前支，前支与交干相联络，能影响交感神经，从而与脏腑活动相关，具有调理脏腑气血的功用。电针夹脊可增强通督止痛之功。膀胱经主一身之表，膀胱经拔罐可起到通经散热之功。膝关节局部取犊鼻、阳陵泉，速刺不留针可起到通经活络，疏调经筋的作用。

【方氏经验】　强直性脊柱炎属于中医学"大偻"范畴，其病多位于腰骶、脊柱，腰为肾之府，脊柱为督脉循行所在，本病本虚标实，由于先天禀赋不足，肝肾亏虚，督脉受损，风寒湿邪侵袭而致督脉及膀胱经经气失调，经络痹阻，气血瘀滞，不通而痛，故发为本病。针刺选穴以督脉、足太阳膀胱经腧穴及脊柱受侵部位的夹脊为主。夹脊为经外奇穴，内夹督脉，外邻膀胱经，具有沟通两经气血的作用，针刺之可以行气活血、通络止痛。现代医学研究表明：夹脊局部都有相应的脊神经后支及其伴行的动静脉。针刺夹脊可调节神经血管，改善局部微循环，促进病灶炎症的消退及正常组织的再生。针刺夹脊不但可影响脊神经后支，还可触及其前支，前支与交干相联络，能影响交感神经，从而与脏腑活动相关，具有调理脏腑气血的功用。电针夹脊可使强直性脊柱炎患者的 ESR 和 CRP 水平明显降低，炎症得到控制，疼痛症状缓解；电针夹脊还能促进病变脊柱运动功能的恢复。电针能提高神经细胞氧利用率，促进神经细胞再生，增强机体的防御和免疫功能，电针还能疏通经络气血，促进体内阿片样肽的分泌，加强镇痛作用。

十六、神经源性膀胱

神经源性膀胱（neurogenic bladder，NGB）是由于神经系统病变，引起膀胱或尿道出现功能障碍的一类疾病。累及储尿和（或）排尿生理调节过程的所有神经系统病变，如脊髓病变、脑血管意外、周围神经病变等，都可能继发神经源性膀胱。有研究表明，在美国有高达 90% 的多发性硬化患者、72% 的帕金森病患者、15% 的脑卒中患者和 84% 的脊髓损伤患者都伴发神经源性膀胱。现代医学针对本病的治疗方法主要包括药物治疗、手术治疗、电刺激治疗、膀胱功能训练、膀胱神经支配的重建及导尿术的运用等，同时干细胞移植、基因治疗等方法也成为治疗本病的研究热点。越来越多的临床研究证实，针灸疗法在神经源性膀胱的治疗中有重要优势，治疗选穴多以膀胱经、督脉、任脉、脾经为主，依据循经远取、局部取穴原则选取相应的配穴。方剑乔教授在临床上治疗本病多以腹部关元、气海、中极、水道等穴配合腰骶部次髎、肾俞、膀胱俞等膀胱经背俞穴为主，采用断续波和疏密波配合模式，以断续波增强神经肌肉的兴奋性，增加膀胱横纹肌收缩。疏密波作用于"膀胱俞-次髎"施加于骶髓神经，刺激 S_2～S_4 的神经细胞，兴奋低位中枢，改善骶神经反射。

周围神经病变继发神经源性膀胱案

患者，喻某，男，60 岁。

初诊：**2018 年 6 月 23 日**，患者因"排尿困难 1 年"就诊。

患者 1 年前出现排尿困难，小便不出或点滴不畅，排尿无力，B 超显示膀胱残余尿量大于 100ml。刻下：面色㿠白，形体虚胖，神疲乏力，气短，小腹坠胀，食欲不振，舌淡胖，苔薄白，脉弱。既往有"糖尿病病史"10 年余，血糖控制不佳。

【西医诊断】 ①神经源性膀胱；②神经源性尿潴留。

【中医诊断】 癃闭。

【中医分型】 脾虚气陷证。

【病机治则】 脾气不升，三焦气化不利，肾和膀胱气化失司。治当益气健脾，升清降浊，化气利尿。

【穴位处方】 关元、中极、阴陵泉（双侧）、三阴交（双侧）、膀胱俞（双侧）、次髎（双侧）。

【针刺操作】 患者取仰卧位，穴位局部皮肤常规消毒，根据不同穴位，直刺进针。关元、中极、阴陵泉、三阴交行小幅度均匀提插捻转 3 次，使局部产生酸胀的得气感。留针 30min，其间穴位每 10min 行针 1 次。患者再取俯卧位，膀胱俞和次髎直刺进针，得气后，留针 15min。每周治疗 3 次，隔日 1 次。

【电针操作】 双侧"膀胱俞-次髎"穴分别连接电针。取断续波，频率为 2～20Hz，电流强度为 0.3～0.5mA，逐渐增大电流强度，以患者可以接受为度。

二诊（2018 年 9 月 21 日）：电针治疗 10 次后，患者小便较前流畅，症状较前减轻。继续治疗，治疗方案同前。

三诊（2018 年 10 月 14 日）：电针连续治疗 20 次，患者小便点滴而出，自觉排尿顺畅，B 超提示残余尿量<50ml，嘱继续治疗。

按：传统医学中并没有"神经源性膀胱"这一病名，本病一般归属于"癃闭"范畴，膀胱气化不利为本病的基本病机，是致病之本，本虚标实，虚实夹杂。小便的通畅有赖于膀胱的气化，故本病病位在膀胱。结合患者舌脉，本病病机为脾虚气陷，导致三焦气化不利，肾和膀胱气化失司。因此当益气健脾、化气利尿。

关元为足三阴经与任脉的交会穴，又是小肠募穴，小肠的生理功能是主液，能够治疗人体关于水液的疾病，能够固摄下焦，补益元气，能够激发膀胱经气，调节膀胱的气化功能，控制水液的代谢。中极为任脉穴、膀胱募穴，又是足三阴经与任脉的交会穴，中极是临床治疗膀胱病变的要穴。中极与膀胱的背俞穴膀胱俞相配属俞募配穴法，可调理膀胱气化功能。三阴交为脾经穴位，并且是脾、肝、肾三阴经的交会穴，一穴通三经，具有调节三阴经及其属络脏腑的功能，有通调水道、疏肝理气、运化水湿、调节气机的作用，针刺三阴交，能够调节水液代谢障碍的问题。阴陵泉为脾经穴位，可清利下焦湿热，通利小便。次髎在体部接近膀胱，局部取穴是经穴近治作用最好的体现，针感易于直达病灶，深刺次髎可直接刺激位于深部的骶神经。低频适用于周围神经损伤的恢复，针对该患者为糖尿病周围神经损伤引发的排尿困难，选择断续波电流，通过"膀胱俞-次髎"穴施加于骶髓神经，刺激 $S_2 \sim S_4$ 的神经细胞，兴奋骶神经反射，促进尿道内括约肌、逼尿肌发生节律性收缩。

脊髓损伤继发神经源性膀胱案

患者李某，男，71 岁。

初诊：**2016 年 3 月 24 日，患者因"脊髓瘤术后排尿困难 2 年余"就诊。**

患者 2 年前因诊断为脊髓瘤，在浙江省某医院行手术治疗，术后出现排尿困难，经膀胱功能康复后症状改善不明显，小便不出，点滴而已，B 超显示膀胱残余尿量大于 100ml，每日需自行导尿。刻下：体虚畏冷，神疲乏力，舌淡胖，苔薄白，脉沉弱。

【西医诊断】　①神经源性膀胱；②神经源性尿潴留。

【中医诊断】　癃闭。

【中医分型】　肾阳虚证。

【病机治则】　肾阳虚衰，命火式微，致三焦气化无权，浊阴不化，本虚标实，虚实夹杂。治当温补肾阳，化气利水。

【穴位处方】

处方 1：关元、气海、中极、水道（双侧）、百会。

处方 2：肾俞（双侧）、膀胱俞（双侧）、次髎（双侧）、秩边（双侧）、百会。

【针刺操作】　患者取仰卧/俯卧位，穴位局部皮肤常规消毒，根据不同穴位，直刺进针。每天治疗 1 次，处方 1 和处方 2 交替进行。百会、关元、中极、水道行小幅度均匀提插捻转 3 次，使局部产生酸胀得气感。处方 1 中中极、气海温针灸。处方 2 中双侧肾俞、秩边温针灸。留针 30min，其间穴位每 10min 行针 1 次。

【电针操作】

处方 1：双侧"水道-归来"分别接电针。取断续波，频率为 2/50Hz，电流强度为 0.3～0.5mA，逐渐增大电流强度，以患者腹部轻微颤动为度。

处方 2：双侧"膀胱俞-次髎"接电针，取疏密波，频率为 2/50Hz，电流强度为 0.3～0.5mA，逐渐增大电流强度，以患者可以接受为度。

二诊（2016 年 4 月 21 日）：电针治疗 10 次后，患者小便较前流畅，点滴症状较前减轻。嘱患者每日自行导尿前尝试自主排尿。继续治疗，治疗方案同前。

三诊（2016 年 5 月 30 日）：电针连续治疗 20 次，患者自诉可自行排尿，无须导尿操作，B 超提示残余尿量<50ml，门诊随诊。

按：支配人体尿道平滑肌和膀胱的是由自主神经系统的交感神经（T_{10}～L_2）和副交感神经（S_2～S_4）发出的神经纤维，而横纹肌性的尿道外括约肌则是由躯体运动神经发出的神经纤维支配。这些神经各自发出的神经纤维支配着尿道和膀胱的活动，进而控制排尿与储尿活动的产生。一般脊髓损伤的节段不同，临床表现也不同。当脊髓严重损伤时早期出现脊髓休克，损伤平面以下各种反射消失，发生弛缓性瘫痪，膀胱排尿反射也会消失，出现尿潴留，这一时期称为脊髓休克期。休克期过后，根据脊髓损伤的部位不同，出现尿潴留或尿失禁。当 S_1 节段以上损伤时出现尿失禁，S_1 节段以下损伤时出现尿潴留。

关元为足三阴经与任脉的交会穴，能够固摄下焦，补益元气，调节膀胱的气化功能，控制水液的代谢；气海补气升提，为强壮要穴；中极为任脉穴、膀胱募穴，又是足三阴经与任脉的交会穴，灸气海、中极可疏通气机，温经养肾，助膀胱气化功能恢复；水道属足阳明胃经，《经穴释义汇通》曰："道，通也，肾主水，膀胱属水，三焦者水道出焉，又位在大巨下一寸，正当膀胱出水之道，故名水道。"《素问·骨空论》曰："督脉为病……癃。"百会为督脉经穴，为督脉、足厥阴肝经、足少阳胆经、足太阳膀胱经和手少阳三焦经的交会穴，为诸阳之会，刺之可调整机体诸阳之气。秩边穴位横平第 4 骶后孔，骶正中嵴旁开 3 寸。《针灸甲乙经》记载"阴下重不得小便，秩边穴主之"，秩边针刺时强调"秩边透水道"的透刺手法，以一穴通两经，从而调理膀胱的气化功能，达到通利小便的目的。

断续波是 3 种常用波形之一，与连续波和疏密波相比较而言，它更能增强兴奋神经肌肉的作用，可以刺激横纹肌收缩。水道、归来均位于下腹部近膀胱处，腹部 4 穴针对盆腔肌肉和膀胱壁肌肉起局部作用，刺激其规律运动，缓解麻痹症状，从而引起交感神经兴奋，促使膀胱逼尿肌收缩增加，尿道括约肌舒张，有效帮助尿液排出体外，缩短排尿时间。处方 1 使用低频断续波刺激水道和归来组直接加强膀胱横纹肌的兴奋性。膀胱俞和次髎既是属于膀胱经的腧穴，其定位也居于腰骶部位，是临床常用于治疗排尿异常的穴位，位置与膀胱功能调节低位中枢重叠，次髎在体部接近膀胱，局部取穴是经穴近治作用最好的体现。处方 2 选择疏密波电流，通过膀胱俞-次髎施加于骶髓神经，刺激 $S_2 \sim S_4$ 的神经细胞，兴奋低位中枢，改善骶神经反射。

十七、痛　经

痛经（dysmenorrhea）是指月经前后或月经期出现下腹部疼痛、坠胀，伴有腰酸或其他不适。痛经分为原发性和继发性两类。原发性痛经指生殖器无器质性病变的痛经，占痛经 90% 以上；继发性痛经指由盆腔器质性疾病引起的痛经。原发性痛经的发生，主要与月经来潮时子宫内膜前列腺素含量增高有关；继发性痛经病因复杂，女性生殖器官发育异常、肿瘤、结核、子宫及附件炎性疾病、子宫内膜异位性疾病等均可引起痛经。根据多地流行病学调查，原发性痛经主要发生在青春期，子宫肌瘤、子宫腺肌病等继发性痛经主要发生在生育期且呈激素依赖性。目前主流治疗方法为药物治疗与手术治疗，药物治疗包括以前列腺素合成酶抑制剂和非甾体抗炎药为代表的非激素治疗和激素治疗，但因其存在维持时间短、不适用于有生育要求的妇女等问题而仍不令人满意。运动、局部热敷、行为干预、饮食、中医药治疗是女性常用的缓解痛经的方法，针灸治疗被纳入 2017 年加拿大妇产科医师协会（SOGC）发布的《原发性痛经临床实践指南》中。有 Meta 分析结果显示，针灸治疗原发性痛经总有效率优于布洛芬，从不同时段的疗效观之，即刻疗效更为显著，且复发率低。方剑乔教授在临床上治疗本病时多采用电针结合灸法治疗，重用次髎、十七椎、三阴交。刺激次髎与十七椎能够通过刺激骶丛神经起到类神经阻滞的作用，有即时提高痛阈的效果。2/100Hz 电针强刺激"地机-三阴交"能够改善子宫不规律收缩，同时促使中枢脑啡肽、内啡肽和内吗啡肽的释放，实现长时间镇痛。

继发性痛经案

患者于某，女，35 岁。

初诊：**2019 年 10 月 11 日**，因"反复发作经行腹痛 10 年余，加重 6 个月"就诊。

患者于 10 年前剖宫产后出现经行腹痛。疼痛每次于月经前 1 天发生，位于左侧少腹部，持续 1～2 天，疼痛剧烈时需服用镇痛药并卧床休息方可缓解。患者 3

年前曾于当地妇产科医院就诊，诊断为子宫内膜异位症，曾间断服中药治疗（具体药物不详）。近 6 个月患者因工作繁忙加班经行腹痛加重，不愿意继续服中药治疗，故来针灸科就诊。自诉半年来精神紧张，痛经逐渐加剧，经前 1 周出现乳房胀痛伴下腹坠胀感，月经前 1 天至经行第 2 天腰骶疼痛如折，疼痛从左侧少腹扩展至腰骶部，需吲哚美辛塞肛并卧床休息方可缓解。患者 13 岁初潮，末次月经来潮时间为 2019 年 10 月 2 日，经期 5～6 天，周期 28～30 天，经量多，色暗淡夹血块，味腥。刻下：患者面色苍白，口唇色暗，语声低微，病来月经周期无明显变化，平素疲乏易怒，时有头痛，带下色白量多，劳累后腰部酸痛，纳食不馨，大便不畅。舌淡紫，苔白，脉沉细。

婚育史：23 岁结婚，2009 年剖宫产 1 女，胎儿 3000g，人工流产 1 胎，丈夫及女儿体健，否认丈夫有性病史或冶游史。

辅助检查：2019 年 10 月 7 日（月经第 5 天），B 超检查示子宫多发性肌瘤，最大 3.2cm×4.0cm，左侧卵巢囊肿 3.3cm×2.0cm。

【西医诊断】　①卵巢子宫内膜异位囊肿；②子宫肌瘤。

【中医诊断】　痛经。

【中医分型】　气滞血瘀证。

【病机治则】　患者病起于产后，每于月事将至发病，伴经前乳房胀痛，纳呆便秘，当属产后余血未尽加之调养不当，情志不畅，胞脉阻滞，蓄而成瘀；后每逢经前经时气血下注冲任，胞脉气血更加壅滞，"不通则痛"，故使痛经。治宜化瘀消癥，行气止痛。

【穴位处方】

非月经期治疗：处方 1：气海、中极、关元、期门（双侧）、天枢（双侧）、子宫（双侧）、支沟（双侧）、合谷（双侧）、三阴交（双侧）、太冲（双侧）。处方 2：膈俞（双侧）、肾俞（双侧）、大肠俞（双侧）、次髎（双侧）、三阴交（双侧）。

月经期治疗：肾俞（双侧）、大肠俞（双侧）、次髎（双侧）、十七椎、地机（双侧）、三阴交（双侧）、合谷（双侧）。

【针刺操作】

非月经期：处方 1 组和处方 2 组穴位交替使用，每周治疗 2～3 次。处方 1 组腧穴仰卧位取穴，处方 2 组腧穴俯卧位取穴，各穴均常规毫针针刺得气，肾俞、次髎温针灸。

月经期：次髎、十七椎深刺令气至会阴，合谷针刺得气行泻法，其余各穴常规针刺得气，肾俞、大肠俞、次髎、十七椎温针灸或艾盒灸；疼痛严重时重灸次髎与十七椎。

【电针操作】

非月经期：处方 1 组穴位治疗时，双侧"天枢-子宫"各接一对电针，频率为 100Hz；经期将至腰骶部酸痛不适明显时双侧"大肠俞-次髎"可接电针治疗，频率为 2/100Hz，强度以患者感觉舒适为宜，局部给予 TDP 照射，每次治疗 30min。每周治疗 2~3 次。

月经期："地机-三阴交"接一对电针，采用 2/100Hz 电针，强刺激令患者产生酸痛感并向小腿及足底放射，治疗时间每次 30~60min，若疼痛未减轻可适当延长治疗时间。每日治疗 1 次。

【其他治疗】

非月经期：处方 1 组穴位治疗时，气海、中极、关元温针灸或温和灸；处方 2 组穴位治疗时，肾俞、大肠俞、次髎温针灸。

月经期：重灸次髎与十七椎。

二诊（2019 年 11 月 1 日）：治疗 1 个月经周期后，患者疲乏易怒感减轻，大便通畅，痛经势减，可在月经期自行前来门诊治疗。

三诊（2020 年 1 月 10 日）：治疗 3 个周期后，疼痛大减，经色转红，患者复查卵巢囊肿缩小，后要求患者每次排卵后至月经前来门诊治疗，每周 2 次以巩固疗效。再治疗 3 个月后患者诉痛经已基本消失，半年后随访未复发。

按： 继发性痛经病因复杂，病程日久者多虚实夹杂易生变证，治疗上应将辨证与辨病相结合，审因治疗、标本兼顾。此案患者平素工作紧张，肝郁气滞，又经流产术后胞宫为金刃所伤，产后失养，气滞与血瘀互结化生有形之癥瘕包块聚于胞脉。病发 10 年来一直未系统规律治疗，现症状加重并发生卵巢囊肿，结合患者临床症状与舌脉，当属久病气血已亏，邪实内聚，治疗上应扶正与祛邪并进，分期治疗。在患者非月经期以"扶正"为主兼以"泻实"，于任脉气海、中极、关元温针灸以益元气温胞络，毫针刺期门、天枢、子宫、支沟、太冲以畅气机；背俞穴温针灸以益肾温阳，行气活血；气滞血瘀明显者以"大肠俞-次髎"接 2/100Hz 电针，同时给予 TDP 照射以祛瘀通络。月经期以"祛邪"为主兼以"补虚"，腰骶部腧穴以温针灸或艾盒灸以助温通之效，次髎与十七椎深刺令气至会阴并以重灸促瘀血排出，"地机-三阴交"接 2/100Hz 电针强刺激与次髎、十七椎协同促子宫收缩排出瘀血，同时促进中枢脑啡肽、内啡肽和内吗啡肽的释放，实现长时间镇痛。

本病的发生与肝、脾、肾相关，同时冲、任、督三脉同起于胞中而出于会阴与肝、脾、肾三脉相交，在治疗上应充分考虑使用交会穴进行治疗以提高临床疗效。本案选用的中极、关元分别为肝、脾、肾经与任脉、冲脉的交会穴，三阴交为肝、脾、肾经交会穴，期门为肝、脾经与阴维脉之交会穴，均为治疗妇科疾病的常用腧穴，有益气血、调冲任、养血柔肝的疗效。妇科病病位在于胞宫，然其本在气血，针灸治疗妇科病重在"调气"。本案选用临床上常用特定穴治疗，如合谷为手阳明原穴，太冲为足厥阴输穴，支沟为手少阳经穴，三者合用可通降胃肠，更可镇静安神，疏肝理气，以使血随气行；天枢为大肠募穴，合背俞穴（肾俞、大肠俞）以通腑气；膈俞为八脉交会穴之血会，为和血理血要穴，配以肾俞、三阴交养血活血，合以大肠俞、次髎因势利导，促使有形之邪化于无形。在针灸治疗思路中结合现代研究证明有效的特定穴，如次髎与十七椎为临床治疗痛经要穴，现代研究证实，刺激次髎与十七椎能够通过刺激骶丛神经起到类神经阻滞作用，有即时提高痛阈的效果。2/100Hz 电针强刺激"地机-三阴交"能够改善子宫不规律收缩，同时促使中枢脑啡肽、内啡肽和内吗啡肽的释放，实现长时间镇痛。

十八、小儿脑性瘫痪

脑性瘫痪（cerebral palsy，CP），是一组持续存在的中枢性运动和姿势发育障碍、活动受限的症候群，常伴有感觉、知觉、认知、交流和行为障碍，以及癫痫和继发性肌肉骨骼问题，是儿童肢体致残的主要疾病之一。脑瘫已成为当前导致小儿残疾发病率较高的疾病，每 1000 个活产儿中有 2～3.5 个脑瘫患儿，国外报道脑瘫患儿占存活婴儿的 1.5‰～3.2‰，严重影响着儿童的身心健康，给患儿家庭带来经济压力和心理负担。现阶段药物治疗有两种：一种是促进脑组织发育和代谢，通过促进脑部神经细胞的发育，进而增强脑组织的代谢功能；另一种药物主要是通过改善肌肉张力而发挥作用，包括肉毒杆菌毒素、巴氯芬等，此类药物作用时间较短，不能维持，而且长期服用副作用很大。其他治疗方式包括运动治疗、手术治疗、物理疗法、心理疗法、神经干细胞移植等。既往临床研究表明，电针组对脑性瘫痪的有效率达到 95%，要显著高于药物组。方剑乔教授在治疗脑瘫时，采用断续波 45Hz 经皮穴位刺激，使下肢肌肉在断续波电针的刺激下有节律地收缩，以增加局部的血液循环，舒筋通络、益气活血，进而改善下肢的血液循环，使肌肉充养，改善患儿的肌力、肌张力等，从而达到改善患儿下肢痿软症状的目的；对于痉挛性的瘫痪患者，方剑乔教授则采用100Hz 经皮穴位电刺激，通过高强度的刺激，使紧张肌肉松解，进而缓解内翻挛缩症状。

小儿脑性瘫痪之足软案

患儿韩某，男，3岁。

初诊：2016年10月3日，患儿因"双下肢痿软，不能行走3年"就诊。

患儿于2013年初于浙江某医院早产，产后患儿无哭闹，次日发现患儿嗜睡，家人带其返回医院检查，头颅CT提示有轻度脑水肿，于当地医院静脉滴注缓解脑乏氧症状的药品（具体不详）。患儿12个月时不能坐起，双下肢无力痿软，再次原医院就诊，复查头颅CT，提示有轻度脑萎缩。遵医嘱口服脑活素、胞磷胆碱、中药（具体不详）等对症治疗，患儿双下肢痿软稍有改善，停药后症状则加重。刻下：患儿偶有哭闹，平时嗜睡，双下肢无力，舌淡苔薄白，脉沉细。

查体：神志清，精神可，心肺腹听诊无殊，左下肢肌力2级，右下肢肌力3级，左下肢肌张力（+），右下肢肌张力（++），左下肢腱反射亢进，右下肢腱反射稍亢进。

【**西医诊断**】 脑性瘫痪。

【**中医诊断**】 足软。

【**中医分型**】 肝肾亏损证。

【**病机治则**】 先天因素，父精不足，母血气虚，禀赋不足，以致早产、难产，生子多弱，先天精气未充，髓脑未满，脏气虚弱，筋骨肌肉失养而成。治以补肾养肝为则。

【**穴位处方**】 四神聪、百会、神庭、脾俞（双侧）、大椎、肾俞（双侧）、足三里（双侧）、三阴交（双侧）、阳陵泉（双侧）、申脉（双侧）、绝骨（双侧）、环跳（双侧）、太冲（双侧）、风市（双侧）、伏兔（双侧）。

【**针刺操作**】 常规消毒后，毫针常规针刺四神聪、百会、神庭等头部穴位，得气后留针。毫针点刺脾俞、大椎、肾俞等穴位，得气后不留针。

【**电针操作**】 交替选取下肢双侧"足三里-伏兔"或"风市-阳陵泉"，接入经皮穴位电刺激仪，断续波，刺激频率为45Hz，刺激强度以局部肌肉微微颤动有节律地收缩，患者无明显疼痛不适为度，治疗时间为每次30min，隔日1次，10次为1个疗程，疗程间歇休息3天。

二诊（2016年10月18日）：患儿嗜睡改善，哭闹次数减少，双下肢仍旧无力，继续加强针灸治疗，操作同前。

三诊：（2016年11月3日）：患儿的嗜睡出现次数显著减少，已少有哭闹，双下肢肌力较前稍改善，可在家属搀扶下行走数米，继续针灸治疗。1年后电话随访患儿，其父母表示患儿嗜睡症状已较少发作，已可在他人搀扶下行走，目前在继续治疗中。

按: 该患儿运用头针与体针相结合的方式,其中选取百会、四神聪、神庭可以起到醒脑开窍、提神益智的作用,通过改善局部的神经与体液的调节作用,使脑部的血供及营养得到改善。选择脾俞、大椎、肾俞、三阴交、足三里等穴予以毫针点刺,以补先后天之精气,使气血随经气灌溉充髓。考虑到患儿双下肢痿软,肢体穴位主要选取下肢的阳陵泉、申脉、绝骨、环跳、太冲、风市、伏兔等穴位,采用断续波 45Hz 经皮穴位电刺激,使下肢肌肉在断续波电针的刺激下有节律地收缩,以增加局部的血液循环,舒筋通络、益气活血,进而改善下肢的血液循环,使肌肉充养,改善患儿的肌力、肌张力等,从而达到改善患儿下肢痿软症状的目的。

小儿脑性瘫痪之五硬案

患儿张某,男,两岁半。

初诊: 2017 年 8 月 17 日,患儿因"四肢僵硬内翻 2 年余"就诊。

患儿于 2015 年初出生,早产 30 天,出生体重 2.5kg,顺产,当时无窒息情况。患儿于两个半月时出现无法抬头,4 个月时不能翻身,头不能控制,1 岁时可翻身,但不能坐,患儿须人扶站立,双下肢可伸直呈剪刀状,言语不能。曾多次到北京、上海等地医院就诊,诊断为脑性瘫痪,未进行系统正规的治疗。刻下:患儿神清,精神可,情绪哭闹,无法自主站立,双下肢内收呈剪刀状,双手拇指内收,食少便溏,面色萎黄,舌边尖红苔白,脉弦细。

查体:神志清,精神可,双下肢内收痉挛,双手拇指内收痉挛,四肢活动稍受限,双下肢肌张力增高,双手手掌肌张力增高,肌力检查欠配合。

【**西医诊断**】　脑性瘫痪。

【**中医诊断**】　五硬。

【**中医分型**】　肝强脾弱证。

【**病机治则**】　肝旺乘脾多因脾虚化源不足,肝旺筋脉失和,木乘土位,以致脾气不荣于四末,故见手足冷硬而筋脉挛缩症状。治以疏肝健脾为则。

【**穴位处方**】　四神聪、百会、神庭、脾俞(双侧)、大椎、肾俞(双侧)、足三里(双侧)、阴陵泉(双侧)、内膝眼(双侧)、照海(双侧)、三阴交(双侧)、太冲(双侧)、风市(双侧)、血海(双侧)、内关(双侧)、合谷(双侧)、尺泽(双侧)。

【**针刺操作**】　常规消毒后,毫针刺激四神聪、百会、神庭等头部穴位,得气后留针。毫针点刺脾俞、大椎、肾俞、太冲等穴位,得气后不留针。

【电针操作】　交替选取双侧"阴陵泉-三阴交"或双侧"内膝眼-阴陵泉"，上肢选取"内关-尺泽"，接入经皮穴位电刺激，密波，刺激频率为 100Hz，刺激强度以局部肌肉微微收缩，患者无明显疼痛不适为度，治疗时间每次 30min，隔天 1 次，10 次为 1 个疗程，疗程间歇休息 3d。

二诊（2017 年 8 月 31 日）：患儿哭闹次数较之前减少，四肢内收痉挛稍有好转，腹泻症状较前缓解。继续治疗，治疗方案同前。

三诊（2017 年 9 月 14 日）：患儿精神较初诊明显好转，四肢内侧肌肉稍柔和，腹泻次数减少，嘱继续加强电针治疗，以缓解痉挛。1 年后电话随访患儿家属，家属表示患儿已较少哭闹，精神尚佳，四肢肌肉痉挛无明显加重，已无腹泻症状，但仍旧无法自行行走。

按： 该患儿运用头针与体针相结合的方式，其中选取百会穴、四神聪穴、神庭穴可以起到醒脑开窍、提神益智的作用，通过改善局部的神经与体液的调节作用，使脑部的血供及营养得到改善。选择针刺脾俞、大椎、肾俞、足三里等穴位，得气后采用补益类手法，以补先后天之精气，使脑髓、肌肉得到充养。患儿为肝强脾弱之证，针刺太冲穴，施以泻法以平肝。考虑到四肢内翻痉挛，故四肢部穴位主要以肢体内侧为主，选取足三里、阴陵泉、内膝眼、照海、三阴交、太冲、风市、血海、内关、合谷、尺泽，采用泻法，使其局部肌肉松解；同时，在肢体内侧采用 100Hz 经皮穴位电刺激，通过高强度的刺激，使紧张的肌肉松解，进而缓解患儿四肢的内翻挛缩症状。

【方氏经验】　小儿脑瘫按照临床受损部位及其表现可分为：①痉挛型：以锥体系受损为主；②不随意运动型：以锥体外系受损为主所导致的不随意运动增多，患儿表现为手足徐动、舞蹈样动作、肌张力不全、震颤等；③共济失调型：以小脑受损为主；④肌张力低下型：其他类型的过渡形式；⑤混合型：多种类型表现的混合类型。小儿脑瘫的病因复杂，西医学认为引起脑瘫的原因可分为产前、分娩时和产后的诸多因素，包括物理、化学、生物等因素。在中医学当中，小儿脑瘫则属于"五迟""五软""五硬"等范畴，其中多数患儿主要是因先天不足，导致肝、肾、心、脾等脏腑虚弱，进而损及髓海；亦或是，患儿出生后，后天失于濡养，进而导致患者气血虚弱，髓海无法得到充养，进而导致筋脉失养，故患儿往往智力低下、姿态异常。目前，临床上尚无对小儿脑瘫具有特效的治疗手段。

针灸作为外治手段之一，具有汇聚气血、调节阴阳、调整脏腑及活血通经的效果，在改善小儿脑瘫所导致的周围运动系统的异常方面，表现出良好的效果。《内经》有云："阳气者，精则养神，柔则养筋。"故方剑乔教授在治疗小儿脑瘫时，选择百会、四神聪、神庭等头部穴位以提神醒脑益智。肾主骨生髓，为生长之本，脾为水谷精微化生之源，后天之本，故选取背俞穴脾俞、肾俞等强肾补髓以滋先天，健脾益气以补后天；血海、合谷等穴位起到疏通经络、活血行气等作用；足三里为胃经的合穴，可以增强气血，强化后天之本的滋养；阳陵泉为八会穴中的筋会，可起到通络解痉之效；三阴交则为足三阴经络的交会穴位，起到补益肝肾之效。因此，方剑乔教授在治疗中遵循了循经取穴、局部和远道取穴相互配合的原则，通过补益先天和后天，达到健脾安神、活血化瘀、通窍益智的目的。在电针方面，方剑乔教授根据患儿不同的临床分型采取不同的电针治疗策略。针对肌肉痿软瘫痪的患儿，方剑乔教授采用参数为 35～50Hz 的断续波刺激局部，增加患儿肌肉的收缩能力，进而增强肌力；而对于肌肉痉挛的患儿来说，方剑乔教授采用了 100Hz 电针对痉挛侧的肌肉进行放松，缓解肌肉痉挛，进而改善肌肉挛缩的表现。通过经络辨证和电针刺激双重结合，达到改善疾病症状的目的。

十九、带状疱疹后遗神经痛

带状疱疹后遗神经痛（postherpetic neuralgia，PHN）是带状疱疹急性期发作后持续达 90～120d 的神经病理性疼痛，是带状疱疹常见的并发症之一。流行病学调查显示，在经历过带状疱疹的患者当中有 10%～15%会伴随有 PHN；然而，50岁以上的老年带状疱疹患者，遗留 PHN 的概率会随着年龄的增长而增加。PHN以其诱发的剧烈疼痛、较为绵长的病程，导致患者的生活质量低下，已然成为威胁人类健康的重大问题之一。目前，临床常使用三环类抗抑郁药物，如加巴喷丁、普瑞巴林等进行治疗，但此类药物往往只对半数左右的患者具有满意的效果，同时，又会很大概率发生诸如眩晕、嗜睡、疲劳感、共济失调等副作用。相关电针治疗 PHN 临床疗效及安全性的 Meta 分析认为，电针治疗 PHN 的总有效率要优于对照组，且能够有效地降低治疗组的 VAS 疼痛评分、复发率、平均每日疼痛评分（average daily pain score，ADPS）、热痛敏、机械痛敏、自发性刺痛和疼痛 6 点行为评分（the 6-point behavioral rating scale，BRS-6）。方剑乔教授在临床上治疗本病时多采用围刺法结合电针治疗，巧用电针频率，即采用 100Hz 密波短时程治疗转为 2/100Hz 疏密波接续治疗的"变频"疗法，可迅速止痛，后期可直接采用 2Hz疏波长时程治疗，加强镇痛后效应。

带状疱疹后遗神经痛案

患者花某，女，82 岁。

初诊：**2019 年 10 月 15 日**，患者因"反复右侧胸背部放射性烧灼样痛 8 个月"就诊。

患者自诉 8 个月前右侧胸背部出现成串丘疱疹、水疱，状如米粟，高出皮肤表面，水疱透亮，病发处皮肤较红，时有烧灼样疼痛，或放射性疼痛，就诊于当地医院，诊断为带状疱疹，给予抗病毒治疗后，疱疹逐渐破溃，后皮肤愈合，前胸部症状消失，但右侧背部仍遗留烧灼样疼痛，每触碰时发作，VAS 评分 8 分，目前口服普瑞巴林进行止痛治疗（每次 2 片，每日 2 次）。刻下：现患者右侧胸背部第 7～11 肋间部皮肤呈带状分布浅褐色色素沉着斑，边界清楚，纳尚可，寐欠安，二便可，舌质暗，苔薄白，脉弦细。

查体：局部色素沉着明显，有触痛，无压痛。

【**西医诊断**】　带状疱疹后遗神经痛。

【**中医诊断**】　蛇串疮。

【**中医分型**】　气滞血瘀证。

【**病机治则**】　素体气血亏虚，余邪留于肌肤，阻痹经脉，不通则痛。治拟行气、活血化瘀之法。

【**穴位处方**】　阿是穴、T_6～T_{12} 夹脊（患侧）、曲池（患侧）、外关（患侧）、合谷（患侧）。

【**针刺操作**】　局部常规消毒后，在局部皮损部位由周围向中央呈环状沿皮平刺（围刺），T_6～T_{12} 夹脊向病灶区斜刺 0.5～1 寸。同侧曲池、外关、合谷进行针刺。得气后，均采用平补平泻法。

【**电针操作**】　在"夹脊-病损局部阿是穴"接电针一对，"外关-合谷"接电针一对；疏波 2Hz，强度以患者耐受为度，留针 30min。治疗期间配合 TDP 照射治疗。隔日 1 次，7 次为 1 个疗程。

二诊（2019 年 12 月 3 日）：3 个疗程后，患者疼痛症状大减，VAS 评分 2 分。2 个月后回访，仅夜间偶有疼痛。

按：本病疼痛的表现为持续性、顽固性的疼痛，电针中疏密波对感觉和运动神经产生即时和延迟抑制，均发挥较强的镇痛效应及维持效应。高频电针能刺激脊髓释放强啡肽而即时镇痛，低频电针能刺激脑垂体释放脑啡肽和 β-内啡肽达到较为缓慢持久的止痛效果，同时也可改善因为情绪引起的疼痛，即治神。本案为疾病后遗症期，由于患者疼痛日久，不仅存在因病而痛，同时也存在因"神"而痛，因此在频率的选择上主要以疏波为主，如果疼痛较重，亦可选择疏密波 2/100Hz 进行治疗。在施以针刺后，电针一组选取病损部位相应神经节段的根部和局部皮损区进行刺激，达到局部镇痛的目的；另一组分别作用于同侧的合谷、外关以远道取穴镇痛。

二十、睡 眠 障 碍

睡眠障碍（sleep disorder）是指患者对睡眠时间和（或）质量不满足并影响日间社会功能的一种主观体验。失眠是最常见的睡眠障碍。一项纳入 115 998 名一般人群的含 17 项流行病学研究的 Meta 分析显示，我国普通人群睡眠障碍检出率为 15.0%。若患者长期失眠，将会导致亚健康的形成，会出现抑郁、焦虑等心理问题，并引发多种身心疾病。一项系统性评价提示，经过 3 周以上针刺治疗后，失眠症状的缓解情况优于药物治疗。总结近 10 年的电针治疗原发性失眠症的结果提示，有效刺激量是疗效的重要保障，它与电针的波形、频率、刺激强度、刺激时间直接相关。有一项 Meta 分析总结了自 2005 年 1 月至 2014 年 12 月近 10 年电针治疗原发性失眠症临床的 RCT 研究数据，认为电针治疗原发性失眠症的疗效优于药物及常规针刺疗法，密波在提高睡眠质量、缩短入睡时间、延长睡眠时间、增加睡眠效率、改善睡眠障碍和日间功能障碍诸方面的疗效都优于疏波，针刺处方选穴以督脉上的头穴和心经的神门穴为主。在电针治疗上：一是循经取穴与局部取穴并重，一般选取心经、心包经等经穴，如神门、内关等；二是根据脑为神之府，选取头部腧穴，如印堂、百会、安眠、四神聪等。

睡眠障碍心肾不交证案

患者沈某，女，48 岁。

初诊：2015 年 3 月 7 日，患者因"反复入睡困难 3 年，加重 1 个月"就诊。

患者 3 年前月经紊乱后出现失眠，入睡困难，曾于浙江某医院就诊，诊断为"睡眠障碍"，给予酒石酸唑吡坦 10mg 口服，睡眠障碍稍有缓解，其间失眠症状时轻时重，近 1 个月来失眠症状加重，入睡困难，睡眠不深，甚则彻夜不寐。刻下：虚烦神疲，兼见头晕耳鸣、腰膝酸软，盗汗自汗，月经延期，2～3 个月一至，月经量显著减少、色红，舌质红，苔薄白，脉细。

【西医诊断】 ①睡眠障碍；②围绝经期综合征。

【中医诊断】 不寐。

【中医分型】 心肾不交证。

【病机治则】 心属火，肾属水，心火须下降到肾，使肾水不寒，肾水须上济于心，使心火不亢，称为心肾相交。本患者久病伤阴，损耗肾水，肾失阴液濡养，阴精不能上承，心火偏亢，致心肾不交。治宜滋阴降火，交通心肾。

【穴位处方】　百会、四神聪、神庭、安眠（双侧）、神门（双侧）、申脉（双侧）、照海（双侧）、三阴交（双侧）、太溪（双侧）、肾俞（双侧）、心俞（双侧）、耳门（双侧）、听宫（双侧）、听会（双侧）、翳风（双侧）

【针刺操作】　头枕部的百会、四神聪、神庭、安眠等穴平刺进针，捻转得气后留针。安眠施以高频震颤法。耳门、听宫、听会直刺后不行针。其余穴位根据患者肌肉丰厚程度选择 1.5～2.0 寸针，直刺进针，施以平补平泻的提插捻转手法，得气后施以电针刺激。

【电针操作】　电针选择头部"百会-神庭""听宫-翳风"，频率为 100Hz，时间为 30min，强度以患者可明显感到电针刺激，感觉舒适为宜。隔日治疗 1 次，每周 3 次。

【其他治疗】　辅以耳穴磁珠贴压治疗，选择一侧神门、心、肾、交感、皮质下的穴区敏感点贴压磁珠，嘱咐患者每日按压刺激至少 5 次，每次每穴 20 下。每次针灸治疗时更换另一侧耳部贴压磁珠。

二诊（2015 年 4 月 7 日）：患者自诉深睡眠时间延长，耳鸣基本消失，仅睡前偶然出现，仍感虚烦，月经未至。嘱其继续针灸治疗，治疗方案同前。

三诊（2015 年 6 月 9 日）：治疗 3 个月后，患者精神状态和睡眠情况较前明显好转，其间行经 1 次，未诉明显不适感。

按：患者 3 年前出现月经先后不定期，随之伴发失眠，入睡困难，睡眠不深，甚则彻夜不寐，兼见头晕耳鸣，腰膝酸软，盗汗自汗，舌质红，苔薄白，脉细，故可诊断为不寐（心肾不交）。治疗上以百会、神庭、四神聪、安眠、神门、申脉、照海为主穴。其中，百会、神庭、四神聪可调神镇静，安眠可安神利眠，为不寐之经验效穴；心之原穴神门，功善宁心安神；申脉和照海为八脉交会穴，申脉通阳跷脉，照海通阴跷脉，《灵枢·寒热病》载有："阴跷、阳跷，阴阳相交，阳入阴，阴出阳，交于目锐眦，阳气盛则瞋目，阴气盛则瞑目。"可见人之正常睡眠与阴跷脉和阳跷脉有关，因此采用补照海、泻申脉之法以调和阴阳。心肾不交证多由肾阴亏损，阴精不能上承，因而心火偏亢，失于下降所致。因此穴位选择上配以三阴交、太溪、肾俞和心俞以滋阴降火，交通心肾。三阴交为肝、脾、肾经的交会穴，可益气养血安神；肾俞为肾之背俞穴，心俞为心之背俞穴，二穴合用，可交通心肾。另因患者兼有耳鸣之症，取"耳前三穴"（耳门、听宫、听会），所谓"腧穴所在，主治所及"。此外配穴耳穴磁珠贴压神门等穴，现代研究发现耳穴压豆可刺激脑垂体-性腺轴，进而调节大脑皮质的兴奋-抑制中枢，经络学说认为耳穴贴压疗法通过刺激调节肢节和脏腑对应的耳部穴位，调理对应的脏腑功能，可起到防病和治病的效果。神门能镇静安神，心区和肾区可养心安神、补肾益精、调和冲任，交感刺激可加强自主神经功能的调节，五穴共取可滋阴清热、益心安神、平衡阴阳，达到标本兼治的疗效。电针治疗上，选择听宫-翳风目的是治疗伴随症状耳鸣；选择"百会-神庭"，旨在通过电针刺激调节脑内 5-HT 水平，5-HT 作为人体的内源性活性物质，对情绪、焦虑、睡眠、体温、摄食和痛觉等都有调节作用。此外，电针可促进内啡肽的释放，具有镇静和使人产生欣快感的效果，还可促进分泌神经递质 γ-氨基丁酸，有效抑制觉醒系统神经元的活动，提高睡眠质量。

睡眠障碍心脾两虚证案

患者高某，女，31 岁。

初诊： 2016 年 8 月 11 日，患者因"反复失眠伴多梦 1 年"就诊。

患者 1 年前小产后出现失眠，伴胃痛隐隐，不思饮食，入睡困难，睡后易醒，多梦，甚则彻夜难眠，当时未及时就医治疗，自行服用安眠类保健品后略有缓解，近 3 个月以来症状加重，服用安眠类保健品未见改善，于浙江某医院就诊后，诊断为"睡眠障碍"，患者本人拒绝服用镇静类药物改善睡眠，要求针灸治疗。刻下：失眠伴多梦，疲劳，健忘，食欲减退，大便不爽，面色萎黄，形体消瘦，月经量少色淡，行经 7 天以上，淋漓不尽，舌淡，苔薄白，脉弱。

【**西医诊断**】 睡眠障碍。

【**中医诊断**】 不寐。

【**中医分型**】 心脾两虚证。

【**病机治则**】 脾主运化，脾虚气弱，运化失职，故乏力，纳差，大便不爽；脾气亏虚，气血生化乏源，心血不足，心神不宁，故形体消瘦，失眠多梦，健忘；脾虚不能摄血，血不归经，则女子经血量少色淡、淋漓不尽；面色萎黄，舌淡，脉弱，均为气血亏虚之证。治宜健脾益气，养血安神。

【**穴位处方**】 百会、四神聪、神庭、安眠（双侧）、神门（双侧）、内关（双侧）、太冲（双侧）、三阴交（双侧）、气海、关元。

【**针刺操作**】 针刺时，先针神庭、四神聪、百会行平补平泻；再针关元、气海，施以提插捻转补法，得气后留针；安眠施以高频震颤法；毫针常规针刺神门、内关、太冲、三阴交，行捻转补法，得气后留针。

【**电针操作**】 得气后施以电针刺激，电针选择头部"百会-神庭"，频率为 100Hz，时间为 30min，强度以患者可明显感到电针刺激，感觉舒适为宜。隔日治疗 1 次，每周 3 次。

【其他治疗】　气海、关元温针灸各一壮。另辅之以耳穴磁珠贴压治疗，在神门、心、交感、肝、脾的耳穴区敏感点贴压磁珠，嘱咐患者每日按压刺激至少 5 次，每次每穴 20 下，以发热为度。同时配合中药以养心安神，方以归脾汤加减。具体方药如下：

炙黄芪 15g	党　参 15g	茯　苓 15g	柴　胡 10g
炙甘草 5g	木　香 5g	远　志 15g	大　枣 10g
炒白术 15g	当　归 15g	川　芎 15g	丹　参 15g
合欢皮 15g	酸枣仁 15g		

二诊（2016 年 9 月 10 日）：治疗 1 个月后患者自诉睡眠情况及精神状态好转，守原方治疗 1 个月后睡眠基本恢复正常。

按：患者失眠伴多梦 1 年，病程较长，其素体亏虚，又见"疲劳，健忘，食欲减退，大便不爽，面色萎黄，形体消瘦，舌淡，苔薄白，脉弱"，故可辨为不寐（心脾两虚证）。治疗上以内关、神门调心气，益心血，起调神安神之效，以百会、神庭、四神聪调神镇静，关元、气海两穴以温针灸行补法，补益强身，以肝经原穴太冲调畅气机，三阴交益气养血安神，加之以经验效穴安眠，共奏补益心脾、平调阴阳、交通任督之效。通过刺激耳穴神门、心、交感、肝、脾，调整迷走神经与交感神经关系，平衡自主神经的状态，从而改善患者失眠状况。配合归脾汤加减，其中炙黄芪、党参、炒白术、当归健脾益气补血，茯苓、远志、酸枣仁补益心脾、安神，柴胡、合欢皮解郁安神，川芎、丹参行气活血，木香理气醒脾，使补而不滞，蜜甘草、大枣补益心脾、调和脾胃，诸药合方，可补益心脾，养血安神。在电针治疗上，在"百会-神庭"施以电针，以针感传入途径为结构基础，以周围神经纤维以及中枢神经递质等为媒介，通过刺激相应区域从而抑制神经兴奋性，并调节 5-HT、内啡肽、多巴胺等中枢递质水平，实现镇静安神的作用。

第二节　电针治疗的可选病种

本节列入的病种在临床上也多使用电针治疗，有临床疗效，但病种病例数量不多或尚缺乏相关循证依据，可经今后的相关临床研究后提供更多的依据以进一步指导临床。本节包括以下 14 个病种，但不仅限于此。本节列入的病种有：肱骨外上髁炎、呃逆、功能性胃肠病、痉挛性斜颈、踝关节扭伤、围绝经期综合征、小儿抽动秽语综合征、神经性耳聋、声带麻痹、复视、焦虑抑郁、躯体形式疼痛障碍综合征、慢性疲劳综合征、甲状腺结节摘除术。

一、肱骨外上髁炎

肱骨外上髁炎案

患者朱某，男，45岁。

初诊：2018年6月5日，患者因"右侧肘关节疼痛1月余"而就诊。

患者1月余前因用力不当出现右侧肘关节疼痛，肱骨外上髁处有压痛，VAS评分7分，伴肘关节功能障碍，活动不利，无法拧毛巾及持重物等。当时于当地医院行针灸治疗，疗效不佳，故来我院针灸科求诊。刻下：右肘关节处疼痛不适伴有活动不利。舌偏红，苔薄白，脉弦。

【西医诊断】　肱骨外上髁炎。

【中医诊断】　肘劳。

【中医分型】　血瘀证。

【病机治则】　因前臂用力不当损伤经脉，瘀血内停，经筋脉络失衡而致。治以舒筋活血，通络止痛之法。

【穴位处方】　阿是穴、合谷（患侧）、外关（患侧）、太冲（患侧）、手三里（患侧）、曲池（患侧）。

【针刺操作】　阿是穴行"五虎擒羊"针法，强刺激泻法，具体操作为围刺肱骨外上髁至骨膜后微微行针，每针以患者感到强烈酸楚为度，再在肱骨外上髁压痛点上加用1～2针；余穴常规针刺，行泻法；阿是穴与患侧手三里针刺得气后行温针灸。隔日1次，每周治疗3次。

【电针操作】　选取"五虎擒羊"针法围刺中的2个阿是穴接一对电针，"合谷-外关"接一对电针，疏密波2/100Hz，2～5mA，连续刺激30min，刺激强度以患者能承受的最大强度为宜。

【其他治疗】　留针期间，以TDP照射肘关节。

二诊（2018年6月18日）：电针治疗4次后，患者疼痛有所缓解（VAS评分降至5分），但活动仍受限。嘱继续治疗，治疗方案同前。

三诊（2018年7月2日）：电针治疗10次后，VAS评分降至1分，疗效达到临床痊愈标准，日常活动不受限，随访1个月后未复发。

按：肱骨外上髁炎是以肘部外侧筋肉局部微热、压痛，作伸腕握物并前臂旋后活动时肱骨外上髁部疼痛等为主要表现的慢性损伤性疾病。该病多见于网球运动员，又称"网球肘"。该病的病变组织以肌筋膜和骨膜为主，也可累及邻近的肱骨关节滑膜，疼痛可放射至前臂或上臂。该患者肱骨外上髁疼痛，附近有明显压痛点，伴有肘关节功能活动受限等。受损位置采用"五虎擒羊"针法，可以改善病变周围组织的微循环，减少炎性物质的渗出，缓解痉挛及粘连。电针及温针灸可促进肘部的血液循环，濡养周围组织肌肉，减少局部痉挛，减轻肌腱及肌筋膜的炎症反应，进而缓解疼痛。疏密波不仅能克服单一波形产生适应的缺点，还能激活中枢内源性阿片样肽的分泌，起到镇痛作用。合谷为手阳明经原穴，主治上肢疼痛不适，通调气血，手阳明经"入肘外廉"，针刺可起到疏经除滞的作用。曲池为阳明经合穴，阳明经多气多血，能补益正气，活血调经。手三里是手阳明大肠经穴，临床上多用于治疗局部疼痛或麻木不适。合谷、外关远道穴对共奏通络止痛之功。

二、呃　逆

呃逆案

患者黄某，男，58岁。

初诊：**2019年11月26日，患者因"呃逆3个月，加重1周"就诊。**

患者诉3个月前无明显诱因下出现呃逆，呈阵发性，安静时喜发，进食活动时减轻，发作时伴烦躁，纳、寐可，予胸腹部全面体检后未见明显异常。刻下：患者阵发性呃逆，安静时喜发，进食活动时减轻，发作时伴烦躁，胁肋部胀满不适，纳、寐可，二便可，舌淡红苔薄，脉弦。

【西医诊断】　膈肌痉挛。

【中医诊断】　呃逆。

【中医分型】　肝气犯胃证。

【病机治则】　肝郁气滞，横逆犯胃，胃气上逆，发为呃逆。治拟疏肝和胃降逆之法。

【穴位处方】　印堂、中脘、下脘、气海、关元、内关（双侧）、合谷（双侧）、列缺（双侧）、照海（双侧）、太冲（双侧）、足三里（双侧）、膈俞（双侧）、肝俞（双侧）、夹脊（$T_7 \sim T_9$）（双侧）。

【针刺操作】　患者俯卧，针刺膈俞、肝俞，留针30min；取针后仰卧，印堂朝向鼻尖平刺，余穴直刺20～30mm，平补平泻法行针得气。中脘施以温针灸。

【电针操作】　夹脊 T_7、T_9 各接一组经皮穴位电刺激仪的电极片，连续波，频率为 100Hz，电流强度为 10～20mA。

二诊（2019 年 12 月 2 日）：治疗 3 次后，呃逆频率降低。嘱继续治疗，治疗方案同前。

三诊（2020 年 1 月 22 日）：治疗 10 次后，呃逆消失。

按：方剑乔教授认为，普通的突发性呃逆，与手太阴肺经及足阳明胃经息息相关，手太阴肺经"还循胃口，上膈，属肺"；足阳明胃经"其支者，从大迎前，下人迎……下膈，属胃，络脾""是动则病……贲响腹胀，是为骭厥"（《灵枢·经脉》）。因肺胃之气同主降，膈居肺胃之间，每当各种致病因素乘袭肺胃之时，亦每使膈间气机不畅致胃气上逆，冲出喉间而引起呃逆之症。该病总由胃气上逆动膈所致，病位在膈，与胃关系密切。方剑乔教授治疗本病尤重视任、督二脉的调治。任、督二脉均起于胞中，过膈肌，据经脉所过，主治所及，督脉与任脉前后相续，气血相通，具有调节全身气血盛衰的作用。而呃逆之病多为膈间气机不利所致，加之肾气不足，肾失摄纳失于和降，浊气上冲夹胃气上逆动膈，此三经脉可治呃逆之症。对于顽固性呃逆则可取中脘，再配以气海、关元。其中中脘属任脉，为胃募穴，可使用艾灸一壮。列缺配照海，为八脉交会穴，可通任脉会合于胸、肺、膈和喉咙。治疗结束后行背部督脉、膀胱经排罐治疗，以调畅气血。同时呃逆患者因夜寐欠安，疲乏者，可随症加用安眠、百会、神庭以养心安神；或兼有心慌、烦躁之并发症，可随症加用神门、大陵等心和心包经腧穴直刺浅刺，起到镇惊安神之效。在电针的选用上，以经皮穴位电刺激代替电针，以密波 100Hz 加强夹脊刺激，抑制膈肌痉挛。

三、功能性胃肠病

功能性胃肠病之腹胀案

患者韩某，女，70 岁，退休。

初诊：2019 年 11 月 23 日，患者因"反复右下腹腹胀 20 年余"就诊。

患者于 20 年前无明显诱因下出现右下腹腹胀，饭后加重，无腹痛腹泻，无便秘，予多种治疗无明显改善，后因腹胀明显，再次就医检查，考虑"慢性阑尾炎"，行"阑尾切除术"，术后腹胀症状无改善，余检查未见明显异常。刻下：患者仍感右下腹腹胀明显，排便矢气后稍有减轻，查体见腹部柔软，无明显压痛及包块，纳呆，大便难，小便利，夜寐一般，舌淡暗，苔薄，脉弦。

【**西医诊断**】 功能性胃肠病考虑（排除性诊断）。

【中医诊断】 腹胀。

【中医分型】 气滞证。

【病机治则】 本病病位涉及脾、胃、肝、大肠。脾胃运化失健则升降失常是为病机基础，肝气郁滞失于疏泄则气机不利，导致气滞肠腑是为重要环节。治以疏肝行气，调畅肠腑气机之法。

【穴位处方】 脾俞（双侧）、胃俞（双侧）、大肠俞（双侧）、中脘、天枢（双侧）、足三里（双侧）、三阴交（双侧）、合谷（双侧）、太冲（双侧）、阿是穴。

【针刺操作】 诸穴常规针刺，采用平补平泻手法，中脘、足三里施以温针灸；留针 30min。

【电针操作】 双侧"足三里-三阴交"各接一对电针，连续波，5Hz，强度为 1～2mA。

二诊（2019 年 11 月 26 日）：电针治疗 1 次后，患者自诉当晚腹胀减轻。治疗方案同前，嘱隔日治疗 1 次，1 周治疗 3 次。

三诊（2019 年 12 月 14 日）：电针连续治疗 8 次后，腹胀已瘥。随访 1 个月未复发。

按：功能性胃肠病具有病程长、反复发作等特点，其主要表现为腹痛、腹胀、恶心、呕吐、腹泻以及便秘等，是一种缺乏解剖和生理学变化依据的临床症候群。本病常表现为功能性腹胀，病因多样，与饮食、情绪、神经功能紊乱密切相关，属中医学"腹胀"范畴，病位在肝、脾、胃，以气机失调为病机。"肝主条达"，无论是木旺乘土还是土虚木乘，均要在治疗中加以疏肝理气。选穴采用俞募配穴和局部结合远道取穴。背俞穴主治脏病，募穴主治腑病。选用脾俞、胃俞、大肠俞、中脘、天枢，脏腑合治。太冲属于肝经原穴，解郁散结、疏肝理气。中脘和足三里，加温针灸，温通行气。电针取足三里、三阴交，以增强对胃肠功能的调节。在电针频率上，现代研究表明，连续波 5Hz 较其他频率对消化系统更具调节优势。实验研究表明，刺激足三里不仅能促进肠道的蠕动，更能促进消化系统的整体恢复。电针能有效缩短术后早期炎性肠梗阻病程，促进迷走神经释放兴奋性递质，改善肠道血流。连续波 5Hz 电针足三里对术后肠梗阻大鼠的肠道动力有良性调节作用，并能在一定程度上抑制炎症因子 COX-2 的表达。

功能性胃肠病之泄泻案

患者严某，男，50 岁。

初诊：2018 年 3 月 10 日，患者因"反复腹泻 6 年余"就诊。

患者于 6 年前无明显诱因下开始出现腹泻，每月间断性发作 10 余次，水样便，多为未消化食物，情绪改变、天气变化、进食生冷时加重，伴有腹部疼痛，泻后痛减，夜尿频多。查粪、尿、血常规无特殊。刻下：患者腹泻，每月 10 余次，水样便，多为未消化食物，夜尿 5～6 次，畏寒，胃纳一般，夜寐尚可，舌淡红，苔薄白，有齿痕，脉沉细。

【西医诊断】 肠易激综合征。

【中医诊断】 泄泻。

【中医分型】 肝郁脾虚证。

【病机治则】 本病病始属土虚木乘或木郁乘土，出现"泄泻"表现。可因泄泻日久伤气耗津，兼见阳虚，火不能暖土则完谷不化。本病病位涉及脾、胃、肝、大肠。脾胃运化失健则升降失常是为病机基础，肝气郁滞失于疏泄则气机不利，导致气滞肠腑是为重要环节。治以疏肝健脾、涩肠止泻之法。

【穴位处方】 中脘、天枢（双侧）、气海（双侧）、关元、足三里（双侧）、三阴交（双侧）、太冲（双侧）。

【针刺操作】 诸穴常规直刺，采用平补平泻手法，得气后留针 30min。天枢、关元施以温针灸。

【电针操作】 双侧"足三里-三阴交"各接一对电针，连续波，频率为 5Hz，强度为 1～2mA。

二诊（2018 年 3 月 20 日）：电针治疗 3 次后，患者诉大便次数 3～4 次/天，腹痛减轻，夜尿次数 2～3 次/晚。治疗方案同前，嘱隔日治疗 1 次，1 周治疗 3 次。

三诊（2018 年 4 月 19 日）：电针连续治疗 1 月余后，解便 1～2 次/天，大便偏稀，无腹痛肠鸣，夜尿 1～2 次/晚。因工作原因改为 1 周 1 次治疗以巩固疗效。

按：功能性胃肠病在中医学属"便秘""腹泻""腹胀""腹痛"等多个范畴，病位主要在肝、脾、胃、大小肠，以气虚、气郁为主要病机。肠易激综合征在中医学属"泄泻"范畴。现代研究认为，本病与胃肠道动力功能紊乱和内脏高敏感性密切相关。针灸在治疗腹泻型肠易激综合征肝郁脾虚证患者的临床治疗中，取得了良好的疗效。现代研究表明，针灸在改善患者胃肠道动力障碍、内脏高敏感性、肠道炎症等方面显示了明显的优势，且具有双向调节作用。主穴为中脘，该穴为胃之募穴，又属于八会中的腑会，主饮食不化，只要是脾胃运化失调者，均可取此穴；足三里为足太阴之表经合土穴，与脾胃关联密切，表里相应，可起到缓解腹胀的作用，多用于胃中寒、肠鸣并泄治疗中；天枢属于大肠经之募穴，是人体脉气聚集的位置，可起改善腹满肠鸣、寒泄不化的作用；关元属于小肠经之募穴，是足三阴、任脉交会之所，医书有载"后泄不止，主要关元"，故虚证泄泻患者，均可取该穴。配穴取三阴交、太冲，以调和肝脾。本患者在肝脾不和的基础上，考虑病久易现脾肾阳虚，可重用灸法，以温补脾阳，截断病情转变。现有针灸研究认为，电针可通过对迷走神经活性的影响，调控胃肠道功能，刺激"足三里"能提升迷走神经活性，进而调节肠神经系统活性，采用连续波 5Hz 电针，不仅能促进肠道的蠕动，改善肠道血流，更能促进消化系统的整体恢复。

四、痉挛性斜颈

痉挛性斜颈案

患者，男，28 岁。

初诊：**2018 年 9 月 12 日**，患者因"头项部不自主向左侧倾斜伴抽动 3 月余"就诊。

患者 3 月余前无明显诱因下出现头项部不自主向左后方倾斜、抽动等多种异常姿势混合，颈部肌肉紧张，常因劳累、情绪紧张加重，影响工作及生活，无颈部疼痛，无头晕，无上肢麻木，曾至当地医院就诊，诊断为"原发性颈部肌张力障碍"，予加巴喷丁、甲钴胺等口服，未见明显好转，遂至我院门诊以求进一步诊治。刻下：头部不随意向左侧旋转且固定，左侧颈部肌肉僵硬酸痛，以左侧胸锁乳突肌起止点处为甚，劳累、情绪紧张时症状加重，睡眠时消失，无头晕头痛，无恶心呕吐，纳可，夜寐差，二便可，舌红，苔薄白，脉弦细。既往健康，无家族史。

查体：肌肉无萎缩，颈部向左侧屈曲，左侧胸锁乳突肌、斜方肌肌张力高，左侧胸锁乳突肌起点处压痛明显，脊柱间接叩击试验（−），臂丛神经牵拉试验（−）。内科检查正常。

辅助检查：颈椎正侧张口位 X 线片、颅脑 MRI 提示无明显异常；颈椎 MRI 示 $C_4 \sim C_5$、$C_5 \sim C_6$ 椎间盘轻度膨出；肌电图示左侧胸锁乳突肌痉挛；颈动脉多普勒示椎-基底动脉供血不足。

【西医诊断】　痉挛性斜颈。

【中医诊断】　痉证。

【中医分型】　气滞血瘀证。

【病机治则】　气血痹阻，经筋失养。治以理气养血，舒经通络之法。

【穴位处方】　风府、天柱（双侧）、风池（双侧）、完骨（双侧）、$C_3 \sim C_6$ 夹脊、新设（位于项部，当第 3、4 颈椎之间，旁开 1.5 寸）、曲池（双侧）、外关（双侧）、合谷（双侧）；配穴可沿痉挛侧的斜方肌、胸锁乳突肌肌肉走行方向选取天牖、天容、天窗、扶突、项根。

【针刺操作】 患者取俯卧坐位，常规消毒后，"项七针"（风府、天柱、风池、完骨）及 $C_3 \sim C_6$ 夹脊用排刺法直刺进针，进针深度 26～40mm；针刺新设时，直刺快速进针，使之在颈侧部出现针刺感传；其他穴位常规进针，健侧施以补法，患侧施以泻法。双侧新设采用温针灸，同时配合 TDP 照射颈项部。每周治疗 3 次，6 次为 1 个疗程，连续治疗 3 个疗程。

【电针操作】 于受累肌肉的起止点或交汇处使用经皮穴位电刺激疗法，取密波，频率为 100Hz，电流强度为 3～4mA，刺激强度以颈侧肌肉部出现节律性跳动为度，每次留针 30min。

二诊（2018 年 10 月 23 日）：经 3 个疗程针灸治疗后，患者头颈部肌肉不自主抽搐基本消失，颈部肌肉紧张明显好转。随访 3 个月未复发。

按：颈部肌张力障碍是一种持续性或间断性头部或颈部肌肉收缩引起的异常运动和姿势的运动障碍，可被随意动作诱发或加重，异常运动主要表现为模式性、扭转性和颤抖性动作。痉挛性斜颈是临床上最常见的局灶型肌张力障碍，以颈部肌肉不自主收缩导致头颈部运动和姿势异常为特征。其病因尚未完全明确，目前没有标准化的治疗方案。根据其发作原因分为原发性和继发性，临床诊治时首先应明确是否为原发性颈部肌张力障碍，其次明确病因病机。本病关键病机在于气血痹阻，经筋失养，方剑乔教授据此提出了"祛外邪，调气血，通经筋"的治疗原则。局部选穴以颈部异常运动所涉及的责任肌肉附近的穴位为主，选取经验效穴"新设"，远端取穴则根据辨病取穴、辨证取穴、循经取穴的三维诊治体系进行选穴。主穴上，"项七针"是根据穴位解剖结构与枕大神经、枕小神经的关系优选的效穴，是由风府和双侧的天柱、风池、完骨等组成的针灸组方，诸穴合用，共奏疏通经络、调整气血之效。《针灸甲乙经》曰："项不可顾……风池主之。"对于原发性颈部肌张力障碍的治疗，在受累肌肉的起止点或交汇处使用经皮穴位电刺激疗法疗效显著。具体可取密波 100Hz，电流强度为 3～4mA，刺激强度以颈侧肌肉部出现节律性跳动为度。一方面高频（100Hz）的经皮穴位电刺激促进了脊髓中强啡肽的释放，抑制了前角运动神经元的兴奋性，从而改善了肌肉痉挛的状态；另一方面促进了血浆乳酸的清除，增加了海马、中脑 5-HT 代谢速率，从而能发挥有效对抗运动性疲劳效应的作用，解除肌肉长时间痉挛所产生的酸胀感。

五、踝关节扭伤

急性踝关节扭伤案

患者胡某，男，26岁。

初诊： 2018年12月6日，患者因"右踝关节疼痛1天"就诊。

患者1天前打篮球时扭伤，右踝关节疼痛伴肿胀明显，不能行走，当时给予冷敷处理，今日患者患处仍疼痛、肿胀，遂来门诊。

查体：右踝关节局部肿胀，局部压痛（+），活动受限，不能背伸及跖屈。

辅助检查：右踝关节正侧位X线片示右踝关节骨质未见明显异常。

【**西医诊断**】 急性踝关节扭伤。

【**中医诊断**】 踝缝伤筋。

【**中医分型**】 气滞血瘀证。

【**病机治则**】 外伤致踝关节筋络气血运行受阻，气血壅滞。治宜舒筋活络，消肿止痛。

【**穴位处方**】 阿是穴、丘墟（患侧）、昆仑（患侧）、申脉（患侧）、解溪（患侧）、太冲（双侧）。

【**针刺操作**】 丘墟、昆仑、申脉、解溪、太冲常规针刺，行捻转泻法；阿是穴行温针灸，2～3壮。

【**电针操作**】 电针穴位选用"丘墟-昆仑"和"解溪-阿是穴"，疏密波，频率为2/100Hz，强度以局部肌肉有明显收缩为度。

【**其他治疗**】 于疼痛、肿胀明显处行刺络拔罐。

二诊（2018年12月20日）：患者疼痛、肿胀较前明显缓解，步行欠力。针刺和电针操作同前。

三诊（2019年1月3日）：患者踝关节肿痛基本消失，能穿鞋子，可步行。治疗方案同二诊。

按： 踝关节扭伤属中医学"踝缝伤筋"范畴。《灵枢·终始》曰："在筋守筋。"故在治疗上，选用局部取穴为主，如阿是穴、丘墟、昆仑、申脉、解溪等，以通其经脉，泻其邪气，调其气血，直达病所，以减少疼痛，达到减轻肿胀的效果。太冲可调气血，通经络。急性期可加用局部刺络拔罐，以泻瘀血，疏通经络。电针使用疏密波（2/100Hz）可以有节律地舒缩血管，加速血液循环，利于局部水肿的消除。

陈旧性踝关节扭伤案

患者张某，女，39岁。

初诊： 2018年11月28日，患者因"左侧踝关节反复疼痛3月余"就诊。

患者3月余前下楼梯时不慎致左踝关节内翻扭伤，给予冰敷、消炎止痛等对症治疗后，外踝关节疼痛及肿胀减轻，目前患者行走时仍有左踝处疼痛，行走时间越长疼痛越明显。刻下：患者左侧外踝处疼痛明显，行走不利，神清，精神软，舌暗红，苔薄，脉弦细。

查体：左踝关节屈伸、内收、外展活动略受限，足背微肿，左外踝前下方压痛（+）。

【西医诊断】　陈旧性踝关节扭伤。

【中医诊断】　踝缝伤筋。

【中医分型】　气滞血瘀证。

【病机治则】　外伤致踝关节筋络气血运行受阻，气血壅滞，久病瘀血未消。治宜舒筋活络，活血止痛。

【穴位处方】　阳陵泉（患侧）、悬钟（患侧）、昆仑（患侧）、丘墟（患侧）、解溪（患侧）、阿是穴。

【针刺操作】　常规针刺，行泻法；阿是穴行温针灸，2～3壮。

【电针操作】　电针穴位选用"阳陵泉-昆仑"和"解溪-阿是穴"，疏密波，频率为2/100Hz，刺激30min，强度以局部肌肉有明显收缩为度。

二诊（2018年12月12日）：患者诉左踝关节疼痛明显缓解，行走时仍有疼痛。治疗方案同前。

按： 急性踝关节扭伤如未能及时和正确治疗，或未治愈又再次受伤，导致受伤组织不能及时重新生长修复或修复不良，常反复出现踝关节疼痛、局部压痛、活动受限等症状，形成陈旧性损伤。在治疗陈旧性踝关节扭伤时首先根据疼痛部位的不同进行经络辨证，从而指导选穴。如外踝前下方疼痛，则病位在足少阳；外踝下方疼痛，病位在足太阳；内踝下方疼痛，则病在足少阴；内踝前下方疼痛，则病在足太阴。本案患者病在足少阳者，故在局部取穴的基础上选用丘墟、悬钟、阳陵泉等，以起到舒筋活络、活血止痛的作用；同时加用温针灸疗法，温通局部经络气血。疏密波（2/100Hz）电针刺激能促使脑啡肽和强啡肽相继释放出来，共奏通络止痛之效。

六、围绝经期综合征

围绝经期综合征案

患者张某，女，48 岁。

初诊：2018 年 9 月 14 日，患者因"间断性发作烘热伴自汗半年余"就诊。

患者每日反复间断性发作烘热、汗出，约 20 余次，汗出量大，不分日夜，夜间湿透衣被，影响睡眠，头晕，情绪焦虑。月经两月一行，量较前明显减少，色暗，无明显腹痛。检查性激素六项：FSH 115.07mU/ml，LH 61.28mU/ml，E_2<20pg/ml，P 0.26ng/ml，PRL 19.26ng/ml，T 0.25ng/ml。刻下：间断性发作烘热、汗出，日约 20 余次，汗出量大，饮食欠佳，大便干，小便调，舌红少苔，脉弦。

【**西医诊断**】　围绝经期综合征。

【**中医诊断**】　绝经前后诸证。

【**中医分型**】　肾阴虚证。

【**病机治则**】　肾虚天癸渐竭，冲任失调，肾阴不足，水不制火。治当补肾培元，滋阴制火。

【**穴位处方**】　关元、子宫（双侧）、天枢（双侧）、三阴交（双侧）。

【**针刺操作**】　患者取仰卧位，穴位局部皮肤常规消毒，毫针直刺进针。天枢、子宫不做手法，关元、三阴交行小幅度均匀提插捻转 3 次，使局部产生酸胀的得气感。每周治疗 3 次，隔日 1 次。

【**电针操作**】　双侧"子宫""天枢"分别横向连接电针导线，取疏密波，频率为 10/50Hz，电流强度为 0.5～1.0mA，留针期间逐渐增大电流强度，以患者腹部轻微颤动为度。留针 30min，其间关元和三阴交每 10min 行针 1 次。

二诊（2018 年 9 月 21 日）：电针治疗 3 次后，患者烘热汗出症状较前减轻，自述好转 50%。继续治疗，治疗方案同前。

三诊（2018 年 10 月 14 日）：电针连续治疗 12 次，患者烘热汗出症状基本改善，嘱门诊随诊。

按：围绝经期综合征（perimenopausal syndrome，PMS）临床表现在绝经过渡期过程中以月经紊乱、血管收缩功能异常、自主神经功能失调以及精神心理症状为主，严重影响患者的身心健康。患者接受治疗 1 周后发作性烘热及汗出症状明显减轻，由一日 20 余次减至 7～8 次，患者信心大增，且出汗亦较前改善，无明显大汗湿衣的情况。分析认为，该患者临床症状出现月经紊乱伴见烘热、汗出、精神倦怠、烦躁易怒、头晕等症状，中医学称"绝经前后诸证"。

治疗取任脉经穴关元、足阳明胃经穴天枢、足太阴脾经穴三阴交及经外奇穴子宫。关元为足三阴经与任脉交会之处，任脉"主胞胎"，乃"人之生养之本"，与生殖功能密切相关。《类经图翼》曰："此穴……乃男子藏精，女子蓄血之处。"针刺关元可以补肾培元，补益气血，调理冲任。子宫是经外奇穴，穴近子宫、卵巢处，杨继洲在《针灸大成》中明确提出了子宫这个名称，并且定位"在中极两旁各开三寸"。从命名上即可看出古人认为此穴和胞宫有密切的关系，可治疗经、带、胎、产疾患。《百症赋》曰："月潮违限，天枢、水泉细详。"天枢是足阳明胃经的腧穴，足阳明胃经与冲脉关系密切，有"冲脉隶于阳明"一说。《难经》说冲脉"并足阳明之经，夹脐上行，至胸中而散也"。两经"会于气街""合于宗筋"。冲脉又为"血海"，其功能也需有"五脏六腑之海""后天之本"维系，如张景岳在《景岳全书·妇人规》中所言："冲脉之血，又总由阳明水谷之所化。"女性到了围绝经期时"太冲脉衰少"，会导致绝经相关症状（如潮热汗出、焦虑、抑郁等症状）的发生。此时调补阳明经，可使体内气血生化有源，血海充盈，冲任有所养。三阴交为脾经、肾经、肝经三经交会穴，肾为先天之本，主生殖；脾胃是后天之本，气血生化之源：女子以肝为先天，肝主藏血。三者与女子生殖功能密切相关，作为三经交会穴的三阴交可沟通调节足三阴经的经气，一通治三经所主病症，是妇科病症的常用穴。

方剑乔教授认为，电针治疗围绝经期综合征并不局限于对某一个临床症状的改善，而是从整体上激发机体的自我调节能力，从不同水平和层面发挥多靶点的调节效应，使紊乱的神经-内分泌系统恢复平衡状态，从而改善围绝经期综合征的相关症状。疏密交替出现的电流，能引起肌肉有节奏的舒缩，加强血液循环和淋巴循环以及离子的运转，调节组织的营养代谢。围绝经期患者卵巢功能衰退，卵巢内雌激素分泌减少，解除了其对垂体的负反馈作用，导致 FSH 和 LH 升高，而 FSH 和 LH 的升高对卵泡的发育和卵子的生长产生抑制作用，疏密波（10/50Hz）可能通过抑制 FSH、LH 的超常分泌，升高血清 E_2 水平，对下丘脑-垂体-卵巢轴进行调整。

七、小儿抽动秽语综合征

小儿抽动秽语综合征阴虚风动证案

患儿李某，男，8岁。

初诊：2017 年 5 月 9 日，患儿因"面部及左侧肢体抽动 2 年余，不自主清嗓

1 年余"就诊，家长陪同就诊。

据家长所述，患儿于 2 年余前无明显诱因下出现面部及左侧肢体不自主抽动，偶发，频率较低，未予重视。尔后，患儿面部（以皱鼻、嘴角抽动为主）及左侧肢体不自主抽动次数逐渐增多，增多到每半小时 1～2 次，1 年余前逐渐出现不自主清嗓音，偶发不自主努嘴、秽语、吸鼻子、耸肩、鼓肚子和抖脚等症状，情绪易激动，面红耳赤，胆怯，挑食，夜寐较差。刻下：患儿神志清，精神软，面部及左侧肢体不自主抽动，胃纳一般，夜寐欠佳，大小便无殊，舌红苔少，脉弦。

查体：神志清，精神可，心肺听诊无殊，指鼻试验（-），快速轮替试验可，翻手试验（-）。

【西医诊断】　抽动秽语综合征。

【中医诊断】　多发性抽搐症。

【中医分型】　阴虚风动证。

【病机治则】　素体真阴不足，肾阴虚亏，水不涵木，虚风内动，故头摇肢搐。阴虚则火旺，木火刑金，肺阴受损，故喉发清嗓音。治以滋阴潜阳、柔肝息风为则。

【穴位处方】　主穴选取合谷（双侧）、太冲（双侧）、太溪（双侧）、百会、印堂、风池（双侧），配穴选取下关（患侧）、迎香（患侧）、地仓（患侧）、曲池（患侧）、外关（患侧）、肩髃（患侧）、中渚（患侧）、风市（患侧）、阳陵泉（患侧）、丘墟（患侧）等穴位。

【针刺操作】　合谷、太冲快速进针得气；百会向神庭方向平刺而入，得气即可；印堂沿皮向下平刺；风池针尖向对侧眼窝方向刺入，针感向头顶放射，平补平泻；配穴除迎香向内上方斜刺而入，地仓由口角向后平刺而入外，其余穴位均直刺而入，平补平泻。

【电针操作】　电针交替选取患侧"合谷-外关""阳陵泉-风市""地仓-下关"，每次治疗时选取症状较重的两对进行电刺激。电针参数为 100Hz，强度以局部肌肉出现紧缩感，患儿未感疼痛为度，治疗 30min，隔天 1 次，10 次为 1 个疗程，疗程间歇休息 3 天。

二诊（2017 年 5 月 23 日）：患儿嘴角抽动次数减少，仍会不自主发声，但次数减少，情绪较前比较平稳，睡眠改善，继续针灸治疗，治疗方案同前。

三诊（2017 年 6 月 5 日）：患儿精神、情绪明显好转，四肢不自主活动减少，夜寐可，清嗓音明显减少，继续加强电针治疗改善四肢不自主抽动症状。1 年后随访患儿家属，根据家属描述，患儿目前已无随意哭闹，极少有不自主发声、抖脚等行为，情绪稳定，夜寐可。

按： 该患儿诊断为小儿抽动秽语综合征，根据其临床症状在中医学方面可归属于"慢惊风""肝风"等范畴，病机主要在于素体真阴亏虚致使肝肾阴虚，水不涵木，引起肝风内动。针灸治疗方面，选取合谷与太冲，"开四关"；合谷统全身之气；太冲可清肝泻火。从穴位属性上面来看，合谷属阳、主气，太冲则属阴、主血，两穴合用可起到气血阴阳调节的作用，故"开四关"可达到平衡阴阳、息风平肝之功效。肝肾阴虚致阴血变少，不能濡养心神，从而心神不安，表现为不自主努嘴、秽语、抖脚、胆怯，夜寐较差。针灸取百会、印堂以安神定志，肾经原穴太溪以滋水涵木。阴虚风动表现为面部（以皱鼻、嘴角抽动为主）及左侧肢体不自主抽动次数逐渐增多，调理体质的基础上进行局部取穴。选取患侧面部与肢体上的局部穴位，针直刺入穴位得气后，采用平补平泻的手法。电针使用上，对于肝阳上亢型的多发性抽搐症，选取面部的地仓和下关，上肢穴位选取合谷和外关，下肢穴位选取风市与阳陵泉，接入电针，选择100Hz电针能够有效降低肌肉的紧张程度，进而松解肌肉，缓解肌肉痉挛导致的肌肉抽搐，有效缓解抽动秽语综合征患者的主要症状，达到治疗疾病的目的。

小儿抽动秽语综合征脾虚痰聚证案

患儿项某，女，10岁。

初诊： 2013年7月25日，患儿因"不自主清嗓音伴上肢不自主摇动2年余"就诊，家长陪同就诊。

患儿于2年余前无明显诱因下出现自觉喉中有痰，偶有清嗓音，安静时偶有上肢不自主摇动，次数较少，未引起重视。尔后，患者感冒后安静状态下开始出现上肢不自主活动增多，不能自控，注意力涣散，常感喉中有痰，清嗓次数明显增多，大便时溏，小溲清长，家长遂送至医院就诊，被诊断为抽动秽语综合征，予氟哌啶醇、中药等药物治疗，疗效欠佳。刻下：患者肢体抽动与清嗓音症状反复，胃纳较差，夜寐不安，大便溏泄，面色不华，舌苔白腻，脉细弱。

查体：神清，精神可，面色萎黄，双上肢肌力、肌张力无殊，指鼻试验（－），快速轮替试验可，翻手试验（－）。

【**西医诊断**】 抽动秽语综合征。

【**中医诊断**】 多发性抽搐症。

【**中医分型**】 脾虚肝旺证。

【**病机治则**】 禀赋不足，脾胃虚弱，脾虚不运，水湿潴留，聚液成痰，痰气互结，壅塞胸中，心神被蒙，则胸闷易怒，脾气乖戾，喉发怪声；脾主肌肉四肢，脾虚肝旺，肝风夹痰上扰走窜，头项四肢肌肉抽动，治以健脾化痰、平肝息风为则。

【穴位处方】　主穴取百会、四神聪、脾俞（双侧）、肾俞（双侧）、天枢（双侧）、大横（双侧）、足三里（双侧）、丰隆（双侧）、太冲（双侧），配穴取曲池（双侧）、合谷（双侧）、外关（双侧）、肩髃（双侧）。

【针刺操作】　针刺百会、四神聪穴位，手法以补法为主；针刺双侧脾俞、肾俞、天枢、大横、足三里，得气后行补法；针刺丰隆，得气后行泻法；配穴平补平泻。

【电针操作】　取双侧"曲池-合谷"，电针参数选取 2Hz，疏波，以局部肌肉微微颤动为度，避免过强刺激，引起患者不适，刺激 30min，隔日 1 次，10 次为 1 个疗程，每个疗程之间间隔 2～3 天。

【其他治疗】　脾俞、肾俞行艾炷灸，采取回旋灸法，距离皮肤 10cm 左右，以患儿不哭闹、自感舒适为度，灸至局部微微发红为度，每次施灸时间不少于 20min。

二诊（2013 年 8 月 1 日）：患儿肢体抽动、清嗓音发作次数较前减少，持续时间缩短，胃纳仍一般，夜寐一般，大便可成形，无恶心呕吐等症状，嘱继续治疗，方案同前。

三诊（2013 年 8 月 8 日）：患儿精神好转，肢体抽动、清嗓音发作次数明显减少，胃纳改善，入食增多，夜寐仍一般，大便成形，无恶心呕吐等症状，嘱继续加强电针治疗以改善不自主抽动症状。1 年后门诊随诊，家属反馈患儿精神尚可，患儿肢体抽动和不自主清嗓音已少发，且无明显增多趋势，夜寐也明显好转，胃纳尚可，能集中精力完成作业等。

按：中医理论认为，脾为生痰之源，脾虚水液失于运化，留而生痰，痰郁化火，火易生风，风性善动数变，故可见小儿眨眼、歪嘴、耸肩、摇头、皱眉、肢体抽动等，此为风所引起的证候。该患儿症多见烦躁多动，表现为挤眉弄眼、肢体舞动，伴有注意力涣散，夜寐不安，健忘失眠，纳呆纳差，便溏，面色萎黄不华，舌象往往表现为舌淡苔白，脉细弱、细滑，故该患儿属于脾湿肝旺证。在治疗方面理当健脾化痰，安神定志。故在选穴上选取头部的百会、四神聪，针刺以补法为主，补益安神开窍益智；选取脾俞、肾俞、天枢、大横、足三里等穴位，并予以艾炷灸，同时补益先后天之本，培本固元，濡润筋骨和四肢百骸；与此同时，通过针刺泻丰隆，以达到除湿排痰之效，以缓解痰湿阻滞脾胃而导致的肌肉筋骨无法濡养之证。现代基础实验研究表明，电针可以纠正多种生理功能紊乱导致的症状表现，同时能够提高机体免疫系统的抗病能力，进而促进损伤组织的修复。研究表明，电针刺激对精神类疾病有好的疗效，对中枢单胺类递质具有较好的调整作用，进而对多巴胺能神经元亦有良好的调整作用。对于脾虚痰聚证来说，使用 2Hz 连续疏波电针，能够增加局部血运，增加肌肉的濡养作用，进而减轻不自主运动，缓解症状。

八、神经性耳聋

神经性耳聋脾虚气陷证案

患者戴某，女，44 岁。

初诊： 2019 年 9 月 18 日，患者因"左耳听力下降伴耳鸣 5 天"就诊。

患者 5 天前因工作劳累出现左耳听力下降，伴耳鸣声音如蝉，音调低，呈持续性，夜间明显。查纯音听阈报告提示左耳感音神经性聋。刻下：患者形瘦神疲，面色少华，大便稀溏，舌淡白边有齿痕，脉细弱。

【西医诊断】 神经性耳聋。

【中医诊断】 耳聋。

【中医分型】 脾虚气陷证。

【病机治则】 脾胃亏虚，中气下陷，气血不足，清阳不升，耳窍失养而作聋。治宜健脾益气，养血通窍。

【穴位处方】 耳门（患侧）、听宫（患侧）、听会（患侧）、翳风（患侧）、风池（患侧）、角孙（患侧）、外关（患侧）、中渚（患侧）、悬钟（双侧）、太溪（双侧）、照海（双侧）、三阴交（双侧）。

【针刺操作】 听宫、听会、耳门，直刺 0.5～1 寸，平补平泻，以针感向耳底或耳周传导为佳，其余各穴常规针刺，留针 30min。每周治疗 3 次，隔日 1 次。

【电针操作】 得气后接电针仪，电针穴位选"听宫-翳风""中渚-外关"分别接电针，波形选择连续波，频率为 2Hz，强度以患者耐受为度，持续 30min。

按： 耳聋和耳鸣关系密切，临床中两者往往相伴出现。从中医学的角度看，耳聋、耳鸣的发生与五脏、十二经络等均有关系。所谓"清阳出上窍，浊阴出下窍""阴味出下窍，阳气出上窍""上气不足，脑为之不满，耳为之苦鸣"，说明耳的正常功能有赖于清阳之气上升以养之。本案针灸处方中，以"耳前三穴"和翳风、风池、角孙疏通局部经络，以外关、中渚疏理少阳经气，风池祛风邪，配合太溪、悬钟二穴滋阴补肾。其中"听宫-翳风""中渚-外关"分别接电针，用 2Hz 连续波。有实验研究发现：电针治疗能通过影响毛细胞内残留线粒体酶的活性，改善其能量代谢，促使毛细胞功能恢复，从而减少毛细胞的变性坏死，促使未受损的耳蜗毛细胞发挥作用，提高听觉功能。

神经性耳聋痰瘀阻络证案

患者陈某，男，72 岁。

初诊： 2020 年 8 月 4 日，患者因"双耳听力下降伴左侧耳鸣 4 月余"就诊。

患者 4 个月前无明显诱因下出现双耳听力下降，伴左侧持续性耳鸣，声音音频较低，影响睡眠，安静时加重，于浙江省某医院就诊，纯音听阈报告提示双耳混合性聋，诊断为"神经性耳聋"，给予针灸、中药治疗，现服用"银杏叶提取物滴剂""乌灵胶囊""氟桂利嗪胶囊"，未见明显改善，为求进一步诊治，遂来就诊。刻下：面色晦暗，舌红，苔黄腻，脉弦滑。

【西医诊断】 神经性耳聋。

【中医诊断】 耳聋。

【中医分型】 痰瘀阻络证。

【病机治则】 面色晦暗、舌红、苔黄腻、脉弦滑为痰瘀阻络之象，痰瘀互阻，耳窍络脉不通，耳窍失养而致耳聋。治宜化痰开窍，活血通络。

【穴位处方】 耳门（双侧）、听宫（双侧）、听会（双侧）、翳风（双侧）、聪耳（双侧）（乳突前缘与耳甲隆起间的凹陷处）、百会、四神聪、外关（双侧）、中渚（双侧）、太冲（双侧）、太溪（双侧）。

【针刺操作】 百会平刺 0.5～0.8 寸；四神聪平刺 0.5～0.8 寸（针尖朝向百会）；聪耳采用温针灸，灸 1 壮；外关、中渚斜刺，针尖顺经走行方向；其余各穴常规针刺。每周治疗 3 次，隔日 1 次。

【电针操作】 得气后接电针仪，电针穴位选取"耳门-翳风""外关-中渚"，波形选择连续波，频率为 2Hz，强度以患者耐受为度，持续 30min。

【其他治疗】 患者痰瘀阻络，加用中药治疗，拟化痰开窍，活血通络。具体方药如下：

磁　石 45g	石菖蒲 12g	制南星 6g	法半夏 9g
竹　茹 15g	炒苍术 12g	炒白术 12g	钩　藤 12g
天　麻 9g	川　芎 12g	红　花 9g	大　枣 10g
鸡血藤 30g			

共 7 剂，每日 1 剂，水煎温服。

二诊（2020 年 8 月 18 日）：患者诉针刺治疗后耳聋、耳鸣程度较前明显减轻，夜寐较前改善，但仍有失眠多梦。方剑乔教授查患者舌苔，仍觉苔黄厚腻，予初诊方药基础上去天麻，加桔梗 10g 以增强化痰之功，龙齿 30g 以镇静安神。

　　按：直入耳中的 3 个经穴有耳门、听宫和听会，气通耳内，具有聪耳开窍之功，为治耳疾之要穴；翳风下有耳大神经，可以调节与耳相关的神经功能；聪耳为方剑乔教授治疗耳鸣经验穴，临床疗效明显；远道选取中渚、外关，可疏导少阳气机，通经活络，开窍益聪；太冲、太溪滋水涵木，补益肝肾，进而补益耳部，促进耳蜗神经元功能的修复。"耳门-翳风"和"外关-中渚"进行电针刺激（连续波 2Hz），能提高干预神经性耳聋的耳蜗听神经以及外侧丘系脑桥的兴奋性和传导性，从而起到改善听力、减轻耳鸣的作用。

九、声 带 麻 痹

声带麻痹案

　　患者谢某，女，43 岁。

　　初诊：2018 年 8 月 21 日，患者因"甲状腺切除术后声音嘶哑 1 月余"就诊。

　　患者 1 月余前于浙江省某医院行左侧甲状腺全切术，术后次日出现声音嘶哑，无饮水呛咳等，行喉镜提示"左侧声带麻痹"，予甲钴胺片、腺苷钴胺针、胞磷胆碱钠片药物治疗后，未见明显好转。刻下：患者声音嘶哑，无法连续说话，神志清，自诉易感疲惫，纳寐可，二便调，舌质暗淡，苔白，脉细。

　　【**西医诊断**】　甲状腺术后声带麻痹。

　　【**中医诊断**】　喉喑。

　　【**中医分型**】　气虚血瘀证。

　　【**病机治则**】　患者因甲状腺切除术后，正气亏虚，气虚无力行血而致血行瘀滞，瘀血结于喉间，喉咙脉络不利而发为本病。治宜益气行血，利咽开音。

　　【**穴位处方**】　天容（患侧）、扶突（患侧）、喉返神经点（患侧）、廉泉、天突、列缺（双侧）、照海（双侧）、气海、三阴交（双侧）。

　　【**针刺操作**】　患者仰卧位，局部皮肤常规消毒。天容直刺约 1 寸，扶突（避开颈总动脉）、喉返神经点（约当扶突下 1 寸）直刺约 0.5 寸，三穴手法宜轻，避免大幅度捻转、过分追求得气感，不宜提插。廉泉向舌根方向针刺约 1 寸，迅速捻转针柄，使针感弥散至咽喉；天突沿胸骨柄后缘平刺约 1 寸；列缺针尖向肘微斜刺入约 1 寸，行手法得气；照海直刺约 0.8 寸，四穴均以局部酸胀为度。气海、三阴交直刺 0.8～1 寸，行手法得气。每周治疗 3 次。

　　【**电针操作**】　选择患侧"扶突-喉返神经点"连接电针，连续波，频率为 2Hz，每次留针 30min。

二诊（2018 年 8 月 28 日）：电针治疗 3 次，患者声音嘶哑较前改善，正常说话时存在少许"气声"，发高声调时嘶哑情况仍较明显。嘱继续针灸治疗，治疗方案同前。

三诊（2018 年 9 月 18 日）：接受电针治疗 12 次后，患者声音嘶哑情况基本消失。

按：根据病史，该患者的声带麻痹是由行左侧甲状腺切除术时损伤左喉返神经所致。喉返神经为迷走神经的分支，支配喉肌，控制声带运动和声门开阖；由于左侧喉返神经生理行径较右侧长，故左侧甲状腺切除术中并发喉返神经损伤的概率高于右侧。喉返神经损伤，可导致其所支配的喉肌麻痹，从而造成声带运动异常，声门开阖失司，故见声音嘶哑。结合患者四诊摘要，患者术后体虚易疲愈，声怯无力，舌质暗淡，苔白，脉细，故病位当在肺，属气虚血瘀证。因此治疗上当以补益肺气，利咽开音为原则。结合现代神经解剖学，选穴以肺经、大肠经、任脉为主。《灵枢·寒热病》载："暴喑气鞕，取扶突与舌本出血。"此处舌本即廉泉，与天突均为任脉穴，任脉为阴脉之海，又循脑至咽喉，取此二穴一则调补诸脏，二则通利喉窍；扶突属大肠经穴，与天容均位于迷走神经在颈部体表投影区上，加之喉返神经点（喉返神经在体表投影），取之可达疏通局部经络、开音利喉之效。列缺为肺经络穴，可宣肺通经，开窍利咽，又为八脉交会穴，通于任脉，《素问·骨空论》曰"任脉者……至咽喉，上颐循面入目"，与照海相配，尤擅治疗喉部疾病。以上诸穴相伍，将中医理论与解剖穴巧妙结合，相得益彰，共奏利咽开音之效。电针治疗上，在患侧扶突、喉返神经点连接电针，选用 2Hz 疏波，治疗时间为 30min。2Hz 电针能作用于炎症过程的渗出、变性等病理变化。因此，2Hz 电针是促进喉返神经功能恢复的有效治疗手段，能够起到促进声带功能恢复的作用。

声带水肿案

患者李某，女，52 岁。

初诊：**2019 年 9 月 19 日**，患者因"声音嘶哑 2 年余"就诊。

患者 2 年余前，因长期教学出现声音嘶哑，发音费力，喉涩微痛，口干微咳，痰黄质黏难咳，曾至当地医院五官科就诊，喉镜检查发现"左侧声带轻度肥厚，慢性充血，并伴有声带息肉"。服中西药治疗后未见明显好转，故来门诊就诊。刻下：患者音嘶、咽喉微痛，神志清，精神可，自诉夜寐欠佳，心烦梦多，偶有胸闷，二便正常，舌质偏红，苔薄黄，脉细数。

【西医诊断】 声带水肿。

【中医诊断】 喉喑。

【中医分型】 气阴两伤证。

【病机治则】 患者长期从事教学，言语过多，久之声带劳损；且该患者年近花甲，天癸已竭，肾精不足不能上承，水不能上济，加之发音过度，肺气损耗而发为本病。治宜滋肾益肺，利咽生津。

【穴位处方】 扶突（患侧）、喉返神经点（患侧）、天容（患侧）、廉泉、天突、列缺（双侧）、照海（双侧）、鱼际（双侧）、太溪（双侧）。

【针刺操作】 患者取仰卧位，局部常规消毒，鱼际、太溪直刺约 0.8 寸，以局部酸胀为度，其余针刺操作同"声带麻痹"案。每周治疗 3 次。

【电针操作】 "扶突-喉返神经点"连接电针，选择连续波，频率为 2Hz，每周 3 次，每次留针 30min。

二诊（2019 年 9 月 26 日）：患者自觉喉间涩痛症状较前好转，发音较前清晰，夜寐一般，偶有心烦，二便正常。继续治疗，治疗方案同前。

三诊（2019 年 10 月 17 日）：患者经过 12 次针灸治疗后，自诉声音嘶哑情况基本消失，喉部无疼痛不适，喉镜复查示喉间无充血，小结仍存。随访 1 个月，患者声带发声正常，未有复发。

按：该患者主要是由于职业原因，长期语音劳损导致该疾患，表现为声音嘶哑，发音困难，结合四诊摘要，该患久病阴虚，表现为口干，心烦梦多，舌质红，苔薄黄，脉细数，故辨病在肺、肾，属气阴两伤证。因此治疗上当以清热生津、利咽开音为则，选穴以肺经、肾经及任脉穴为主。扶突、喉返神经点及天容接近咽喉处，针之可直接疏通患处气血，消肿散结，清热生津，以利声门；廉泉系舌本下，为任脉、阴维脉之交会穴，可治暴喑、喉痹；列缺为手太阴经穴，为治疗肺系疾病的常用腧穴，照海为肾经经穴，具有补肾阴、利咽喉之效，两穴为八脉交会穴的组穴，专治咽喉疾病；取鱼际可调肺气而润咽喉，针刺太溪可益肾阴而降虚火，两穴相配，以治其本。

【方氏经验】 声带麻痹亦称为声带瘫痪，单侧声带麻痹以声音嘶哑或伴有失声、呛咳及易疲劳等为主要临床表现，双侧声带麻痹除声音嘶哑外，还多伴有呼吸困难症状，严重者可危及生命。引起声带麻痹的原因众多，如甲状腺手术、肿瘤压迫等损伤支配喉肌的喉上神经、喉返神经或相关营养血管，以及脑血管意外、颅脑外伤等引起的相关中枢损伤。

声带麻痹可归为祖国医学的喉喑范畴；喑者，无声矣，因喉部疾患而致声不扬，甚至嘶哑者，即为喉喑。本病或由外邪干肺，气道不清，或由肺气亏虚，喉窍失养，或由气血不畅，喉脉瘀阻，而致喉窍启闭失常。而《景岳全书》有言："声音出于脏气，凡脏实则声宏，脏虚则气怯，故凡五脏之病皆能为喑。"《仁斋直指方论》亦指出："心为声音之主，肺为声音之门，肾为声音之根。"故本病与肺、心、肾三脏密切相关。因此，在针灸取穴上，方剑乔教授主张循经取穴和远近取穴相结合，主穴以天容、扶突、喉返神经点、廉泉、天突、列缺、照海为主，根据辨证加减处方，如血瘀痰凝者，配以血海、三阴交，阴虚火旺者取太溪、鱼际等。喉返神经点是方剑乔教授在长期临床中治疗喉喑的经验效穴，约当扶突下 1 寸，为喉返神经在体表的投影点，取之可达疏通局部经络、开音利喉之效。

此外，电针的合理利用是促进喉返神经恢复、改善声音嘶哑、喉间肿胀不适的重要手段。方剑乔教授认为，2Hz 电针对机体的刺激作用较强，一方面能引起肌肉收缩，提高肌肉张力，对感觉和运动神经的抑制发生较迟；另一方面有营养神经的作用。此外，2Hz 电针对喉喑的作用在于其能促进抗炎因子的释放，控制局部组织的炎症反应，从而加速血液循环，减少局部炎性渗出、改善声带周围的微循环和淋巴循环，促进炎性渗出物的吸收，减轻水肿，防止喉返神经发生不可逆的坏死。因此，2Hz 电针是提高喉返神经功能恢复的有效治疗手段，能够起到促进声带功能恢复的作用。

十、复　视

复视案

患者丁某，男，67 岁。

初诊：**2016 年 6 月 4 日，患者因"双目视物重影 20 余天"就诊。**

患者 20 余天前无明显诱因下出现双眼视物重影，视物模糊，伴有视疲劳，左眼视力下降，左眼视野缺损，眼球活动轻度受限，右眼视力及活动度正常，患者未予以重视，未至医院就诊。刻下：患者神清，精神可，血压 132/78mmHg，左眼视力下降至 0.3，左眼颞侧视野缺损，眼球活动轻度受限，右眼视力及眼球运动正常，双眼同时视物时出现重影，舌质暗，苔薄白，脉沉细。既往有高血压、糖尿病病史，血压、血糖控制尚可。

【**西医诊断**】　动眼神经麻痹。

【**中医诊断**】　视歧。

【**中医分型**】　肝肾阴虚证。

【**病机治则**】　肝肾亏虚，精血不足，目失所养。治以滋补肝肾、补气活血、益精明目之法。

【穴位处方】 风池（患侧）、太阳（患侧）、瞳子髎（患侧）、阳白（患侧）、鱼腰（患侧）、攒竹（患侧）、睛明（患侧）、合谷（双侧）、外关（双侧）、光明（双侧）、蠡沟（双侧）、足三里（双侧）、三阴交（双侧）、太冲（双侧）、太溪（双侧）。

【针刺操作】 风池得气后施以小幅度捻转手法，使针感传至眼区。其中，太阳透瞳子髎、阳白透鱼腰，睛明缓慢进针，不提插捻转，余穴施以中等刺激补法。

【电针操作】 电针以眼周穴（左侧攒竹、太阳）为主，选用 2Hz 疏波，强度以患者耐受为度。每次治疗 30min，隔日治疗 1 次。

二诊（2016 年 6 月 14 日）：经过针灸治疗 4 次，患者视物重影症状明显缓解，远看仍有复视，左侧视野检查正常。继续巩固治疗 1 周后检查视力：右眼 1.2，左眼 1.0，视野检查未见异常，视物未见重影。1 个月后，随诊未复发。

按：结合视野功能检查，患者复视为左眼内直肌麻痹所致。从中医学角度分析，患者为阴虚体质，肝肾亏虚，精血不足，目失所养，导致发病。针灸治法为滋补肝肾、补气活血、益精明目，治疗以选取眼周诸穴及肝、肾经腧穴为主。取风池以通经络、益肝明目，加胆经络穴光明、肝经络穴蠡沟更助养肝明目；睛明主治一切目疾；以太阳透瞳子髎、阳白透鱼腰调整阴阳，疏通经络，使精气上荣目窍；取双侧足三里、三阴交、太溪以滋补肾阴之阴；双侧光明调肝明目。同时配以三阴交、太溪、太冲等穴以滋阴潜阳、平肝息风。患者经治 3 周后痊愈，随诊未复发，远期疗效亦佳。对于电针治疗参数及腧穴的选择，主要是基于本病主要由左眼内直肌麻痹所致，电针方案取穴以左侧太阳、攒竹为主，并选用 2Hz 疏波。一方面疏波能调节血管舒缩功能，改善血液循环，促进肌肉功能的恢复；另一方面能缓解左眼内直肌麻痹，松解局部肌肉，消除患者眼周的不适感。患者经治 3 周后痊愈，随诊未复发，远期疗效亦佳。

十一、焦 虑 抑 郁

焦虑案

患者方某，女，35 岁。

初诊：2017 年 5 月 16 日，患者因"反复入睡困难 6 月余"就诊。

患者诉 6 个月前因家庭变故，情绪波动大，出现入睡困难，感到压力，疲劳时加重，后逐渐出现坐立不安，烦躁不安，情绪不宁，食欲减退，忧心忡忡，多次就诊于各医院神经内科、消化内科、内分泌科等，行头颅 CT、心电图、胃镜等检查，未见异常。患者间断服用地西泮治疗，自觉坐立不安和情绪不宁的情绪略有改善，曾于浙江省某医院就诊，诊断为"广泛性焦虑障碍"，予舍曲林、枸橼酸坦度螺酮、阿普唑类等治疗，具体用药不详，用药 5 个月后症状缓解，患者因担心药物副作用，自行停药，要求中医治疗。刻下：眉头紧锁，表情紧张，不能等待前面的患者就诊结束，坐立不安，伴有入睡困难，睡时多梦，兴趣减退，忧心忡忡，乳房胀痛，舌淡胖，苔白腻，脉弦滑，汉密尔顿焦虑量表（HAMA）评分26 分，汉密尔顿抑郁量表（HAMD）评分 20 分。

【西医诊断】　广泛性焦虑。

【中医诊断】　脏躁。

【中医分型】　肝郁痰凝证。

【病机治则】　本证是肝气郁滞，横逆犯脾，脾失健运，痰湿内生所致的病症。患者女性，形体肥胖，因家庭变故后出现情绪不宁，烦躁不安。肝主疏泄，性喜条达而恶抑郁，肝属木，克脾土，情志不畅，所愿不遂，肝失条达，气机不畅，气郁则瘀；肝郁克犯脾土，运化失职则痰浊内生，肝脾两伤，经络阻塞，痰瘀互结于乳房则乳房胀痛，情志抑郁，结合舌脉，治宜疏肝解郁，祛痰化湿。

【穴位处方】　百会、印堂、四神聪、丰隆（双侧）、大陵（双侧）、神门（双侧）、天枢（双侧）、膻中、中脘、阴陵泉（双侧）、三阴交（双侧）、太冲（双侧）、额中线。

【针刺操作】　百会、印堂、四神聪、额中线平刺进针，行平补平泻手法，得气后接电针治疗。毫针常规针刺大陵、神门、膻中、中脘、三阴交、太冲，施以平补平泻手法。选择 2 寸毫针直刺天枢、阴陵泉，行强刺激泻法。

【电针操作】　针刺得气后连接电针刺激"前神聪-后神聪"，频率为 100Hz，强度以较小的刺激量开始首次治疗，依据患者的接受程度，逐渐增加刺激量直至治疗所需，时间为 30min。

【其他治疗】　辅以耳穴磁珠贴压治疗，在神门、心、枕、脾、皮质下的耳穴区敏感点贴压磁珠，嘱咐患者每日按压刺激至少 5 次，每次每穴 20 下，以发热为度。同时辅以中药以理气解郁，化痰醒神，以逍遥散合顺气导痰汤加减。具体方药如下：

柴　胡 10g	制香附 10g	广郁金 10g	川朴花 12g
石菖蒲 20g	红　花 9g	当　归 15g	川　芎 15g
制南星 12g	夜交藤 30g	木　香 9g	枳　实 9g
白　芍 9g	白　术 9g	半　夏 9g	炙甘草 5g
陈　皮 12g	厚　朴 15g		

二诊（2017 年 9 月 19 日）：针药结合治疗 4 个月后复诊，患者能耐心等待就诊，交谈语速正常，焦躁情绪缓解，自行停用舍曲林后，病情未见反复。继续治疗，治疗方案同前。

三诊（2018 年 1 月 25 日）：治疗 8 个月后患者情绪基本恢复正常，纳、眠无殊，HAMA 评分 13 分，HAMD 评分 17 分。

按： 焦虑（anxiety）是指个人对即将来临的、可能会造成的危险或威胁所产生的紧张、不安、忧虑、烦恼等不愉快的复杂情绪状态。焦虑在临床上有多种表现形式，其中广泛性焦虑和惊恐发作较为多见。此外，生活中抑郁与焦虑常同时存在。患者女性，形体肥胖，因家庭变故后出现情绪不稳定，表现为急躁，心神不宁，伴有入睡困难，睡时多梦，兴趣减退，忧心忡忡，舌淡胖，苔白腻，脉弦滑，故诊断为脏躁（肝郁痰凝）。穴位上首选头部的百会、印堂、四神聪以镇静安神；取胃经络穴丰隆以健脾化痰，配中脘功善祛痰化湿；阴陵泉为脾经合穴，乃利水渗湿之要穴；大陵为十三鬼穴之一，乃心包经的输穴、原穴，主治精神神志病；神门为心之原穴，可调养心神，醒神开窍。在中药治疗上，除疏肝理气之外，方剑乔教授尤为注重燥湿化痰。制南星燥湿化痰，祛风散结；枳实下气行痰；半夏燥湿祛痰；炙甘草和中。全方共奏燥湿化痰、行气开郁之功。气顺则痰自下降，脏躁得消。在电针治疗方面，选择"前神聪-后神聪"进行高频电针刺激，可调节下丘脑和杏仁核的儿茶酚胺类神经递质的水平，使其达到兴奋/抑制平衡状态，产生抗焦虑的作用。

抑郁案

患者李某，男，18 岁。

初诊： 2018 年 12 月 6 日，患者因"情绪低落、孤僻少语、闭门不出 3 月余"就诊。

患者系高三学生，3 个月前告知父母感心理压力大，情绪低落，抵触学习，要求进行治疗，遂于浙江省多家医院精神卫生科就诊，HAMA 评分 10 分，HAMD 评分 20 分，诊断为"中度抑郁"，予西酞普兰片口服 10mg，每日 1 次，配合心理疏导治疗。服药 3 个月症状缓解不明显。刻下：情绪低落，兴趣减退，表情淡漠，问话不答，形体消瘦，舌质淡，苔白腻，脉弦数。

【西医诊断】　中度抑郁。

【中医诊断】　郁证。

【中医分型】　肝气郁结证。

【病机治则】　本证是肝失疏泄、气机失调所致的病症，患者因高考压力骤增，情绪不畅，气机郁滞，故症见情绪低落，兴趣减退，表情淡漠。肝气郁结，横逆犯脾，故表现为形体消瘦。治宜疏肝理气，解郁安神。

【穴位处方】　百会、印堂、四神聪、安眠（双侧）、大陵（双侧）、神门（双侧）、气海、三阴交（双侧）、太冲（双侧）、肝俞（双侧）、胆俞（双侧），头皮针选择额中线。

【针刺操作】　针刺时，百会、印堂、四神聪、额中线平刺进针，行平补平泻手法，得气后留针，并施以电针。2 寸毫针直刺气海，行平补平泻手法至得气。常规针刺大陵、神门、三阴交、太冲、肝俞、胆俞，采用强刺激泻法，得气后留针。

【电针操作】　得气后连接电针刺激"额中线-百会"，频率为 100Hz，强度以患者舒适为度，时间为 30min。

【其他治疗】　气海施以温针灸 1 壮；辅之以耳穴磁珠贴压治疗，在神门、心、肝、胆、皮质下的耳穴区敏感点贴压磁珠，嘱咐患者每日按压刺激至少 5 次，每次每穴 20 下，以发热为度。同时配合中药以养心安神，方以柴胡疏肝散加减。具体方药如下：

柴　胡 10g	制香附 12g	广郁金 10g	川厚朴 10g
广陈皮 8g	浙贝母 15g	山慈菇 15g	法半夏 9g
炒竹茹 16g	炙远志 15g	酸枣仁 30g	首乌藤 30g
川　芎 9g	白　芍 9g	炙甘草 5g	

二诊（2019 年 3 月 5 日）：针药结合治疗 3 个月后，患者情绪低落有所改善，仍有纳差，不愿出门，寡言少语。HAMA 评分 10 分，HAMD 评分 18 分。

【针刺操作】　穴位上增加中脘、脾俞、胃俞以健脾开胃，2 寸针直刺后行补法刺激，其余同前。

【电针操作】　同前。

【其他治疗】　中药在原方基础上加鸡内金 9g，佛手 9g 以行气健脾。

三诊（2019 年 6 月 11 日）：治疗 6 个月后，患者自诉纳、眠好转，情绪平缓，乐于沟通。HAMA 评分 8 分，HAMD 评分 15 分。继续针灸治疗，治疗方案同前。

【其他治疗】　中药在原方基础上去浙贝母、首乌藤。

四诊（2019 年 9 月 18 日）：治疗 9 个月后，患者体重恢复至患病前。HAMA 评分 6 分，HAMD 评分 12 分。

按：患者为青年男性，因面临高考巨大压力，产生情绪低落，兴趣减退，表情淡漠，问话不答，形体消瘦，舌质淡，苔白腻，脉弦数，故辨为郁证（肝气郁结）。督脉入络脑，针刺治疗上选择百会、印堂调理脑神；心藏神，取心之原穴神门以养心安神；郁证发病与肝的关系最为密切，故取肝之原穴太冲，背俞穴肝俞、胆俞，以疏肝理气解郁；气海，乃肓之原穴，可调畅气机，培元固本。大陵，为十三鬼穴之一，是心包经的输穴、原穴，主治精神神志病。三阴交，肝、脾、肾三阴经的气血交汇于此，有安神助眠的功效。《素问·脉要精微论》指出"头者，精明之府"，张介宾注："皆上于头。"这说明头部与人体内的各脏腑器官的功能有密切联系，头针在针刺的基础上发展而来。额中线位于头前部，从督脉神庭向前引一条长1寸的线即为此穴，主治神志病。此外配以耳穴磁珠贴压神门、心、肝、胆、皮质下五穴，以养心安神、疏肝理气、调心安神。中药治疗上选择柴胡疏肝散为主方，以柴胡功善疏肝解郁，用以为君。制香附理气疏肝而止痛，川芎活血行气以止痛，二药相合，助柴胡以解肝经之郁滞，并增行气活血止痛之效，共为臣药。广陈皮理气行滞，白芍、炙甘草养血柔肝，缓急止痛，均为佐药。炙甘草调和诸药，为使药。诸药相合，共奏疏肝行气、活血止痛之功。电针治疗上，取100Hz电针能够干预中枢5-羟色胺等神经递质的释放，调节神经元的活性，从而缓解抑郁情绪。

十二、躯体形式疼痛障碍综合征

躯体形式疼痛障碍综合征案

患者朱某，女，41岁。

初诊：**2019年4月23日**，患者因"右侧面部疼痛反复发作3年余"就诊。

患者3年前无明显诱因下反复发作右侧面部剧烈疼痛，曾就诊于当地医院，诊断为"右侧原发性三叉神经痛"，给予口服"卡马西平"，未能有效控制。近1年来右侧面部疼痛反复发作频繁，疼痛发作时持续时间长，疼痛剧烈，伴严重的焦虑不安，后于上海某医院就诊，诊断为"躯体形式疼痛障碍综合征"，予以口服加巴喷丁和度洛西汀治疗。服药早期疼痛症状有所缓解，目前疗效不稳定，依赖服药但不能长期有效止痛。刻下：右侧面部疼痛发作频繁，疼痛剧烈，VAS评分8分。患者神疲、纳少、寐差，自觉病情加重，心烦易怒，舌质暗淡，苔薄白，脉弦。

【西医诊断】　躯体形式疼痛障碍综合征。

【中医诊断】　郁证。

【中医分型】　气滞血瘀证。

【病机治则】　肝气郁结，条达不畅，不通则痛。治拟疏肝治神、通达止痛之法。

【穴位处方】　百会、四神聪、神门（双侧）、阿是穴、足三里（双侧）、三阴交（双侧）、合谷（双侧）、太冲（双侧）。

【针刺操作】　患者取仰卧位，常规消毒后，百会逆经平刺 1 寸，四神聪朝向百会平刺 1 寸，提插泻法。右侧面部阿是穴行丛针浅刺法轻刺激，神门、足三里、三阴交均常规针刺，行补法；合谷、太冲重刺激，行泻法。每周治疗 3 次，隔日 1 次。

【电针操作】　双侧"足三里-三阴交"各接一对经皮穴位电刺激仪的电极片，疏密波，频率为 2/100Hz，8～12mA，留针 20min。

【其他治疗】　口服加巴喷丁 600mg，每日 1 次，联合口服度洛西汀胶囊 40mg，每日 1 次进行治疗。嘱其适当调整工作压力和生活方式，保持心情舒畅。

二诊（2019 年 5 月 7 日）：患者自觉疼痛症状有所缓解，VAS 评分 6 分，但仍有反复，尤其是夜间易影响睡眠。故在原先治疗方案基础上加用中药，处方以丹栀逍遥散加减，以疏肝降火，调神止痛。具体方药如下：

牡丹皮 10g　　　栀　子 10g　　　柴　胡 9g　　　郁　金 10g
枳　壳 10g　　　当　归 15g　　　茯　苓 15g　　　白　芍 12g
白　术 15g　　　桔　梗 10g　　　炙甘草 5g

三诊（2019 年 5 月 21 日）：患者疼痛有效控制，VAS 评分 4 分，夜间睡眠质量有所改善。遂嘱其逐步减少加巴喷丁和度洛西汀用量，余治疗同前。

四诊（2019 年 6 月 21 日）：患者自觉疼痛基本缓解，VAS 评分 2 分，睡眠基本安稳，睡眠质量明显提升。随访 1 个月后未有复发。

按： 持续性的躯体形式疼痛障碍综合征为顽固性难治性疾患，发病部位不确定，发病原因和机制仍在探索中，这为临床的诊断和治疗带来一定困难。如本案中的患者，初看很符合"三叉神经痛"的诊断，但口服卡马西平药物不能奏效，疼痛仍反复发作，且伴有严重的情绪障碍，被诊断为"躯体形式疼痛障碍综合征"，口服加巴喷丁和度洛西汀治疗，有效且依赖，提示患者需要镇痛和抗抑郁双重治疗。目前临床对本病的有效治疗主要是药物治疗和心理治疗，但长时间使用抗焦虑抑郁药会出现便秘、口干、乏力等症状，形成药物依赖。针灸是国际公认的身心疗法，对镇痛和情绪调节有良性调节作用。因此从中医论治，以针灸为主要治疗方法可能对本病有良效。中医学认为，本病属于"郁证"范畴，是以抑郁善扰、情绪不宁、胸胁及脘腹胀闷疼痛或易怒善哭为主症的疾病，属于心因性情志疾病，发生也与脑神失灵密切相关。因此与针灸治疗其他疼痛疾患镇痛原则不同，针灸治疗本病应求其本，以"治神"为先。选取治神穴位，调神理气、安神定志以镇痛。同时考虑其心因性因素，嘱患者畅情志、安心神。

《内经》云："凡刺之真，必先治神。"可选用百会、四神聪等头部穴位，激发阳气，振奋精神。加之神门宁心安神，共同调理心神。再以阿是穴疏通局部经络，足三里、三阴交加用经皮穴位电刺激 2/100Hz 以安神定志止痛，选择经皮穴位电刺激相较于电针，刺激更和缓，后效应更持续。再以合谷、太冲疏肝理气、通调元神，共达治神止痛之功。丹栀逍遥散具有调和肝脾、疏肝解郁、养血健脾之功效，尤宜于肝郁化火之病症。

十三、慢性疲劳综合征

慢性疲劳综合征案

患者吴某，女，30 岁。

初诊：2019 年 11 月 2 日，患者因"反复疲劳 1 年余，加重半年"就诊。

患者 1 年余前无明显诱因下出现极度疲劳，伴见短期记忆力减退、注意力不能集中，脑力劳动或剧烈的运动后上述症状加重，夜间入睡困难，眠浅易醒，睡眠后精力不能恢复，晨起乏力明显，伴有身体沉重感，平素心烦易怒，偶有口干口苦，患者未予以重视。近半年来患者自觉上述症状加重，时有头部胀痛，心烦不宁。刻下：疲劳感较重，言语声低气短，伴头晕，口干口苦，心烦易怒，舌体瘦小，舌尖红，苔薄白，脉细数。

【**西医诊断**】　慢性疲劳综合征。

【**中医诊断**】　虚劳。

【**中医分型**】　阴虚火旺证。

【**病机治则**】　病机在于肾阴虚损，不能上奉于心，水火不济，心火独亢，心肾失交。治宜滋阴降火，养心安神。

【**穴位处方**】　百会、四神聪、神庭、关元、气海、头维（双侧）、安眠（双侧）、内关（双侧）、神门（双侧）、三阴交（双侧）、太冲（双侧）、心俞（双侧）、肝俞（双侧）、脾俞（双侧），并选取耳穴神门、心、脾、交感、内分泌等。

【**针刺操作**】　患者取俯卧位，常规消毒后，心俞、肝俞、脾俞斜刺进针，得气后行平补平泻法，留针 15min；起针后，患者选取仰卧位，常规消毒后，百会平刺，四神聪针尖朝向百会平刺，关元、气海采用温针灸，灸 1~2 壮，其余各穴常规针刺，留针 30min。隔日 1 次，每周治疗 3 次。

【**电针操作**】　电针以四神聪为主，"前神聪"-"右神聪"-"后神聪"-"左神聪"选用 2Hz 疏波，强度以患者耐受为度。每次治疗 30min，隔日治疗 1 次。

二诊（2019 年 11 月 12 日）：经针灸治疗 4 次后，患者入睡困难较前明显缓解，可自行入睡，日间疲劳感较前减轻，记忆力较前增强。继续巩固治疗 1 个月后患者睡眠质量明显提升，日渐疲劳感消失。又 1 个月后，随诊未复发。

按：慢性疲劳综合征（chronic fatigue syndrome，CFS）是一组以持续或反复发作的疲劳，同时伴有多种神经、精神症状，但无器质性及精神性疾病为特点的症候群。其主要临床表现为持续至少 6 个月以上不明原因的疲劳，同时还需伴有短期记忆力减退、注意力不集中、咽痛、淋巴结肿痛、肌肉酸痛、无红肿的关节疼痛、新发头痛、低质量睡眠以及体力或脑力劳动后身体不适超过 24h 等其中至少 4 种症状。患者中年女性，无明显诱因下出现长期极度疲劳，睡眠后精力不能恢复，晨起乏力明显，伴有身体沉重感，病史 1 年余，加重半年。目前患者自觉时有头痛、心烦不宁，伴神疲乏力。根据症状，可判断患者属于虚劳中的本虚标实，主要为阴虚火旺而致使虚热内扰。患者病初因疲劳反复发作，精神不济，情志不遂致肝气郁结，郁而化火，邪热扰动心神，心神不安而不寐。病久，邪热不去，肾阴必耗，不能上奉于心，水火不济，心火独亢，心肾失交致神志不宁、身体疲乏。其本质为阴阳失调，气血失合。针灸处方中，百会位于头部，当前发际正中直上 5 寸，或两耳尖连线的中点处。因全身各阳经之阳气均上传交汇于此，为诸阳之会、百脉之宗故名。百会系督脉穴，督脉为"阳脉之海"，入属于脑。中医藏象学说认为脑为元神之府，脑的生理和病理统归于心而分属于五脏，故百会能安五脏、定神志。四神聪位于头顶部，在百会前后左右各 1 寸，一名四穴，其穴前后两个在督脉的循行路线上，左右两个与膀胱经相邻。督脉贯心属肾入属于脑，其气通于元神之府，故有安神益志、健脑调神之功效。内关属心包经，通于阴维脉，能调理全身阴阳，实现阴平阳秘。神门位于腕部，腕掌侧横纹尺侧端，尺侧腕屈肌腱的桡侧凹陷处，《难经》载其名为兑骨，为心气出入之门户，故名"神门"。本穴系手少阴心经输穴、原穴，有扶正祛邪、宁心安神的功能。虚劳的发生除与心的功能关系密切外，与肝、脾、肾三脏的功能也有密不可分的联系。三阴交为足三阴经交会穴，具有健脾养肝强肾的功效，同时能对足三阴经经气进行调节，从而达到安神定志之功效。气海主一身之气机，可调畅全身气机；关元与足三阴经交会，可疏调足三阴经气，刺法、灸法配合具有温经脉、行气血、调阴阳、扶正气的功效。背俞穴与耳穴，皆为辅助以调整脏腑功能。

近年来的研究证明，电针治疗慢性疲劳综合征临床疗效显著。电针可通过调节神经、免疫、内分泌节律的紊乱以及抗氧化应激等作用，恢复慢性疲劳综合征患者各系统功能，并开始被广泛研究。在电针方案的选择上，一方面电针具有抑制下丘脑-垂体-肾上腺轴的亢进状态、上调部分单胺类神经递质浓度、修复海马区神经结构和功能、维持胞外特定信号通路等作用，电针可通过调控神经递质、神经营养因子、细胞因子、神经内分泌系统、相关信号转导通路等方面达到治疗睡眠障碍的作用；另一方面方教授多年临床经验发现，2Hz 低频电针较高频电针临床疗效更优，能更好地改善患者自主神经功能紊乱，使得交感与副交感神经之间的兴奋抑制关系达到平衡，从而从根源上治疗慢性疲劳综合征。

十四、甲状腺结节摘除术

甲状腺结节摘除术针刺麻醉案

患者陈某，女，47 岁。

初诊：2016 年 8 月 18 日，患者因"发现右侧甲状腺结节 1 个月"就诊。

患者 1 个月前体检 B 超发现"右侧甲状腺结节"，无吞咽困难，无声音嘶哑，无颈部疼痛，无放射痛，无发热寒战，无性情急躁，无怕热，为求进一步诊治，门诊拟"甲状腺结节"收住入院。

查体：右侧甲状腺可扪及一肿块，大小约 3cm×1cm，质地硬，活动度佳，表面光滑，随吞咽上下移动，左侧甲状腺未触及肿块，颈部淋巴结未触及肿大。

辅助检查：甲状腺 B 超提示右侧甲状腺结节Ⅲ类。

【**西医诊断**】 甲状腺结节。

【**中医诊断**】 瘿瘤。

【**中医分型**】 气郁痰阻证。

【**病机治则**】 气郁致胸闷不适，颈部肿胀，但颈部肿块不痛，行手术摘除肿块，全身麻醉辅以电针治疗，理气解郁，减缓疼痛。

【**穴位处方**】 足三里、阳陵泉

【**电针操作**】 选用双侧"足三里-阳陵泉"，予以经皮穴位电刺激治疗，疏密波，频率为 2/100Hz，强度以局部肌肉有明显收缩为度。

术前患者入等待室，予以上述治疗，刺激时间为 30min。

手术开始后，予以上述治疗，持续至手术结束。

【**其他治疗**】 复合全身麻醉。

术后 1 小时（2016 年 8 月 19 日）：患者苏醒期平稳，切口及咽喉部稍有疼痛不适。术后 6h 行经皮穴位电刺激，操作同前，刺激时间 30min。

术后第二天（2016 年 8 月 20 日）：患者无疼痛及咽喉部不适，可正常进食、饮水和下地活动。

按：甲状腺结节属中医学"瘿瘤"范畴。通常表现为颈部肿块，可触摸到结节，无疼痛，中医学认为甲状腺结节的病因与情志以及生活环境有很大关系，长期的情绪压抑或波动较大，使肝气难以舒发，造成结节的产生。甲状腺结节多以手术治疗为主，但术前的情绪紧张和术后切口疼痛咽喉部不适，也会让患者产生不好的体验。经皮穴位电刺激是将经皮神经电刺激和传统穴位疗法相结合的一种新型治疗方法，即使用穴位电极片贴于相应的穴位表面皮肤，加以适宜强度的电刺激，从而达到传统电针刺的效果。经皮穴位电刺激复合全身麻醉的优势现已得到国内外一致共识，通过其良好的镇痛作用，能够减少术中、术后镇痛药物的使用，从而减少术后因阿片类药物引发的恶心呕吐、呼吸抑制等不良反应。术前运用经皮穴位电刺激能产生一定的镇静作用，缓解患者术前焦虑，提高患者痛阈；通过减轻麻醉、手术产生的应激反应，于中枢水平双向调节血流动力学，使围手术期患者生命体征平稳。术中运用经皮穴位电刺激能对心、脑、肝、胃等脏器具有一定的保护作用，减轻炎症反应，提高机体免疫功能，减少术后并发症的发生，加速术后机体脏器功能的恢复，促进患者快速康复等。足三里是"足阳明胃经"上的最重要穴位之一，能够调理脾胃，抑制恶心呕吐，加速胃肠道功能恢复，亦能提高机体免疫力，通经活络，稳定血流动力学。

附　篇

附录一　针具演变

金属毫针的出现，是电针疗法发展的必备条件，因此针具的材质、形态的形成和演变是电针疗法出现的基础，也是现代自然科学的发展与针灸相融合的一个自然发展过程。针具材质的选用，决定针体的粗细、软硬，影响着针具的制作和使用，因此在更大程度上，针具材质的沿革与针的变革相向而行；针的形态改变总体上变得日益精细。本部分内容从针具的材质和形态两个方面分别回溯针具的发展与沿革，阐述从"砭石"到金属材料，从青铜到更加美观实用的不锈钢针，最终结合"电"对机体进行刺激的电针疗法形成过程。

（一）针具材质的演变

砭石被认为是针具的前身或雏形，是人类在实践活动中就地取材最早的医疗工具。针具材质随着人类社会实践活动和对自然界物质探索应用的不断深入而逐步演变，从最初的砭石，到相对精细而坚韧的竹针、骨针、陶针，再发展到运用金属制成的青铜针、铁针、钢针、金针、银针和现代应用广泛的不锈钢针等。笔者主要从砭石应用、竹骨陶针应用、针砭共用、金属针应用四个阶段阐述针具材质的演变过程。

1. 砭石应用阶段

针灸的发展主要以针具的演变为基础，远在旧石器时代末和新石器时代（10 000～4000 年前），针灸的前身——"砭石"就已经诞生了。当时由于生产力低下，人们选用由天然石块磨制成粗糙而简单的针具，称为"砭石"。最早的砭石被发现多为锥形和楔形，"砭，以石刺病也"（《说文解字》）。关于砭石是针具的记载很多，如"高氏之山，其上多玉，其下多箴石"（《山海经·东山经》），"古者以石为针，所以为刺病"（《礼记·内则》），"医之用针石"（《淮南子》）等。

2. 竹骨陶针应用阶段

除砭石外，山顶洞人文化时期，古人已能用刀石等工具削制比较精细而坚韧的针具，如竹针、骨针、陶针等。在山顶洞人遗址中，人们见到的一端带孔的骨针，它既可作为缝纫工具，又能用于排脓放血；巫山大溪文化遗址出土两枚新石器时期的骨针，其两尖端锐利，针体光滑，尾部无孔；新石器时代末出现了烧陶技术，陶针由此产生。

3. 针砭共用阶段

在人类社会活动不断拓展的过程中，金属被逐步发现，尤其是冶金术的出现为针具的创新提供了先决条件，随之而来便是针刺技术的变革，砭石时代逐渐转变为"针砭并用"及"以针代砭"。《史记》中记载扁鹊治虢太子尸厥，"乃使弟子子阳厉针砥石，以取外三阳五会。有间，太子苏"，文中记载便是针灸与砭石（可能为现代的刮痧疗法）相结合进行疾病治疗的；在《素问·汤液醪醴论》有"当今之世，必齐毒药攻其中，镵石、针艾治其外也"的记载，文中将砭石与针已明确分开，均等同于外治法进行疾病治疗。文献中也有"以针代砭"的记载，如《灵枢·九针十二原》记载"黄帝问于岐伯：余子万民，养百姓，而收其租税。余哀其不给，而属有疾病。余欲勿始被毒药，无用砭石，欲以微针通其经脉，调其血气，营其逆顺出入之会"，文中认为通经脉、和气血、调顺逆可以用微针代替药物和砭石，在某些疾病的治疗过程中针刺的作用逐渐被认可。由此针具的改良与发展应运而生。

4. 金属针应用阶段

针具的改革与生产力、生产工艺的发展有着密切的联系，从石器时代进入到青铜器时代，天文、历法、干支、八卦、阴阳、五行的形成和发展，标志着文化、医学已进入新的历史时期，如九针的出现和使用，首次记载于《黄帝内经》，主要见于《灵枢·九针十二原》《灵枢·官针》《灵枢·九针论》及《素问·针解》等篇章。随着冶炼技术的进步，针具的材质也随之进行了改良（附表1-1）。

附表1-1 各时期针具

朝代	冶炼技术	针具	针刺手法
石器时代	—	砭石、竹针、骨针、陶针	叩击、按摩、切割
夏商周	冶铜术	铜针	简单浅刺或切开
春秋战国	冶铁术	铁针	以小幅度提插为主
秦汉	冶金（银）术	金针、银针	以小幅度提插为主
隋唐至金元明清	炒钢、灌钢等	钢铁针	提插捻转及复式手法
近现代（1840年至今）	不锈钢	不锈钢针	提插捻转、复式手法或与电、磁等现代技术结合

注：因各时代冶炼技术的改进，出现不同材质的针具，针刺手法同时有不同的改变。

（1）青铜制针具：夏商周时期，金属工具已经在生产劳动中普遍应用，并且发现了炼铜遗址，说明在当时青铜器的使用已经非常盛行。已出土的文物中发现诸多如兵器、乐器、工具等涉及多方面的青铜器具。殷商出土的青铜鼎刻镂着精美的图纹；春秋战国时期以楚国为著的高级墓葬品等，錾刻、敲花、镂空、贴金（银、锡）、冲孔等技术均有所运用，锻造制品的工艺和材质呈现多样化的发展。以上显示了金属器具制作和使用的新趋势，为金属针具的出现奠定了技术基础。随着我国考古的发现，青铜针也得以证实：1978 年，内蒙古自治区达拉特旗发掘出一枚战国时期的青铜砭针；2016 年，河南省安阳市辛店商代晚期铸铜遗址中出土的青铜器中也包含青铜针；中国中医科学院中医医史文献研究所收藏着春秋时代青铜三棱针和镀针；1985 年，广西壮族自治区武鸣县马头乡西周晚期或春秋初期墓曾出土两枚青铜针，可能是浅刺治疗的针具。

（2）钢（铁）制针具：冶铁技术起于西周晚期，战国中后期铁器逐渐取代青铜器，成为社会主要使用的金属器具。先秦时期，冶炼出的主要是生铁；到秦汉时期，冶铁的成型技术由铸向锻转变；据推断，坩埚炼铁最迟出现在西汉时代，可能春秋战国之际早有发明；西汉中晚期，发明并使用了炒钢技术；东汉，冶铁出现了百炼钢和灌钢；到南北朝时期，锻化处理技术发展更为成熟。先进的冶铁技术催生了铁针的诞生，《汉书·广川五传》中记载"以铁针针之"，明确说明了铁针治疗疾病的情况。隋唐五代时期，冶炼行业规模相对扩大，各种金属产品的数量、品种大大增加，质量都得到了明显提高，制钢技术体制也完全确立。到了宋元时期，炒钢、灌钢技术更为娴熟、精细，这个时期更多的生活、生产用品的加工技术与现代比较接近，人们采用复合材料进行改良，同时出现了铜铁拔拉技术及金属表面的镀金、镀锡等处理技术，在这个时期还记载了"马衔铁"这一材料。从这些金属冶炼技术的进步中可以推测出，当时已可以制造出具备一定硬度和柔韧度的毫针，并且针尖更加锋利、细长，表面更加光滑。明清时期，金属冶炼技术达到我国古代技术的高峰，明代还出现了生铁淋口锋利刃部的表面处理技术，这一技术沿用至 20 世纪 70～80 年代，而清代从灌钢到苏钢的炼钢技术，一直沿用至 20 世纪 50 年代，明清时期的百炼钢和合金技术也达到了一个高峰。

明清时期，开始有制针工艺的记载，如"凡针先锤铁为细条，用铁尺一根锥成线眼，抽过条铁成线，逐寸剪断为针。先锉其末成颖，用小槌敲扁其本，钢锥穿鼻，复锉其外。然后入釜，慢火炒熬。炒后以土末入松木、火矢、豆豉三物掩盖，下用火蒸。留针二三口插于其外，以试火候。其外针入手捻成粉碎，则其下针火候皆足。然后开封，入水健之。凡引线成衣与刺绣者，其质皆刚。惟马尾刺工为冠者，则用柳条软针。分别之妙，在于水火健法云"(《天工开物》)。针具的加工制作技术也得到了改良，如《针灸大成》中记载，制作加工时通过涂蟾酥、插腊肉、药物煮针、黄土中拔插等步骤，将针具进行消毒、灭菌、表面磨光等，更适用于医疗。

另外，古代还有金针、银针的记载。1968 年，在河北满城西汉刘胜墓发掘出 4 枚金针、5 枚银针，证明我们的祖先早在 2000 年前就已经应用金针、银针作为医疗工具。《针灸大成》中记载："金针者，贵之也。又金为总名，铜铁金银之属皆是也。若用金针更佳。"但金针因其材质价格昂贵、不耐高温、强度不够等原因，在后世并没有普及使用。

（3）现代毫针针具：20 世纪初期，在针灸医学界多使用镀锌铁毫针，辅以少量的金银合金。至 20 世纪 20 年代初，马口铁针具及金针、银针仍然被很多针灸医师所应用。30 年代初期，由于冶炼技术的发展，日本针灸师首先采用不锈钢制作针灸针。鉴于金属针易被腐蚀，为提高针具质量，1953 年，在针灸大师承淡安先生的带领下，我国开始制造不锈钢丝为原料的针灸针。不锈钢针一般多采用铬镍合成的不锈钢制造，其柔韧度高、表面光洁、不易锈蚀，且制造成本低，故迅速得到了普及与运用。新中国成立后至 20 世纪 80 年代初，由于国家对金银金属实行严格管制，金针、银针已基本绝迹，现如今应用最为广泛的毫针均采用不锈钢材质制作而成。此后，随着人们对医疗安全与无菌意识的提升，在不锈钢针灸针的基础上，一次性无菌针由此推出，遵循"一人一针"理念，现已成为临床应用的主流针具。

从古至今，任何事物的发展都有赖于科技革命。针具制作技术的创新和发展有赖于金属的发现及其冶炼技术的提升。针灸医师在临床实践中不断探索，通过针具制造技术的革新进而促进了针刺技术的更新与发展。近现代不锈钢针灸针的出现，为电针疗法的出现奠定了物质基础。当不锈钢针灸针遇上了电学科技，电针技术便应运而生。

（二）针具形态的演变

针具形态的演变有赖于针具材质的变革、人们对疾病的认识和临床实践的不断提升，针具形态的演变从最初的砭石（刀形、剑形、锥形），进而发展成古九针。基于《黄帝内经》中的九种形态，针具不断演变最终形成现代各种类型，其大致可分为微刺激针具、加热针具、刺血针具、带刃针具等 4 种类型。

1. 针具的早期形态

针具的早期雏形为砭石，《山海经·东山经》记载"高氏之山，其上多玉，其下多箴石"，"箴"是"鍼"的前体字。公元5～6世纪时的王僧儒认为"古人当以石为针，必不用铁"，同时期的全元起亦认为"砭石者，是古外治之法，有三名：一针石，二砭石，三鑱石，其实一也。古来未能有铸铁，故用石为针"。晋代郭璞注释："可以为砭针，治痈肿者。"对于砭石的治疗范围，在《素问·异法方宜论》中亦有记载"故东方之域……其病多痈疡，其治宜砭石"，另在《灵枢·玉版》中载有："故其已成脓血者，其唯砭石铍锋之所取也。"由此可见，初期砭石的治疗范围主要在于外科痈疡之疾。同时，通过砭石的形态也可以推断当时对砭石治疗疾病的认识。

从后期出土的文物中可推断砭石根据功用不同而形态各异。例如，1955年出土于长沙燕子嘴墓葬的类员针砭石；1962年出土于湖南霞流市胡家湾春秋墓葬可供叩击人体体表用的砭石；1964年出土于湖南佃阳桃博战国墓葬可供按摩用的砭石；1965年出土于湖南华容县长岗庙新石器时代遗址和1966年出土于长沙接驾岭西南新石器时代遗址的具有刃口可供切破痈脓用的砭石等。

现代医家大多认为，古人久居潮湿之地，且多以狩猎为生，因此易受外伤或感风湿痹痛。由于当时生产工艺技术低下，然石料取材方便，为缓解疼痛，故选择不同形状的砭石，以叩击体表、浅刺出血、切割排脓等方式达到消除病痛的目的，故砭石多为刀形、剑形、锥形等边缘相对锐利形态。

2. 针具形态的"针"形成

随着人们对疾病认识的不断深入，人类疾病谱不再局限于外科疾病，加之金属冶炼技术的发展，多种针具形态开始出现。《素问·异法方宜论》中记载："南方者，天地所长养，阳之所盛处也。其地下，水土弱，雾露之所聚也。其民嗜酸而食胕，故其民皆致理而赤色，其病挛痹，其治宜微针。故九针者，亦从南方来。"《素问》首次提及用九针中的微针治疗疾病。《灵枢·九针十二原》载有"无用砭石，欲以微针通其经脉，调其血气"，并对针具首次进行了系统理论性的描述，包括镵针、圆针、鍉针、锋针、铍针、圆利针、毫针、长针、火针（附图1-1）。分析《灵枢·官针》中的26种刺法，针刺的治疗范围涉及内、外、妇、儿等各类疾病，用于揩摩按压的砭石也逐渐向柱状、精细的方向发展。根据九针不同的形状尺寸，适用范围分别涉及头身热证、虚证、痛证、热病、痈肿及经络痼痹等多种疾患（附表1-2）。根据《黄帝内经》的成书年代，可以推断出九针是在春秋时代前后开始应用，到汉代时已经积累了丰富的应用经验。华佗已能运用"九针"进行复杂的外科手术，出土殷商时期的青铜鼎刻镂着精美的图纹，可见当时的青铜冶炼技术已经达到相当纯熟的水平，推断九针是由铜或铜的合金制成。古九针的出现和使用，标志着正式针法应运而生，并且强有力地推动了针灸疗法的发展。据此，古代针具的基本形态已经形成。

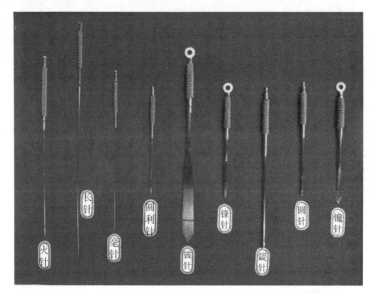

附图 1-1　古九针（现代医家杨复生之中华黄帝九针模型）

注：现代医家根据出土文物和古代医学文献还原的《黄帝内经》古九针模型，从左至右依次为：火针（即《黄帝内经》古九针之大针）、长针、毫针、圆利针、铍针、锋针、鍉针、圆针和镵针。

附表 1-2　古九针形制与演绎

名称	形态	操作	用途	后世演绎
镵针	头大末锐，长一寸六分	浅刺皮肤	泻阳分邪气，泻热	针刺较浅，针在皮肤，发展成为皮肤针
圆针	针如卵形，长一寸六分	按摩分肉之间	治分肉间的病气	后称"圆头针"，发展成为按摩用器械
鍉针	锋如黍粟之锐，长三寸半	按脉勿陷(按压经脉外部而令邪出)	治虚弱者	按压经脉、腧穴的器械
锋针	刃三隅，针头锐利，长一寸六分	刺出血	治经脉痼痹，痈热	三棱针
铍针	末如剑锋，长四寸广二分半	切割	治痈肿成脓	后称"箭头针"，外科用器械

续表

名称	形态	操作	用途	后世演绎
圆（员）利针	且圆（员）且锐，中身微大，长一寸六分	速刺	治急性病证，暴痹	新九针之圆利针
毫针	尖如蚊虻喙，长三寸六分	刺入穴位	扶正祛邪，应用最广	毫针
长针	针身长，针锋锐利，长七寸	刺入肌肉肥厚处	治深邪久痹	芒针
火针	尖如挺，其锋微圆，长四寸	针刺放水	治水肿、关节积液	"火针"（《针灸大成》）或"粗针"

3. 后世针具的演变与发展

随着人们对疾病认识的深入、中医学理论体系的不断完善，为进一步适应临床应用需求，后世医家基于对《灵枢》古九针的认识不断改良针具。同时冶炼技术的提高为进一步改良针刺器具的性能提供了可能。例如，针身韧性与强度更符合临床的需要；针尖变锋利更适合临床应用。山西省针灸研究所原所长师怀堂教授在研习应用古九针基础上大胆革新，结合临床应用于实践，于 1983 年创新改制出新九针针具（附图 1-2、附表 1-3），其包括在九针基础上改良的镵针、鍉针、圆利针、铍针、毫针、锋勾针，还有新创的火针、磁圆梅针和梅花针，具有临床实用、操作便捷等优势。新九针在古九针的基础上，对针具形制、材质均进行改制，更加适用于临床，对百余种疾病具有很好的疗效，并且还开辟了针具组合应用的先河，可以依据具体病情选取针具针法运用的"新九针优势技术组合"疗法。

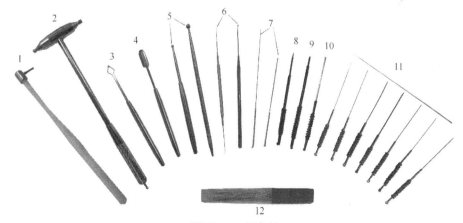

附图 1-2 新九针

注：山西省针灸研究所原所长师怀堂教授研制新九针，从左至右依次为：1. 梅花针；2. 磁圆梅针；3. 镵针；4. 铍针；5. 鍉针；6. 锋勾针；7. 圆利针；8. 三棱针；9. 多头火针；10. 平头火针；11. 其他不同型号系列火针（成套）；12. 毫针（盒装）。

附表 1-3　新九针形制与操作

名称	形态	操作
镵针	似古镵针，全长 4cm，末端延伸为直径 0.5cm 的菱形锋利针头	割刺
磁圆梅针	古圆针、梅花针、磁疗合为一体，针身中间呈圆柱形，两端呈锥形，分别嵌有磁圆针和梅花针	一针多能
鍉针	似古鍉针，针体的末端呈球形或圆柱形	按脉勿陷
锋勾针	似古锋针，针身硬挺，针身末端呈锋利的钩尖	钩刮、挑割
三棱针	似古锋针，针身长，鱼腹状三棱锥形	刺出血
铍针	似古铍针，更小巧	切开排脓
圆利针	似毫针，针体粗长，针尖呈松针状	速刺、深刺
梅花针	由 7 支毫针组成，针头圆钝集中，针柄有弹性	浅刺
毫针	似古毫针	应用广泛
火针	似古大针，针体由耐高温金属制成	浅而点刺，深而速刺

　　笔者认为根据针具的形态和现代应用可将针具大致分为以下四类。

　　第一类为微刺激针具。冶铁技术的提升促进了毫针针具的改进，但毫针韧性和强度与临床应用需求存在一定差距，针尖锋利度和针身光滑度也不够。隋唐五代至宋元时期，随着灌钢技术的成熟，毫针的韧性有了明显提升。至明清时代，冶炼技术的进一步提高，使毫针的质量再上一个台阶，当时的毫针已经可以进行多种复杂手法的操作。直至 20 世纪 30 年代不锈钢针的出现，毫针针具基本定形，其形态沿用至今。为了减少刺激，后世对毫针刺法进行进一步改良，最直接就是管针的出现，对于针灸初学者来说，减少了进针时患者的痛苦；同时在毫针针刺的基础上进行针具变革，产生了如穴位埋线、皮内针、揿针等新式针具，其特点均为创伤小，可实现对机体的长时程刺激。

　　第二类为加热针具。加热针具以火针最为多见，其萌芽阶段最早记载见于《灵枢·寿夭刚柔》，其载"刺者，刺燔针则取痹也"。《伤寒论》中称其为"烧针"。最早使用"火针"之名者当属晋代陈延之《小品方》。根据用途所用针具的形态也有所不同。《备急千金要方·用针略例》载"火针亦用锋针，以油火烧之"；《医心方·针例法》载"燔大症积用三隅针；破痈肿皆用铍针，量肿大小之宜也；小积及寒疝诸痹及风，皆用大员利针……皆烧针过热紫色为佳，深浅量病大小至病为度"；《针灸聚英·火针》载"川僧多用煨针……以火针烧之可用，即九针中之大针是也"；《疡科会粹·心集》云"不拘金银，打成烙铁；每用艾火烧通红，趁热烫患处"，即把烙铁烧红作为治疗疮疡的工具。由此可知，火针针具可以选择锋针、铍针、圆利针、大针等，其材质可为铁或金银。当代火针以山西师怀堂的师氏火针和北京贺普仁的贺氏火针为代表。师氏火针用金属钨制作，其规格和形状依据不同病种治疗需求分为单头火针、多头火针、平头火针、勾火针、火铍针、火鍉针6种，其中单头火针根据直径分为3种型号（细、中、粗）；贺氏火针用钨锰合金制作，其规格和形状依据不同病种治疗需求分为细火针、中粗火针、粗火针、平头火针、多头火针、三棱火针6种。也有医家利用普通不锈钢针灸针加热做火针针具，名为毫火针。此外，还有火针刀、电火针、激光火针和内热针等其他形式的现代火针。

第三类为刺血针具。刺血针具用以刺破皮肤出血以泻邪，古代代表针具有《灵枢·九针十二原》中的镵针、锋针。其中锋针逐渐发展为三棱针，成为当代针灸临床用来放血泻热排痛的主要工具；后世又研发出更适于轻浅刺激的刺血针具，如皮肤针（如七星针、梅花针等）和滚针等，其刺激相对柔和，刺激层面偏于浅表，患者不会感受到过强的疼痛，同时操作起来着力点的力度更加容易控制。

第四类为带刃针具。早期带刃针具多用于切开引流术。《黄帝内经》载有锋针、铍针排脓法，如："……以小治小者，其功小，以大治大者，多害，故其已成脓血者，其唯砭石铍锋之所取也。"马王堆汉墓帛书《脉法》中也有砭石切开排脓治法的记载。外用割治疗法工具被后世称为"刀"，如清代高文晋《外科图说》中描述可用于肛肠手术的器械——弯刀、钩刀、柳叶刀、笔刀等。目前临床常用的带刃针具有针刀、刃针、新铍针、长圆针、水针刀、针灸刀、小宽针、松筋针等。尽管这些针具的治疗理论各有特色，但其适应证、针刺部位、针刺方法等均非常相似；且大部分带刃针具的形态改良主要受《灵枢·九针十二原》的启发，但也有医者认为针刀的形成与针灸无直接关系。

纵观针具形态发展变化，有些针具被后世演绎拓展，有些针具因应用局限而退出历史舞台。唯有毫针因其应用范围广泛，成为针灸疗法中最主要的针具而沿用至今，大部分针灸学术研究的重点聚焦于毫针的创新应用和发展。随着冶炼技术的进步，针具的材质、形态不断改变，毫针材质从砭石、竹针、骨针、陶针等逐步发展至目前的不锈钢针。不锈钢针具有良好的导电性能，为电针疗法的出现提供了应用载体，临床上先后涌现出电火针、激光火针、内热针等。目前将脉冲电流接入毫针的电针疗法在临床上应用最广泛、认可度最高，在全国各等级医院均广泛使用，同时也被用于针灸学术研究领域。

附录二　针刺手法演变

针刺手法在针灸临床实践中占有重要地位。由于各个时期针灸材质和形态的不同以及针灸理论的差异，针刺手法也不尽相同。本部分内容主要就针刺手法的形成、发展和繁荣过程以及针刺手法近现代研究进展等加以叙述。

（一）针刺手法的萌芽

在新旧石器时代，砭石针是主要的针灸工具，如《山海经》记载"高氏之山，其上多玉，其下多箴石"，其中"箴石"金代郭璞注解为可用于治疗痈肿的砭石针，《说文解字》亦云"砭，以石刺病也"。除砭石之外，骨针、草木质针也被用于疾病的治疗，尽管目前有些学者对于砭石作为早期针灸针具的观点不赞同，但是多数医家认为，砭石、草木质针和骨针等是针灸的起源，是最早的针灸器具。包括在青铜针具出现的早期，都难以生产出针身较细并且针尖锋利的针具，因此在这个时期进行的治疗多以温熨、浅刺、深部肌肉刺或切开排脓为主。有学者对甲骨文中的"殷"字解释为"一个人用针刺治疗疾病"，在殷商时代的墓中也发现骨针深刺入人体。因此，在早期由于针具材质的原因针具形态相对粗放，针刺手法主要以单向刺入为主。

（二）针刺手法体系的形成

《黄帝内经》《难经》《针灸甲乙经》等经典著作均有对针刺刺法的系统描述，经典著作的成书标志着针刺手法已经形成，针刺手法体系已初步构建。

《黄帝内经》中关于刺法的论述很多，在《灵枢》中更为突出，论述针法的范围很广，涉及针刺的器具、持针方法、刺法的类型、补泻手法等。后世医家的各种针法皆以《黄帝内经》为基础，又衍生出多种针法。《黄帝内经》针刺手法体系的核心内容为刺法和补泻手法；还对毫针针刺过程进行了详细描述，明确"治神得气"的重要性，提出"三刺""五刺""九刺""十二刺"等刺法，并首次对补泻手法、辅助手法等进行了初步描述。

《难经》是继《黄帝内经》之后出现的医学经典著作，其内容主要是阐述《黄帝内经》中关于经络、脏腑、疾病、腧穴以及针法等理论，其中六十九难至八十一难主要讨论针刺手法及其补泻手法的运用。针刺手法内容主要体现在以下四个方面。其一，强调左右双手配合行针，《难经·七十八难》载有"知为针者信其左，不知为针者信其右"。其二，强调审清营卫分布，运用补泻之法必须"知其顺逆"而施行针术。在进针得气后，由浅入深，从卫取气，引气入内，以扶正气，起到补益作用为补法；由深入浅，从营引气，托邪外出，达到泻实目的为泻法。其三，论述迎随与调气，为迎随补泻奠定了理论基础。其四，针法结合腧穴的特异作用，创立了"泻南补北法""补母泻子法"等。以上手法均对后世手法的发展产生了重要的影响。

《针灸甲乙经》基于对前人经验的归纳，指出根据穴位部位的肌肉丰厚程度、疾病特征等确定浅深刺和留针时间，这对后世临床疗效和安全性操作具有指导意义。此外，对诸如赞刺、豹文刺等刺络法的工具选择、操作、禁忌等操作细节也进行了详细描述。

纵观历史，这一时期针法理论初具雏形并能指导临床实践，比石器、青铜时代有了跨越式发展，但仍存在一定的局限性。如该时期针刺手法操作中，手法轨迹主要是直线型，以提插类手法为主，直入直出，对捻转类手法或复式手法则难以流畅实现，这主要也是受制于针具材质和制作工艺的局限性。

（三）针刺手法的发展

由于唐代盛行"轻针重灸"，这一时期主要重视灸法，针刺手法曾经一度处于发展低谷期。直至宋代《琼瑶神书》的问世，才改变了"轻针重灸"的思想观念，促成针刺手法的发展。《琼瑶神书》所载的"二十四字法"为揣穴、进针、行针的序贯操作流程手法，因而成为继《黄帝内经》之后创造针刺手法的先驱，有学者认为该书是目前发现的记载针刺手法名称最多的针灸古籍，对后世"下针八法""下针十四字法"影响较大。针刺手法在金元时期得到了长足发展，主要体现在辅助手法、行针手法、补泻手法的多样性方面。针刺辅助手法出现"循、扪、弹、弩"等操作，借助于辅助手法促进针刺得气，强调得气时操作者针下应有沉、紧、涩、如鱼上钩的针感；针刺行针手法出现动、退、搓、进、盘、摇、捻等操作；针刺补泻手法已发展出呼吸、迎随、捻转、提插等多种单式手法以及相互配合使用的复式手法。元代窦汉卿明确提出"补泻之法，非呼吸而在手指"，强调手法才是针刺补泻的决定性因素，并在《标幽赋》首载捻转补泻法——"迎夺右而泻凉，随济左而补暖"。此外，透穴法也于这一时期首次出现，在《玉龙歌》中有所描述，最早见载于元代王国瑞撰写的《扁鹊神应针灸玉龙经》。

此外，也有学者认为当时的冶炼技术工艺为捻转补泻法创造了物质条件。捻转补泻法对针具的要求不同于以往的提插补泻法——毫针针具不但要求针身光滑、针体细、针尖锋利，还必须具备较好的韧性度和硬度。金元时期出现的铜铁拔拉技术和金属表面镀金镀锡技术，为制作捻转手法所需针具提供了技术保障。

（四）针刺手法的繁荣

明代是针刺手法的鼎盛时期，在手法操作和理论阐述上，明代医家不仅继承了宋金元时期的针法，而且在内容上又做了进一步的补充，形成了全面完整的技术体系。同时这个时期发达的金属冶炼技术，进一步提升了针灸器具的性能，为针刺手法的繁荣提供了物质基础。如明代出现了生铁淋口锋利刃部的表面处理技术，此技术在 20 世纪 70～80 年代仍然使用；清代炼钢技术从灌钢发展到苏钢技术，并且一直沿用至 20 世纪 50 年代；明清时期的百炼钢和合金技术也达到新高峰。在明清时期政府组织编写了大量针灸古代著作，在医师制度上将针灸独立分科，出现了许多影响力比较大的针灸专著，如《针灸大成》《针灸大全》《针灸聚英发挥》《普济方·针经》等，因此被认为是古代针法的鼎盛时期。

这个时期当首提徐凤《针灸大全》，其内所载《金针赋》对后世影响很大，内有对针刺操作过程总结的"十四字手法"，并且对各种补泻手法进行了描述，既载有烧山火、透天凉、阳中隐阴、阴中隐阳、子午捣臼、进气、留气、抽添治病八法，又载有青龙摆尾、白虎摇头、苍龟探穴、赤凤迎源飞经走气四法，被称为承前启后的手法专著。杨继洲的《针灸大成》提出"十二字分次第手法"的针刺操作步骤，并且提炼出内容更加精确的"下手八法"；在针刺补泻手法和行气法方面，以《金针赋》为基础进行系统概括总结，内容较前人更加充实，大致可分为复式补泻手法、行气手法和捻转补泻手法三个方面。在"经络迎随设为问答"这一章节中对针刺手法的理论进行了较多阐述。《针灸大成》也被称为明代针法发展的里程碑。这个时期另有诸多医家对针法多有研究，如陈会对针法的理解，对催气法、平补平泻法、捻转补泻手法三个方面多有研究；李梴的《医学入门》载有九六补泻及各种复式补泻手法，《针灸大成》对其设有专篇。

高武、汪机等明代著名医家则力推针刺手法应遵经典施行。《针灸聚英》中高武认为治病八法、飞经走气是"巧立名色而已，求针之明，为针之晦"，对于《神应经》中的左右捻转补泻，高武则认为"捻针左右已非《素问》意，而人身左右不同，谬之甚也"。汪机在《针灸问对》中对于《金针赋》记载的针刺手法同样提出了质疑，认为"针刺十四法"以及"青龙摆尾""白虎摇头""苍龟探穴""赤凤迎源""龙虎交战"等一系列针法，是"合理者少，悖理者多，错杂紊乱，繁冗重复"。因此，明代在针法发展史中是一个繁荣且"百花齐放"的时代。

（五）针刺手法发展的坚守

清代及近代，由于政府的原因针灸发展受到了一定的阻碍，但仍有诸多医家因针刺疗效坚守和发展了针刺手法。在清代道光年间，曾有"针刺火灸非奉君所宜，太医院针灸一科，着永远停止"的旨意，对针灸的发展形成了阻碍，但是这个时期的医家仍坚持发展针灸，此时针刺手法多以简单便捷为主。如李守先《针灸易学》书中首卷主要论述针刺手法，内容简明扼要。李学川《针灸逢源》、廖润鸿《勉学堂针灸集成》等书，汇集诸家针法，要言不繁；清代的很多针灸书籍中均有民间刺法采集的记载，如郭志邃《痧胀玉衡》中记载的针刺刮痧、郑梅涧《重楼玉钥》中记载的对各种喉风的针刺治疗、王士雄在《霍乱论》记载的针刺治疗霍乱急症，多为清代医家收集民间疗法发展针刺方法的典范。近代，中医针灸同样遭遇了政府试图废止的困境，这个时期既有对历代针法进行继承的《金针梅花诗钞》（周树冬）、《针灸传真》（赵熙）、《金针秘传》（方慎庵）等著作流传于世，也涌现出了一批针灸中西融合发展的著名医家，如承淡安、朱琏等。承淡安的八种针刺手法中有兴奋作用之针法、抑制作用之针法、反射作用之针法和诱导作用之针法等，这些手法因易于被西医接受而广为流传。朱琏则强调针法的强弱刺激、刺激部位和刺激的时间。到这个时期，针刺手法也逐渐接触了中西交融，逐渐做到"衷中参西"。

（六）针刺手法的现代研究进展

古代医家对针刺手法研究主要从中医理论、针刺施术方法等方面予以探究，但对针刺的刺激量较少涉及。现代针刺手法研究不仅对古代医家针刺手法进行整理汇总，而且在针刺手法的理论、操作、刺激参数等各方面研究均有着长足的进展。

1. 针刺手法理论研究

现代医家结合针灸医学史内容及相关古籍，对针刺手法的源流进行梳理。最具代表性的著作首推北京中医药大学陆寿康教授所著的《针刺手法百家集成》。该书系统介绍了 130 种 480 个法式的针刺手法和相关操作技术，在传承古典手法的基础上，结合现代医学相关知识，更加客观地描述针刺手法，对练针法、持针法、进针法、行针法等多个方面进行全方位系统论述。

现代也有多篇综述回顾了近些年对于针刺量学的研究，如关于针刺的时效、量效关系，如何寻找最佳的刺激参数组合规律，使针刺更加具有规范性、可重复性、可操作性等。现代医学的发展，同样带动了针刺手法的客观显现，如刘堂义等对手法进行量化评估创新研究，应用电阻传感器技术采集针刺手法的各种参数信号，研制了 ATP-Ⅰ型针刺手法参数测量仪，并开发了"针刺手法信息系统"软件以方便对针刺手法物理参数进行分析；为试验针刺数据到信息的转换，严振国团队运用 VOXE-L-MAN 汉堡数字化人体技术和 3-DOF Omega 力反馈装置进行力学模拟，能够给操作者带来真实的触觉感受，依据穴位所在区域的组织结构的力学物理特性，模拟施针过程力学和视觉变化的仿真，通过力反馈接口将数据传递到力学传感器，从而让操作者感知，实现视觉与触觉的同步，达到虚拟现实的沉浸感和逼真感；丁光宏团队在均匀地实行捻转提插等补泻手法的同时，基于施术者和受针者相互作用力的原理，通过集成电器技术和生物力学原理建立检测系统并进行研究，已实现在人体上测试各种针刺手法；顾星运用微电机传感技术设计针刺手法测试仪，通过提插、捻转手法，将速度、力转为电流信号，并对电流波形进行描述，为针刺手法的课堂教学提供了全新的工具。

2. 针刺手法刺激量研究

《黄帝内经》中已有对针刺手法刺激量的相关记载，但缺乏精准量化，难以用于临床实践。《难经·七十难》载"春夏者，阳气在上，人气亦在上，故当浅取之，秋冬者，阳气在下，人气亦在下，故当深取之"，仅以针刺的深浅论述了针刺量。《针灸甲乙经》载有"上星一穴，刺入三分，留六呼……"，采用模糊定量法来描述针刺手法的刺激量。现代针刺刺激量的研究更注重定量化、规范化、标准化，在取穴多少、针具粗细、针刺深浅、手法轻重以及留针时间长短等参数方面开展研究。例如，天津石学敏院士率先确定了针刺手法量学新定义和量化操作标准，提出"针刺手法量学"理论——在古人的基础上加入了时间、幅度、强度等定量内容，使针刺的刺激量更加的标准化；并在该理论指导下创立治疗中风的"醒脑开窍"针法，对穴位的刺激量进行了明确的规定，并且带领研究团队通过血液流变、血脂等客观指标，对其所规定的量学手法进行了基础实验方面的研究。

基于针刺手法研究，医者不断探索如何实现针刺参数量化和客观化，随着科学技术不断革新，各类电针仪、微波针灸仪、磁针仪等现代仪器应运而生，为针刺刺激量的模拟操作与定量操作提供了可能。其中电针是在毫针针刺得气的基础上，应用电针仪输出脉冲电流，通过毫针作用于人体一定部位以达到防治疾病目的的一种针刺方法，临床应用最广泛。电热针是以中医经络学说和针灸刺法中温针、火针理论为基础，结合现代电子技术，通过电热针仪输入电流使温热感到达组织深部，并通过定量化有效控制针具温度以治疗不同疾病的一种疗法，实现了针刺、火针、灸疗等综合作用。磁针即将皮内针或短毫针刺入腧穴或痛点上，针的尾部伏在皮肤外面，其上再放铁磁片，用胶布固定后可使磁场通过针尖集中透入深层组织发挥治疗作用。微波针灸疗法是现代微波技术同传统针灸方法相结合的产物，主要通过将微波天线接到针柄，从而向穴位注入微波或直接用微波照射穴位以治疗疾病。其特点是可产生针刺得气感，治疗剂量可通过微波输出功率定量控制，治疗范围广泛。

　　综上，针刺手法是临床起效的重要环节，而刺激量是针刺手法的重要组成部分，随着科学技术的发展，基于毫针的多样化刺激方式也在不断的发展，基于其客观化、规范化、可重复性的特点，现已成为临床应用与规范化研究的重要方向之一。

附录三　针灸技术操作规范　第11部分:电针[①]

1　范围

GB/T21709 本部分规定了电针的术语和定义、操作步骤与要求、注意事项及禁忌。本部分适用于电针技术操作。

2　规范性引用文件

下列文件中的条款通过 GB/T21709 的本部分的引用而成为本部分的条款。凡是注日期的引用文件,其随后所有的修改单(不包括勘误的内容)或修订版均不适用于本部分,然而,鼓励根据本部分达成协议的各方研究是否可使用这些文件的最新版本。凡是不注日期的引用文件,其最新版本适用于本部分。

GB/T12346 腧穴名称与定位

GB/T13734 耳穴名称与部位

GB15982 医院消毒卫生标准

GB/T21709.20 针灸技术操作规范第 20 部分:毫针基本刺法

3　术语和定义

下列术语和定义适用于 GB/T21709 的本部分。

3.1　电针 electroacupuncture

在毫针针刺得气的基础上,应用电针仪输出脉冲电流,通过毫针作用于人体一定部位以达到防治疾病的一种针刺方法。

3.2　电针仪 electroacupuncture apparatus

能够输出脉冲电流,并满足电针治疗要求的电子仪器,包括主机、电极线、电源适配器等附件。

[①] 本规范引自中国标准出版社 2009 年 6 月出版的中华人民共和国国家标准《针灸技术操作规范第 11 部分:电针》(GB/T 21709.11—2009)

3.3　电极线 electrode wire

电针仪输出脉冲电流的导线，连接于电针仪输出端与毫针之间，两条导线为一组，有正极、负极之分。

3.4　无关电极 dispersive electrode

电针单穴治疗时，置于人体非针刺体表部位的另一回路电极。

3.5　脉冲电流 impulsive current

按一定规律瞬间出现的突然变化的电流。

3.6　电针参数 parameters of electroacupuncture

电针仪输出的脉冲波形、脉冲幅度、脉冲宽度、频率、脉冲输出模式的数字描述。

3.7　基本脉冲波形 basi-pulse pattern

基本脉冲波形为带有负向反冲的矩形波，也可使用三角波、方波和其他被证实安全有效的单元脉冲波形。

3.8　连续波 continuous wave

电针仪输出的组合波之一，由基本脉冲波简单重复，中间没有停顿，频率连续可调。频率低于 30 Hz 的连续波，称为疏波，频率高于 30 Hz 的连续波，称为密波。

3.9　疏密波 dilatational wave

电针仪输出的频率成周期性快慢变化的组合波形，由疏波和密波交替出现。

3.10　断续波 intermittent wave

周期性时断时续的组合波，由连续波经过矩形脉冲调制后得到的脉冲波序列。

3.11　脉冲幅度 pulse amplitude

脉冲电压或电流的最大值与最小值之差（电压峰峰值 V_{P-P} 或电流峰峰值 I_{P-P}），用符号 U_m 表示，单位用伏特（V）或毫安（mA）表示。

3.12　脉冲宽度 pulse width

脉冲出现后所持续的时间，用符号 T_w 表示，单位为毫秒（ms）。

3.13　脉冲频率 pulse frequency

单位时间内脉冲出现的个数，用符号 f 表示，单位为赫兹（Hz）。

3.14　输出强度 intensive of electroacupuncture

单位时间内输出给人体组织的脉冲能量，用符号 P 表示，单位为焦[耳]/秒（J/s）或瓦[特]（W）。

3.15　刺激量 quantity of electroacupuncture stimulus

电针刺激强度与刺激时间的乘积，用符号 q 表示，单位为焦 [耳]（J）。

4　操作步骤与要求

4.1　施术前准备

4.1.1　电针仪准备

检查电源开关，使用干电池的主机要备好电池，并确保电量充足；检查输出电极线，并保证导电性能良好，应确保电针仪正常工作。

4.1.2　用于电针治疗的针具选择

应符合 GB/T21709.20 针具选择的规定。

4.1.3　腧穴选择

4.1.3.1　选择原则

根据病症选取适当的腧穴或治疗部位。具体应符合 GB/T21709.20 腧穴选择的规定，腧穴的定位应符合 GB/T12346 和 GB/T13734 的规定。

4.1.3.2　选择规律

按电流回路要求，选穴宜成对，以 1～3 对（2～6 个穴位）为宜，当选择单个腧穴进行治疗时，应使用无关电极。

4.1.4　体位选择

应便于医生正确取穴，方便操作；病人肢体舒适，能持久。具体选择应符合 GB/T21709.20 体位选择的规定。

4.1.5　电针参数选择

应根据疾病的性质选取合适的电针参数。具体按附录 A 的规定。

4.1.6　环境要求

保持治疗环境清洁卫生，防止污染。

4.1.7　消毒

毫针针刺前应对针具、针刺穴位和医生双手进行严格消毒，具体的消毒方法应按 GB/T21709.20 消毒部分的规定；必要时电针仪及附件也要进行消毒，消毒操作应符合 GB15982 的规定。

4.2　操作方法

4.2.1　开机前检查

检查电针仪各输出旋钮或按键并调整到"零"位。

4.2.2　针刺

选取穴位，按毫针进针和行针方法完成操作，具体应符合 GB/T21709.20 针刺的要求。

4.2.3　输出连接

将电极线插头端插入相应的主机输出插孔，电极线输出端两极分别连接于毫针针柄或针体，当单穴治疗时，电极线输出端一极接穴位，另一极接无关电极。应确保连接牢靠、导电良好。

4.2.4　开机

在确保供电之后打开电针仪电源开关。

4.2.5　波形、频率选择

调节波形、频率旋钮或按键，选择治疗所需的波形、频率。脉冲波形的主要参数参见附录 B，常见脉冲组合波形参见附录 C，医用脉冲频率分类参见附录 D。

4.2.6　输出强度调节

调节对应输出旋钮或按键，逐级、缓慢增加输出幅度，以病人可耐受为度，或根据使用说明书的规定，在许可的范围内调节强度。调节时为了防止病人产生"电震"感，调节的幅度应小。输出强度的测量方法参见附录 E。

4.2.7　术中调整

有必要在电针治疗过程中对波形、频率进行调整时，应首先调节输出强度至最小，然后再变换波形和频率。

4.2.8　关机

电针治疗完成后，应首先缓慢调节强度旋钮或按键，使输出强度置零位，关闭电针仪电源开关，然后从针柄（针体）取下电极线。

4.2.9　出针

按毫针操作规范要求进行出针操作，具体操作应符合 GB/T21709.20 出针的规定。

4.2.10　电针治疗持续时间

根据病情决定，宜在 15～60min 之间。

4.2.11　疗程

电针的疗程应符合 GB/T21709.20 疗程的规定。

5　适应证

电针的适应证应符合 GB/T21709.20 适应证的规定。

6　注意事项

6.1　电针仪在首次使用前应仔细阅读产品使用说明书，掌握电针仪的性能、参数、使用方法、注意事项及禁忌症等内容。

6.2　靠近延脑、脊髓等部位使用电针时，电流量宜小，并注意电流的回路不要横跨中枢神经系统，不可过强刺激。

6.3　禁止电流直接流过心脏，如不允许左右上肢的两个穴位同时接受一路输出治疗。

6.4　电针治疗过程中病人出现晕针现象时，应立即停止电针治疗，关闭电源，按毫针晕针的处理方法处理。

6.5　电针治疗过程中应严格确保每组输出电流回路通畅，不允许电针仪输出端与电极线、电极线与毫针之间产生任何接触不良现象。

6.6　使用毫针的注意事项，同样适用于电针。

6.7　电针仪的日常保养和维护规则参考产品使用说明书。

7　禁忌

7.1　禁忌范围应参照电针仪使用说明书。

7.2　皮肤破损处、肿瘤局部、孕妇腹部、心脏附近、安装心脏起搏器者、颈动脉窦附近禁忌电针。

附录 1-A
（规范性附录）
电针不同参数的效应与选择

A.1 波形

A.1.1 连续波

多数脉冲电针仪输出的连续波的频率为 1～100 Hz，一般频率低于 30 Hz 的连续波，称为疏波，频率高于 30 Hz 的连续波，称为密波。

疏波可引起肌肉收缩，产生较强的震颤感，提高肌肉韧带的张力，调节血管的舒缩功能，改善血液循环，促进神经肌肉功能的恢复，对神经肌肉瘫痪性疾病有良好的效果。

密波震颤感弱，作用体表某些疼痛区，能有某些即时镇痛效果，但易出现适应性反应，时间过久镇痛效果则较差。密波常用于手术切口旁，根据神经绝对不应期的特性，频率高于 1000 Hz 的电脉冲输入置于手术切口周围，干扰了痛刺激向中枢的传递，可引起较好的局部止痛效果，故对切皮镇痛效果较好。

A.1.2 疏密波

疏密波是疏波和密波轮流输出的组合波，疏密交替持续的时间各约 1.5s 左右，对组织不易出现适应性反应，因此常被针麻选用。疏密交替出现的电流，能引起肌肉有节奏的舒缩，加强血液循环和淋巴循环，调节组织的营养代谢，对一些软组织损伤、腰背筋膜劳损，以及一些神经肌肉麻痹等疾病有一定的疗效。

A.1.3 断续波

断续波为有节律的时断时续的组合波，即将连续波经过矩形脉冲调制后得到的脉冲波序列。交替输出的这种脉冲电流对人体有强烈的震颤感，对神经肌肉的兴奋较连续波和疏密波的作用更强，对脑血管意外、乙型脑炎、小儿麻痹症等出现的后遗症和一些周围神经病变引起的肌肉萎缩性疾病，有较好的效果。

A.2 频率

不同频率的电针可引起中枢释放不同种类的神经介质，其生物效应亦不相同，不同频率的电针产生的镇痛作用的机制也有所不同。

A.3 强度

电针镇痛所需的电刺激强度，一般以能最大耐受为度，过弱效果不佳，过强病人不能耐受，也不利于提高针效。

附录 1-B
（资料性附录）
脉冲波形的参数

B.1 脉冲幅度（U_m）

指脉冲电压或电流的最大值与最小值之差（电压峰峰值 V_{p-p} 或电流峰峰值 I_{p-p}），也指一个脉冲波中状态变化的跳变幅度值。

B.2　脉冲前沿时间（t_r）

图 B.1 中，对正脉冲而言，前沿即指上升沿。它是指脉冲幅度从 $0.1U_m$ 上升到 $0.9U_m$ 所对应的时间。因为对一般的脉冲波形很难断定脉冲的起始值和最大值的时刻，而到了 $0.1U_m$ 时，幅度的变化就比较明显，就容易确定脉冲的起始位置，故作这样的规定。

B.3　脉冲后沿时间（t_f）

图 B.1 中，因是正脉冲，后沿即指下降沿。它是指从脉冲幅度 $0.9U_m$ 下降到 $0.1U_m$ 的所对应的时间。

B.4　脉冲宽度（t_w）

它是指脉冲上升到 $0.5U_m$ 至脉冲下降到 $0.5U_m$ 的所对应的时间。

B.5　脉冲周期（T）

相邻两个脉冲之间的间隔时间称为脉冲周期，用符号 T 表示。它与频率之间的关系为 $T=1/f$。

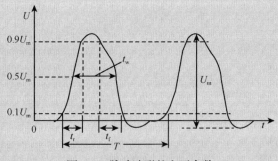

图 B.1　脉冲波形的主要参数

附录 1-C
（资料性附录）
电针脉冲组合波形图

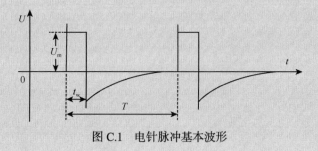

图 C.1　电针脉冲基本波形

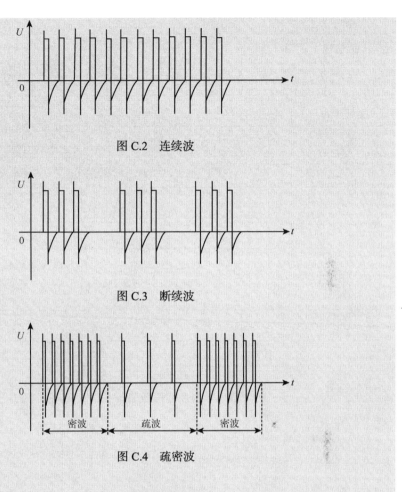

图 C.2 连续波

图 C.3 断续波

图 C.4 疏密波

附录 1-D
(资料性附录)
医用脉冲频率分类

关于频率分类问题，医学上是根据生理学来划分的。每一次通电都能使运动神经发生一次兴奋的频率范围，称为低频。哺乳类动物神经每次兴奋后，都有一个绝对不应期。在此期间内无论电流强度多大，也不能引起第二次兴奋。据测定，此期间约持续 1 ms 左右。因此，要使每一个刺激都能引起一次兴奋，电刺激就应相隔 1 ms 以上才能再给一次。亦即频率至多不大于 1000 Hz。这样把 1000 Hz 以下频率定为医用低频范围。在 1000 Hz 至 100 000 Hz 范围内，每次刺激已不能引起一次兴奋，尚需综合多个刺激的连续作用才能引起一次兴奋，医学上把这一频率范围定为中频。当频率进一步上升，超过 100 000 Hz 时，已失去对神经的刺激作用，此时无论综合多少个刺激也不能引起一次兴奋，因为引起神经和肌肉兴奋的阈值为 0.03～1 ms。所以，医学上把这种不能引起运动神经兴奋的范围定为高频。电针仪输出的频率，一般不大于 1000 Hz，即在医用低频范围。

附录 1-E
（资料性附录）
电针输出强度的测量

电针脉冲输出强度是指单位时间内输出给人体组织的脉冲能量，单位为焦[耳]/秒（J/s）或瓦[特]（W），其值为输出电压的真有效值和输出电流的真有效值的乘积；真有效值与脉冲频率、脉冲宽度成正比关系，单个脉冲能量的测量，将电针仪调整到"连续波"，频率 20 Hz 以上，强度置最大，采用图 E.1 连接电路，示波器捕捉脉冲并锁定，读出 U、T_w，电流表读出 I，用式（E.1）计算。频率稳定或规律的脉冲输出强度的测量，可用图 E.2 方式连接电路，结合式（E.2）计算输出强度。

$$E= U\times I\times T_w \quad\cdots\cdots\cdots\cdots\cdots\cdots\cdots\cdots（E.1）$$
$$P = U\times I\times T_w\times f \quad\cdots\cdots\cdots\cdots\cdots\cdots\cdots（E.2）$$

式中：

E——单个脉冲能量；

U——电压真有效值；

I——电流真有效值；

T_w——脉冲宽度；

P——电针脉冲输出强度；

f——频率。

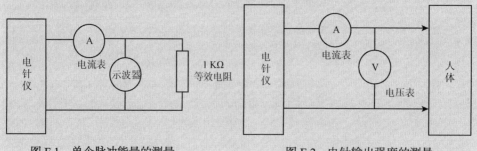

图 E.1 单个脉冲能量的测量   图 E.2 电针输出强度的测量

　　临床上为了便于测量，在主机电压稳定时，由于强度与电压、电流正相关，可通过电流测量来估算输出强度的大小。电针脉冲电流的测量用图 E.3 方式连接电路，在电针仪接至人体的导线中串联一只 100Ω 的电阻，电阻的两端各引一导线接至示波器输入端。这样在示波器荧光屏上即可显示出电针的脉冲波，测量脉冲的幅度，然后根据欧姆定律（$I=U/R$），即可算出脉冲电流。测量出的脉冲电流，反映了电针仪作用到人体的实际刺激强度，它不受各种外在因素的影响，较之电压有很大的优越性。

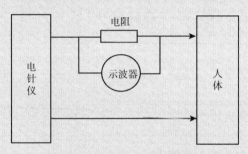

图 E.3　电针脉冲电流的测量

附录四　常用疼痛评估量表

1. 单维度疼痛强度评估量表

（1）视觉模拟评分法（visual analogue scale，VAS）：VAS 由一条 100mm 直线组成，一端标记为"0"，表示"完全无痛"，另一端标记为"100"，表示"疼痛到极点"。患者将自身感受的疼痛强度标记在直线上，0 点到标记点的长度代表患者的疼痛水平（附图 4-1）。

完全无痛　　　　　　　　　　　　　　　　　　　　　　　　　　　　疼痛到极点

附图 4-1　视觉模拟评分法（visual analogue scale，VAS）

（2）面部视觉模拟量表（facial visual analogue scale，F-VAS）：在上述线性 VAS 直线上加上若干卡通表情（高兴、中性、痛苦等），患者在横线上标出疼痛感受，使评分更直观、更形象（附图 4-2）。

完全无痛　　　　　　　　　　　　　　　　　　　　　　　　　　　　疼痛到极点

附图 4-2　面部视觉模拟量表

（3）修订版 Wong-Baker 面部表情疼痛评估法（Wong-Baker faces pain scale revision，FPS-R）：FPS-R 要求患者对整体疼痛程度进行从 0（无痛）到 5（剧烈痛）的评分，同时提供了 6 种面部表情的卡通图片（从微笑、悲伤至痛苦的哭泣等）来表达分值区域所代表的疼痛程度。评估时，患者指向表示与其疼痛程度相符的刻度或卡通面孔即可（附图 4-3）。

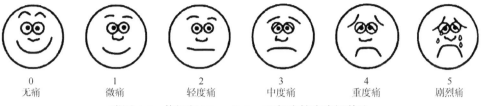

附图 4-3　修订版 Wong-Baker 面部表情疼痛评估法

（4）数字评定量表（numerical rating scale，NRS）：NRS 由 0～10 共 11 个点组成，数字从低到高表示从无痛到最痛，0 分表示不痛，10 分表示剧痛，由患者自己选择不同分值来量化疼痛程度，评分越高则疼痛强度越大（附表 4-1）。

附表 4-1　数字评定量表

0	1	2	3	4	5	6	7	8	9	10
无痛	轻度疼痛			中度疼痛			重度疼痛			

（5）口头评分法（verbal rating scale，VRS）：VRS 有多个版本（比如 4 点、6 点、10 点评分法），但常用为 5 点评分法（the 5-point VRS，VRS-5）。其疼痛等级为：1 为轻微的疼痛；2 为引起不适感的疼痛；3 为比较疼痛/难受；4 为严重的疼痛；5 为剧烈的疼痛（附表 4-2）。

附表 4-2　口头评分法

0	1	2	3	4	5
无痛	轻度不适	不适	比较疼痛/难受	非常疼痛	疼痛到极点

2. 多维度疼痛综合评估量表

（1）简明疼痛量表（brief pain inventory，BPI）：BPI 主要用于评估过去 24 h 或过去 1 周内的疼痛。评估的主要内容包括疼痛的程度[0（无痛）到 10（非常疼痛）]、疼痛性质（如刀割痛和闪电痛）和疼痛对日常生活功能的影响[0（无影响）到 10（非常影响）]。BPI 还要求患者对疼痛的位置进行描述，即在一张人体轮廓图上通过涂色的方法表示所有疼痛的位置，并以 "×" 标记出最痛的部位（附表 4-3）。

附表 4-3 简明疼痛量表

一、在我们一生中大多数人都曾经体验过轻微的头痛、扭伤和牙痛。今天你是否有其他不常见的疼痛

1. 有	2. 没有

二、请你在下图中用阴影标出你感到疼痛的部位，并在最痛的部位打"×"

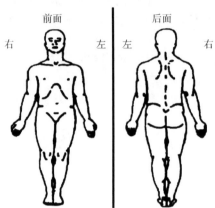

三、请圈出一个数字以表示你在 24h 内疼痛最重的程度

0	1	2	3	4	5	6	7	8	9	10

四、请圈出一个数字以表示你在 24h 内疼痛最轻的程度

0	1	2	3	4	5	6	7	8	9	10

五、请圈出一个数字以表示你在 24h 内疼痛的平均程度

0	1	2	3	4	5	6	7	8	9	10

六、请圈出一个数字以表示你现在疼痛的程度

0	1	2	3	4	5	6	7	8	9	10

七、目前你正接受什么药物或疗法治疗疼痛

八、请圈出一个百分数，以表示你在 24h 内经治疗或用药后疼痛缓解了多少

0	10%	20%	30%	40%	50%	60%	70%	80%	90%	100%

九、请圈出一个数字以表示你在 24h 内受疼痛影响的程度

日常生活

0	1	2	3	4	5	6	7	8	9	10

情绪

0	1	2	3	4	5	6	7	8	9	10

行走能力

0	1	2	3	4	5	6	7	8	9	10

续表

正常工作（包括外出工作和家务劳动）

0	1	2	3	4	5	6	7	8	9	10

与他人关系

0	1	2	3	4	5	6	7	8	9	10

睡眠

0	1	2	3	4	5	6	7	8	9	10

生活乐趣

0	1	2	3	4	5	6	7	8	9	10

（2）简化 McGill 疼痛问卷（short-form of McGill pain questionnaire，SF-MPQ）：SF-MPQ 包括 11 个疼痛感觉项目和 4 个疼痛情感项目，而且添加一道单维度 VAS（100mm）用于评估整体疼痛的强度（附表 4-4）。

附表 4-4　简化 McGill 疼痛问卷

Ⅰ. 疼痛分级指数（pain rating index，PRI）的评定

疼痛性质	疼痛程度			
A. 感觉项	无	轻	中	重
跳痛	0	1	2	3
刺痛	0	1	2	3
刀割痛	0	1	2	3
锐痛	0	1	2	3
痉挛牵扯痛	0	1	2	3
绞痛	0	1	2	3
热灼痛	0	1	2	3
持续固定痛	0	1	2	3
胀痛	0	1	2	3
触痛	0	1	2	3
撕裂痛	0	1	2	3
B. 情感项				
软弱无力	0	1	2	3
厌烦	0	1	2	3
害怕	0	1	2	3

续表

受罪、惩罚感	0	1	2	3

感觉项总分 _____　　　　　　情感项总分_____

Ⅱ. VAS

　　无痛（0）|_____| 剧痛（10）

Ⅲ. 现有痛强度（present pain intensity，PPI）评定分级

0—无痛；	1—轻度不适；
2—不适；	3—难受；
4—可怕的痛；	5—极为痛苦

　　（3）健康调查简表（the medical outcomes study 36-item short-form health survey，SF-36）：SF-36 是对健康整体状况进行评估，而疼痛问题只是 SF-36 整体健康的众多指标之一。SF-36 疼痛相关的测试只有两道：即疼痛的躯体感受和疼痛带来的影响。其换算得分为 $\dfrac{\text{实际得分}-\text{该方面的可能最低分}}{\text{可能的最高分与最低分之差}}\times100$（附表 4-5）。

附表 4-5　健康调查简表

1. 总体来说，您的健康状况是（得分依次为 5、4、3、2、1）				
非常好	很好	好	一般	差

2. 跟 1 年以前比您觉得自己的健康状况是（得分依次为 5、4、3、2、1）				
好多了	好一些	差不多	差一些	差多了

3. 您的健康状况是否限制了以下日常活动？如果有限制，程度如何（得分依次为 1、2、3）

（1）重体力活动，如跑步举重、参加剧烈运动等		
限制很大	有些限制	毫无限制

（2）适当的活动，如移动一张桌子、扫地、打太极拳、做简单体操等		
限制很大	有些限制	毫无限制

（3）手提日用品，如买菜、购物等		
限制很大	有些限制	毫无限制

（4）上几层楼梯		
限制很大	有些限制	毫无限制

续表

（5）上一层楼梯		
限制很大	有些限制	毫无限制
（6）弯腰、屈膝、下蹲		
限制很大	有些限制	毫无限制
（7）步行 1500m 以上的路程		
限制很大	有些限制	毫无限制
（8）步行 1000m 的路程		
限制很大	有些限制	毫无限制
（9）步行 100m 的路程		
限制很大	有些限制	毫无限制
（10）自己洗澡、穿衣		
限制很大	有些限制	毫无限制

4. 在过去 4 个星期里，您的工作和日常活动有无因为身体健康的原因而出现以下问题（得分依次为 1、2）

（1）减少了工作或其他活动时间	
是	不是

（2）本来想要做的事情只能完成一部分	
是	不是

（3）想要干的工作或活动种类受到限制	
是	不是

（4）完成工作或其他活动困难增多	
是	不是

5. 在过去 4 个星期里，您的工作和日常活动有无因为情绪的原因（如压抑或忧虑）而出现以下问题（得分依次为 1、2）

（1）减少了工作或活动时间	
是	不是

（2）本来想要做的事情只能完成一部分	
是	不是

（3）干事情不如平时仔细	
是	不是

6. 在过去 4 个星期里，您的健康或情绪不好在多大程度上影响了您与家人、朋友、邻居或集体的正常社会交往（得分依次为 5、4、3、2、1）

完全没影响	有一点影响	中等影响	影响很大	影响非常大

7. 在过去 4 个星期里，您有身体疼痛吗（得分为 6 到 1）

完全没有疼痛	稍微有一点疼痛	有一点疼痛	中等疼痛	严重疼痛	很严重疼痛

续表

8. 在过去 4 个星期里，您的身体疼痛影响了您的工作和家务吗（得分依次为 5、4、3、2、1）

完全没影响	有一点影响	中等影响	影响很大	影响非常大

9. 以下这些问题是关于过去 1 个月您自己的感觉。（1）、（4）、（5）、（8）得分依次为 6、5、4、3、2、1；（2）、（3）、（6）、（7）、（9）得分依次为 1、2、3、4、5、6

（1）您觉得生活充实

所有时间	大部分时间	比较多时间	一部分时间	小部分时间	无这种感觉

（2）您是一个敏感的人

所有时间	大部分时间	比较多时间	一部分时间	小部分时间	无这种感觉

（3）您的情绪非常不好，什么事都不能使您高兴起来

所有时间	大部分时间	比较多时间	一部分时间	小部分时间	无这种感觉

（4）您的心理很平静

所有时间	大部分时间	比较多时间	一部分时间	小部分时间	无这种感觉

（5）您做事精力充沛

所有时间	大部分时间	比较多时间	一部分时间	小部分时间	无这种感觉

（6）您的情绪低落

所有时间	大部分时间	比较多时间	一部分时间	小部分时间	无这种感觉

（7）您觉得筋疲力尽

所有时间	大部分时间	比较多时间	一部分时间	小部分时间	无这种感觉

（8）您是个快乐的人

所有时间	大部分时间	比较多时间	一部分时间	小部分时间	无这种感觉

（9）您感觉厌烦

所有时间	大部分时间	比较多时间	一部分时间	小部分时间	无这种感觉

10. 不健康影响了您的社会活动（如走亲访友）（得分为 1 到 6）

所有时间	大部分时间	比较多时间	一部分时间	小部分时间	无这种感觉

11. 哪一种答案最符合您的情况？（1）、（3）得分依次为 1、2、3、4、5；（2）、（4）得分依次为 5、4、3、2、1

（1）我好像比别人容易生病

绝对正确	大部分正确	不能肯定	大部分错误	绝对错误

（2）我跟周围人一样健康

绝对正确	大部分正确	不能肯定	大部分错误	绝对错误

（3）我认为我的健康状况在变坏

绝对正确	大部分正确	不能肯定	大部分错误	绝对错误

（4）我的健康状况非常好

绝对正确	大部分正确	不能肯定	大部分错误	绝对错误

（4）整体疼痛评估量表（global pain scale，GPS）：GPS 是一个全面综合性疼痛评估工具，包含 20 个有关疼痛的评估条目，分为疼痛、情绪感受、临床表现、日常行为（即疼痛影响）四个部分。其中疼痛部分是对疼痛的强度进行评估；情绪感受部分是对害怕、沮丧、精疲力竭、焦虑、紧张进行评估；临床表现部分包括对睡眠质量、独立工作能力、整体躯体感受等进行评估；日常行为部分是对日常生活的影响，如对购物、人际关系等进行评估。均采用 0～10 分 11 级评分制，0 分表示无痛或非常不同意，10 分代表最痛或非常同意，总分 0～200 分（附表 4-6）。

附表 4-6　整体疼痛评估量表

请根据您最近一周的疼痛情况，在相应数字上打勾													
A. 疼痛	1. 我目前的疼痛	0	1	2	3	4	5	6	7	8	9	10
	2. 过去一周，我最轻的疼痛	0	1	2	3	4	5	6	7	8	9	10
	3. 过去一周，我最严重的疼痛	0	1	2	3	4	5	6	7	8	9	10
	4. 过去一周，我感到的平均疼痛	0	1	2	3	4	5	6	7	8	9	10
	5. 过去 3 个月，我感到的疼痛	0	1	2	3	4	5	6	7	8	9	10
B. 情绪感受	6. 过去一周，我因疼痛感到害怕	0	1	2	3	4	5	6	7	8	9	10
	7. 过去一周，我因疼痛感到沮丧	0	1	2	3	4	5	6	7	8	9	10
	8. 过去一周，我因疼痛精疲力竭	0	1	2	3	4	5	6	7	8	9	10
	9. 过去一周，我因疼痛而焦虑	0	1	2	3	4	5	6	7	8	9	10
	10. 过去一周，我因疼痛而紧张	0	1	2	3	4	5	6	7	8	9	10
C. 临床表现	11. 过去一周，疼痛影响我睡眠	0	1	2	3	4	5	6	7	8	9	10
	12. 使我感觉不舒服	0	1	2	3	4	5	6	7	8	9	10
	13. 使我不能独立完成某些事情	0	1	2	3	4	5	6	7	8	9	10
	14. 使我无法工作	0	1	2	3	4	5	6	7	8	9	10
	15. 我需要服用更多的药物	0	1	2	3	4	5	6	7	8	9	10
D. 日常行为	16. 疼痛使我不能去商场购物	0	1	2	3	4	5	6	7	8	9	10
	17. 无法做家务劳动	0	1	2	3	4	5	6	7	8	9	10
	18. 无法和家人、朋友愉快相处	0	1	2	3	4	5	6	7	8	9	10
	19. 无法锻炼包括散步	0	1	2	3	4	5	6	7	8	9	10
	20. 无法参加最喜欢的业余爱好	0	1	2	3	4	5	6	7	8	9	10

3. 神经病理性疼痛专用量表

（1）ID 疼痛量表（ID pain questionsnaire）：包含对 6 个选项进行是否评判，其中有 5 项感觉描述项（针刺、烧灼、麻木、过电、痛觉过敏；每个项目正向计 1 分）和 1 项关节疼痛项（即疼痛是否只出现于关节部位，用于排除伤害感受性疼痛；反向计 1 分），常用于神经病理性疼痛患者的筛选评估。总分值为–1～5 分，其中–1～0 分基本排除诊断为神经病理性疼痛，1 分不完全排除诊断为神经病理性疼痛，2～3 分考虑诊断为神经病理性疼痛，4～5 分高度考虑诊断为神经病理性疼痛。临床上，当总分≥3 分会考虑采取神经病理性疼痛相关的治疗方案（附表 4-7）。

附表 4-7　ID 疼痛量表

问题	得分	
	是	否
1. 您是否出现针刺样疼痛？	1	0
2. 您是否出现烧灼样疼痛？	1	0
3. 您是否出现麻木感？	1	0
4. 您是否出现触电般疼痛？	1	0
5. 您的疼痛是否会因衣服或床单的触碰而加剧？	1	0
6. 您的疼痛是否只出现在关节部位？	–1	0

（2）神经病理性疼痛量表（douleur neuropathique 4 questionsnaire，DN4）：有 10 个选项，包括 7 个症状自评项目（烧灼、冷痛、电击样、麻、如坐针毡、麻木与瘙痒）和 3 个临床检查项目（触摸、针刺感觉减退、触诊诱发疼痛）。每个问题回答"是"时赋值 1 分，回答为"否"时为 0 分，总分区间 0～10 分，总分≥4 分即诊断为神经病理性疼痛（附表 4-8）。

附表 4-8　神经病理性疼痛量表

主诉		
问题 1：疼痛是否有以下一个或多个特征？		
	是（1）	否（0）
1-烧灼痛		
2-冷痛		
3-放射痛		

续表

问题2：疼痛是否伴有同一部位的下列一种或多种症状？		
4-麻刺感		
5-针刺感		
6-麻木感		
7-瘙痒		

查体

问题3：疼痛所处部位是否在查体时可以显示下列一种或多种特征？		
8-触觉减退		
9-痛觉减退		
问题4：在疼痛部位，疼痛是否由下列因素诱发或加重？		
10-轻触		

（3）神经病理性疼痛问卷（neuropathic pain questionnaire，NPQ）：包括12个条目，由10项症状描述项和2项自评项目组成，包括疼痛对情绪的影响，射击痛、麻木、麻刺、电击痛、压榨痛和天气变化对疼痛的影响等问题，每项问题取值0～100整数，单项结果=得分×系数，总分区间-1.4～2.8分，总分≥0分考虑诊断为神经病理性疼痛（附表4-9）。

附表4-9 神经病理性疼痛问卷

项目	得分	系数	单项结果
灼痛		0.006	
触觉过敏		0.005	
阵痛		0.005	
麻木		0.020	
放射痛		−0.008	
刺痛		0.010	
压痛		−0.004	
冷痛		0.004	
通常疼痛有难受		0.006	
通常疼痛有多严重		−0.003	
触摸引起的疼痛		0.006	
天气变化引起的疼痛		−0.005	

（4）利兹神经病理性疼痛症状与体征评价量表（Leeds assessment of neuropathic pain symptoms and signs，LANSS）：包括症状项（5项）和体检项（2项），总分区间0～24分，总分≥12分考虑诊断为神经病理性疼痛（附表4-10）。

附表4-10　利兹神经病理性疼痛症状与体征评价量表

A. 疼痛问卷	
回想您在过去一周所感受到的疼痛是怎样的	
请说出以下任一描述是否与您的疼痛相符	
1）您的皮肤是否有令人不愉快的奇怪的疼痛感觉？例如，范围较大的刺痛、麻刺痛、针刺感等。	
a）否	0
b）是	5
2）疼痛部位的皮肤看起来和其他部位的皮肤有没有不同？例如，有没有色斑或看起来更红。	
a）否	0
b）是	5
3）疼痛使受累的皮肤对触摸异常敏感吗？例如，轻擦皮肤时有不适感或者穿紧身衣时出现疼痛。	
a）否	0
b）是	3
4）当您静止不动时，疼痛会没有明显原因就突然暴发性发作吗？例如，电击样、跳痛或放射痛。	
a）否	0
b）是	2
5）您感觉疼痛部位的皮肤温度是否有异常变化？例如，热或烧灼感。	
a）否	0
b）是	1
B. 感觉检查	
皮肤敏感性检查即通过与对侧或邻近的非疼痛部位相比，检查疼痛部位是否存在痛觉超敏以及针刺阈值（PPT）的变化。	
1）痛觉超敏	
用脱脂棉先后轻擦非疼痛部位和疼痛部位，检查痛觉反应。轻擦时，如果非疼痛部位感觉正常，而疼痛部位有痛觉或不适感（麻刺痛、恶心），则存在痛觉超敏。	
a）否-无痛觉超敏	0
b）是-仅在疼痛部位有痛觉超敏	5
2）改变针刺阈值	

续表

将 2ml 注射器所配的 23 号针头（蓝针）先后轻置于非疼痛部位和疼痛部位，通过比较两者的反应来判断针刺阈值。如果非疼痛部位有尖锐的针刺感，但疼痛部位的感觉有所不同，例如，没有感觉/仅有钝痛（PPT 升高）或非常痛（PPT 降低），则存在 PPT 变化。如果两个部位都没有针刺感，将针头套在注射器上以增加重量并重复试验。	
a）否-两个部位的感觉相同	0
b）是-疼痛部位的 PPT 有变化	3

（5）自评 LANSS（self-administrative LANSS，S-LANSS）：由于 LANSS 体检项目需要用 23 号针头在皮肤上刺激，用以判断患者是否存在触诱发痛，这种方式易起争议。因此临床将体检项删除换成自查项目，采用手指按压和触碰代替原来的针头检查，症状项目保留，形成了 S-LANSS（附表 4-11）。

附表 4-11　自评 LANSS

1. 在您感到疼痛的地方，是否有针刺感，刺痛或麻痛的感觉？	
a）否-我没有这种感觉	0
b）是-我有这种感觉	5
2. 当疼痛特别严重时，疼痛区域是否会改变颜色（可能看起来斑驳或更红）？	
a）否-我的疼痛不会影响我的肤色	0
b）是-我注意到疼痛确实使我的皮肤看起来和正常的不一样	5
3. 疼痛是否使受影响的皮肤对触摸异常敏感？当轻轻抚摸皮肤时，可能会产生不愉快的感觉或疼痛。	
a）否-我的疼痛不会让我的皮肤对触摸异常敏感	0
b）是-我那部分皮肤对触摸特别敏感	3
4. 当您静止的时候，您的疼痛会没有明显原因的突然暴发吗？例如，电击样、跳痛或放射痛。	
a）否-我的痛苦不是这样的	0
b）是-我经常有这种感觉	2
5. 在您疼痛的地方，您的皮肤是否感觉异常的热或烧灼感？	
a）否-我没有灼痛	0
b）是-我经常感到烧灼痛	1
6. 用食指轻轻摩擦疼痛的部位，然后再摩擦非疼痛的部位（例如，离疼痛部位较远或相对一侧的皮肤）。疼痛的地方感觉怎么样？	
a）疼痛区域和非疼痛区域的感觉没有什么不同	0
b）我感到不舒服，像针刺一样，在疼痛的部位有刺痛感或灼烧感，这与非疼痛的部位不同	5

续表

7. 用您的指尖轻轻按压疼痛的区域，然后以同样的方式轻轻按压非疼痛的区域。疼痛的地方感觉怎么样？	
a）疼痛区域和非疼痛区域感觉没有什么不同	0
b）我在疼痛的部位感到麻木或触痛，这与非疼痛的部位不同	3

（6）疼痛识别问卷（pain-DETECT questionnaire，PD-Q）：PD-Q 包括 7 道症状项（0～5 分），1 道疼痛模式（–1～1 分）和 1 道放射性疼痛判断（是或否判断）。总分区间–1～38 分，总分≥19 考虑诊断为神经病理性疼痛（附表 4-12）。

附表 4-12　疼痛识别问卷

项目	得分	分值
神经病理性疼痛		
您是否在有标记的区域有烧灼感（如刺痛）？		0～5
您疼痛的部位是否有刺痛的感觉（如蚁行感或电击样刺痛）？		0～5
轻触（衣服、毯子）这个部位会引起疼痛吗？		0～5
您疼痛的部位是否有突然的疼痛，比如电击感？		0～5
接触冷/热水时是否引起疼痛？		0～5
在您做标记的地方，是否有麻木感？		0～5
这个区域轻微的压力，如指压等，是否会引起疼痛？		0～5
注：对于神经病理性疼痛的每一个问题：0-从来没有；1-几乎没有；2-轻微；3-中等；4-重度；5-严重。		
疼痛模式		
请选择以下最能描述您疼痛过程的情景（　　　）		
持续疼痛伴轻微波动		0
持续疼痛伴疼痛发作		–1
疼痛发作后完全缓解		+1
疼痛发作后部分缓解		+1
放射性疼痛		
您的疼痛会放射到身体的其他部位吗？是/否		+2/0

附录五　缩写词列表

缩写词	全称
ACTH	促肾上腺皮质激素
AD	阿尔兹海默病
ADAM	金属蛋白酶
AKT	蛋白激酶 B
ALP	碱性磷酸酶
Ang II	血管紧张素 II
AS	强直性脊柱炎
Bcl-2	嗜酸性粒抑制基因
BDNF	脑源性神经营养因子
BMI	体质量指数
BMP-2	骨形成蛋白 2
BUN	血尿素氮
CFS	慢性疲劳综合征
CGRP	降钙素基因相关肽
COX-2	环氧合酶 2
CP	脑性瘫痪
CRH	促肾上腺皮质激素释放激素
CRP	C 反应蛋白
CS	颈椎病
CTGF	结缔组织生长因子
CV	颈源性头痛
CYP450	细胞色素 P450
Cys-C	胱抑素 C
DMN	迷走神经背侧运动核
E_2	雌二醇
EGF	表皮生长因子
EOS	嗜酸性粒细胞
EPCs	内皮祖细胞

续表

缩写词	全称
ER	雌激素受体
ESR	血沉
ET-1	内皮素 1
Fas	嗜酸性粒促成基因
FBD	功能性肠病
FSH	促卵泡生成激素
GABA	γ-氨基丁酸
GAP	生长相关蛋白
GH	生长激素
Glu	谷氨酸
GnRH	促性腺激素释放激素
GSK-3β	糖原合成酶激酶-3β
HDAC2	组蛋白去乙酰化酶 2
HF	高频
HFS	面肌痉挛
HIF-1α	血清低氧诱导因子-1α
HPOA	下丘脑-垂体-卵巢轴
HZ	带状疱疹
IAP	吸入性肺炎发病率
IFN-γ	干扰素 γ
IFRS	藤岛一郎评定量表
IGF-1	胰岛素样生长因子-1
IKKα	抑制性 NF-κB 激酶
IL	白细胞介素
IL-IS	白介素-IS
iNOS	诱导型一氧化氮合酶
JAK/STAT3	Janus 激酶/信号转导与转录激活
KOA	膝关节骨性关节炎
LE	肱骨外上髁炎
LF	低频
LH	促黄体生成激素
LVEF	左室射血分数

续表

缩写词	全称
LVFS	短轴缩短分数
MAP-2	微管结合蛋白 2
MBP	髓磷脂碱性蛋白
MDA	丙二醛
MMP-13	基质金属蛋白酶 13
NF-κB	核因子 κB
NGB	神经源性膀胱
NGF	神经生长因子
NO	一氧化氮
Nogo-A	勿动蛋白 A
NOS	一氧化氮合酶
NRP-1	神经纤毛蛋白-1
NS	落枕
NTS	延髓孤束核
OS	氧化应激
P	孕酮
PCOS	多囊卵巢综合征
PFP	周围性面神经麻痹
PGC-1α	过氧化物酶体增殖物激活受体 γ 辅助活化因子 1α
PGE$_2$	前列腺素 E$_2$
PI3K	磷脂酰肌醇-3-激酶
PKC	蛋白激酶 C
PMS	围绝经期综合征
PRL	催乳素
RA	类风湿关节炎
RAAS	肾素-血管紧张素-醛固酮系统
Scr	血肌酐
Sema3C	脑信号蛋白 3C
SHBG	性激素结合蛋白
SOD	超氧化物歧化酶
SOGC	加拿大妇产科医师协会
SS	生长抑素

续表

缩写词	全称
ST	痉挛性斜颈
T	睾酮
TGF-α	转化生长因子-α
TGF-β_1	转化生长因子 β_1
Th2	辅助性 T 淋巴细胞 II
TIA	短暂性脑缺血发作
TN	三叉神经痛
TNF-α	肿瘤坏死因子 α
Treg	调节性 T 细胞
TrkA	酪氨酸激酶
TRPV$_1$	辣椒素受体 1
TS	多发性抽动症
TST	血清总睾酮
VEGF	血管内皮生长因子
VFSS	吞咽造影
VZV	带状疱疹病毒
WST	洼田饮水试验

参 考 文 献

曹炀, 刑鲁栋. 1994. 我国针灸器械发展的设想. 中国针灸,（S1）: 356-357.

曹炀, 徐爱民, 邢鲁栋. 2008. 关于对针灸电针疗法及其器械发展创新模式的思考. 中华针灸刺络疗法杂志, 5（1）:
    48-52.

陈超云, 林超, 陈斌, 等. 2018. 电针治疗椎动脉型颈椎病的系统评价. 风湿病与关节炎, 7（6）: 33-38.

陈日兰, 邓凯烽, 韦星成, 等. 2020. 电针对膝关节骨性关节炎患者疼痛改善及关节功能影响的荟萃分析. 中国组
    织工程研究, 24（21）: 3438-3444.

陈温慈, 林初勇, 计静, 等. 2021. 电针对急性脊髓损伤大鼠脊髓损伤区 AMPA 受体亚基 GluR1 的影响. 中国针灸,
    41（3）: 307-312.

陈玄, 叶笑然, 黄晓卿. 2018. 电针对大鼠失神经支配骨骼肌萎缩及 IGF-1/PI3K/AKT 表达的影响. 中国针灸, 38
    （12）: 1311-1317.

成泽东, 俞笪在, 陈以国. 2016. 循经针刺对心肌缺血大鼠心肌组织 Toll 样受体 4 蛋白的调控作用. 北京中医药大
    学学报, 39（2）: 173-176.

承淡安. 1995. 中国针灸学. 北京: 人民卫生出版社: 218-219.

邓悦宁, 周达岸, 徐笑梅, 等. 2019. 电针对骶上脊髓横断所致膀胱逼尿肌反射亢进大鼠脊髓 Wnt/β-catenin 信号通
    路相关蛋白表达的影响. 针刺研究, 44（10）: 722-728.

丁光宏, 沈雪勇, 等. 2003. 中医针刺过程中针体受力的动态监测系统研制. 生物医学工程学杂志, 20（1）: 121-124.

董锐, 高颖, 王富春. 2008. 古代营卫补泻针法对比分析. 山东中医杂志, 27（4）: 251-253.

董卫国, 林岚, 王丰, 等. 2012. 电针对 SAMP8 小鼠海马线粒体呼吸链功能的影响. 中国针灸, 32（8）: 726-730.

杜元灏, 李桂平, 林雪, 等. 2006. 消化系统针灸病谱的研究. 针灸临床杂志, 22（3）: 1-2.

杜元灏, 李晶, 孙冬纬, 等. 2007. 中国现代针灸病谱的研究. 中国针灸, 27（5）: 373-378.

付梦婷. 2020. "标本配穴" 电针预处理对心肌缺血再灌注模型大鼠心肌及交感神经重构的影响研究. 武汉: 湖北
    中医药大学.

葛金花, 安宝富, 赵玉枚. 2021. 电针治疗抑郁症残留症状观察. 心理月刊, 16（3）: 54-55.

顾星. 2001. 中国针刺手法教学测试仪的研制. 中国针灸, 21（4）: 229-230.

郭斌, 岳增辉, 谢志强, 等. 2019. 电针对脑卒中痉挛状态大鼠黑质纹状体通路内谷氨酸、γ-氨基丁酸及其受体表
    达的影响//. 2019 中国针灸学会年会暨 40 周年回顾论文集. 中国针灸学会: 中国针灸学会, 6.

郭瑞, 朴盛爱, 朱成慧, 等. 2013. 《针灸甲乙经》刺术疗法操作方法特点初探. 上海针灸杂志, 32（6）: 525-526.

郭太品, 梁繁荣, 任玉兰, 等. 2013. 《内经》中 "得气" 操作及整体观因素论析. 时珍国医国药, 24（11）: 2726-2727.

郭太品, 任玉兰, 李骥, 等. 2016. 我国电针仪器设备研究的概况与评述. 上海针灸杂志, 35（2）: 127-130.

郭太品, 任玉兰, 刘沂潍, 等. 2014. 古代冶炼工艺技术与毫针的形质及手法演变. 中医杂志, 55（19）: 1626-1629.

郭太品, 任玉兰, 刘沂潍, 等. 2015. 中国古代针法特色历史演变. 中华中医药杂志, 30（7）: 2255-2258.

韩松洁, 钟长鸣, 商洪才, 等. 2020. 针刺治疗带状疱疹临床有效性及安全性的 Meta 分析. 世界中医药技术-中医
    药现代化, 22（9）: 3374-3384.

韩易言, 马铁明. 2017. 针灸治疗坐骨神经痛荟萃分析. 辽宁中医杂志, 44（7）: 1472-1476.

韩永丽, 严江天, 吴松, 等. 2018. 电针内关预处理对心肌缺血再灌注大鼠模型血管内皮因子及线粒体功能影响. 中
    华中医药学刊, 36（10）: 2389-2393.

郝重耀, 田建刚, 冀来喜. 2009. 新九针火针疗法. 上海针灸杂志, 28 (8): 496.

何罡. 2010. 针灸针材质的演变. 辽宁中医药大学学报, 12 (12): 173-175.

何巍, 童元元, 赵英凯, 等. 2012. 基于国外文献的针灸适应症分析. 针刺研究, 37 (5): 428-430.

贺普仁. 2014. 针具针法/国医大师贺普仁针灸心法丛书. 北京: 人民卫生出版社, 142-143.

胡国强, 石学敏. 1992. "醒脑开窍法"治疗中风手法量学的基础研究. 中国针灸, 12 (2): 33-35.

胡菁梦. 2013. 电针预处理对大鼠肾脏缺血再灌注损伤的保护作用和机制. 广州: 南方医科大学.

黄石玺. 2007. 火针针具及临床操作改良. 中国中医基础医学杂志, 13 (3): 231-232.

黄亚光, 杨松柏, 杜利鹏, 等. 2019. 电针预处理通过调控皮层区自噬改善大鼠脑缺血再灌注损伤. 针刺研究,
　　44 (12): 867-872.

黄真, 杨红, 陈翔, 等. 2015. 中国脑性瘫痪康复指南 (2015): 第二部分. 中国康复医学杂志, 30 (8): 858-866.

贾建平, 陈生弟, 崔丽英, 等. 2013. 神经病学. 北京: 人民卫生出版社: 339.

亢箜, 邹造峰, 孙婧娴, 等. 2020. 电针促进溶血卵磷脂诱导的脱髓鞘小鼠髓鞘再生修复作用机制研究. 针刺研究,
　　45 (1): 1-7.

李晨, 张小蕾, 薛艺璇, 等. 2019. 电针预处理对心肌缺血再灌注大鼠的保护作用及 FXR/SHP 基因的调控作用. 中
　　国针灸, 39 (8): 861-866.

李国灿. 2018. 电针治疗颈源性眩晕临床观察. 新中医, 50 (3): 160-163.

李伟, 詹红生, 陆念祖. 2015. 肩周炎国内外研究进展. 亚太传统医药, 11 (22): 44-46.

梁浚莹, 田鸿芳, 马睿杰. 2019. 近十年国内电针治疗原发性失眠症的研究进展. 中国中医基础医学杂志, 25 (6):
　　864-866.

梁忠新, 梁淑敏, 杨月华, 等. 2021. 电针对老年抑郁症患者血清 CORT、ACTH 及抑郁症状的影响. 山西中医,
　　37 (2): 30-31.

刘恩明, 周凌云. 2006. 无痛针灸——毫火针. 中国针灸, 26 (S1): 87-89.

刘静, 肖中明. 2020. 电针对急性脊髓损伤大鼠运动功能及钙蛋白酶表达的影响. 针刺研究, 45 (12): 968-972.

刘堂义, 杨华元, 顾训杰, 等. 2003. ATP-I 型针刺手法参数测定仪的研制. 中国针灸, 23 (11): 668-670.

刘堂义, 杨华元, 李小俊, 等. 2008. "针刺手法信息分析系统"的开发与应用. 针刺研究, 33 (5): 330-333.

陆寿康. 针刺手法百家集成. 1995. 北京: 中国中医药出版社: 388-428.

罗健, 安建军, 邬志雄. 2018. 电针治疗寰枢关节紊乱型眩晕疗效观察. 上海针灸杂志, 37 (7): 793-796.

牛森林, 赵健乐, 李景琦, 等. 2015. 电针中髎穴治疗脊髓损伤后逼尿肌无力型神经源性膀胱 36 例. 中国针灸,
　　35 (9): 905-906.

钱宝延, 蔡西国, 马玉娟, 等. 2016. 电针俞募穴治疗脊髓损伤后神经源性膀胱的临床观察. 中国康复医学杂志,
　　31 (1): 50-53.

钱真良, 李正明. 2001. 中国针灸器械学. 南京: 江苏科学技术出版社: 11.

秦江, 赵亚杰, 石秀秀, 等. 2015. 不同时期针刺介入对脊髓损伤后神经源性膀胱排尿功能重建的影响. 中国针灸,
　　35 (2): 132-136.

邵湘芝. 2015. 电针对实验性兔膝骨关节炎病变软骨 BMP-2/Smad1 表达的影响. 长沙: 湖南中医药大学.

邵雨薇, 舒晴, 刘若兰, 等. 2020. 基于组蛋白去乙酰化酶 2 介导的成骨细胞分化通路探讨电针治疗骨质疏松症的
　　效应机制. 针刺研究, 45 (6): 438-445.

申华, 刘堂义, 杨华元. 2016. 电针仪应用技术回顾与研发新思路. 上海针灸杂志, 35 (8): 1016-1020.

盛张倩, 许军峰. 2018. 古今针具的发展对针刺治疗的影响. 湖南中医杂志, 34 (3): 124-125.

粟胜勇, 李妮娜, 赵骏, 等. 2017. 电针治疗神经根型颈椎病临床疗效 Meta 分析. 辽宁中医药大学学报, 19 (8):
　　9-11.

孙天双. 2015. 电针治疗原发性失眠的 Meta 分析及选穴规律研究. 哈尔滨: 黑龙江中医药大学.

唐乐微, 陈亮, 任玉兰, 等. 2014. 针刺手法的发展演变规律及理论价值. 中医杂志, 55 (9): 728-731.

万丽, 赵晴, 陈军, 等. 2020. 疼痛评估量表应用的中国专家共识 (2020 版). 中华疼痛学杂志, 16 (3): 177-187.

王丹，周丽，毛玮，等.2016.电针颈夹脊治疗颈性眩晕临床观察.针灸临床杂志，32（11）：1-4.

王华，望庐山，梁凤霞，等.2016.电针治疗对慢性心肌缺血大鼠心电图、心肌病理形态及 PI3K/Akt 信号通路的影响.中国针灸，36（4）：389-395.

王陇德，刘建民，杨弋，等.2019.我国脑卒中防治仍面临巨大挑战——《中国脑卒中防治报告 2018》概要.中国循环杂志，34（2）：105-119.

王强，王渊，牛文民，等.2019.电针不同穴组对功能性腹泻大鼠下丘脑及结肠 5-羟色胺和 c-fos 蛋白表达的影响.针刺研究，44（7）：501-505.

王新春.2014.针刺阿是穴辅助低频电针对照药物治疗颈源性头痛临床观察.中国疼痛医学杂志，20（7）：526，528.

王雪苔.1979.中国针灸源流考.中医杂志，（8）：59-64，54.

吴聪英.2012.电针膀胱特定穴对急性尿潴留后家兔的膀胱内压和膀胱组织 ATP、XOD 的影响.北京：北京中医药大学.

项璇儿，许颖龄，汪雯，等.2020.基于脊髓背角中 TRPV1、P2X3 受体探讨不同频率电针干预神经病理痛的机制.中华中医药杂志，35（5）：2572-2576.

谢晓娟.2020.高压氧联合督脉电针对脊髓损伤大鼠 Nogo-A 及 NgR 受体的影响.福州：福建中医药大学.

谢幸，孔北华，段涛.2019.妇产科学.9 版.北京：人民卫生出版社：351-352.

胥少汀，葛宝丰，徐印坎.2012.实用骨科学.4 版.北京：北京人民军医出版社：1971-1974.

徐菲鹏，陈泽林，郭义.2014.现代电针仪的研究现状及展望.中国医疗设备，29（9）：55-58.

徐青果，蒋玲，侯俊，等.2020.电针对大鼠术后认知功能障碍及海马组织 HIF-1α 表达和神经细胞凋亡水平的影响.中国针灸，40（3）：285-289.

许纪超，曾婧纯，罗镇科，等.2019.电针治疗带状疱疹疗效的 Meta 分析.2019 年中国针灸学会年会暨 40 周年回顾论文集，7：990-996.

杨骏，熊俊，袁婷，等.2020.针灸与西药治疗原发性痛经疗效比较的 Meta 分析.上海针灸杂志，39（10）：1339-1350.

杨威，刘欣.2009.电针联合传统针灸治疗小儿脑瘫 40 例的临床疗效观察，中国现代医生，47（5）：70-71.

杨新文，朱远熔，白跃宏，等.2011.上海市徐汇区颈椎病患病情况调查分析.中国康复，26（2）：101-102.

叶伟，郑学伦，马瑶，等.2021.电针对脑缺血再灌注损伤小鼠脑梗死体积及 JAK2/STAT3 信号通路影响.中华中医药学刊，39（6）：217-221，284.

翟伟，常艳.2007.针灸治疗小儿脑瘫概况.中医药导报，13（7）：122-123.

张超男.2014.电针对慢性肾功能衰竭大鼠肾功能及肾组织 β-链蛋白表达的影响.重庆：重庆医科大学.

张朝晖，崔毓桂.2007.电针对下丘脑-垂体-性腺轴的调节.国外医学（计划生育/生殖健康分册），26（1）：14-17.

张立剑，杨峰，李素云，等.2011.针灸出土文物概说.上海针灸杂志，30（5）：343-345.

张媛媛，李西海，吴明霞.2019.电针调节 Wnt/β-catenin 信号通路抑制大鼠膝骨关节炎软骨退变的研究.中国针灸，39（10）：1081-1086.

赵定麟.2017.现代脊柱外科学.3 版.上海：上海世界图书出版公司：1066-1123.

赵颖川，李泽兵.2006.神经源性膀胱现代治疗及康复进展.神经损伤与功能重建，1（4）：242-244.

中华医学会风湿病分会.2010.骨关节炎诊断及治疗指南.中华风湿病学杂志，14（6）：416-419.

中华中医药学会骨伤科分会膝痹病（膝骨关节炎）临床诊疗指南制定工作组.中医骨伤科临床诊疗指南.膝痹病（膝骨关节炎）.康复学报，29（3）：1-7.

钟根平，焦琳，赖斌，等.2017.基于文献计量学的电针治疗椎动脉型颈椎病腧穴谱及刺激参数研究.实用中西医结合临床，17（10）：5-8.

周杰，陈贞羽，龚杰，等.2017a.不同参数组合电针对 SNL 大鼠镇痛效应观察及对脊髓背角 PGE$_2$ 的影响.中国现代医生，55（24）：33-36.

周杰，陈贞羽，龚杰，等.2017b.不同参数组合电针对 SNL 大鼠镇痛效应观察及对下丘脑内啡肽的影响.中国医药导报，14（23）：18-21.

周杰，陈贞羽，龚杰，等.2018.不同参数组合电针对炎性痛模型大鼠镇痛效果及炎症因子的影响.新中医，50（2）：

1-5.

周杰，陈贞羽，龚杰，等. 2019. 不同参数组合电针对炎性痛模型大鼠镇痛效应及中枢内啡肽的影响. 中华中医药杂志，34（3）：939-943.

周杰，庄晟坚，龚杰，等. 2016. 不同频率电针对神经病理痛模型大鼠镇痛效应观察. 浙江中医药大学学报，40（12）：887-890.

周杰，庄晟坚，龚杰，等. 2017. 不同频率和波宽组合电刺激对健康大鼠痛阈变化的研究. 浙江中医杂志，52（10）：764-766.

周霞，孙中武. 2019. 三叉神经痛的发病机制及治疗进展. 中华全科医学，17（6）：891-892.

周一谋. 2001. 略论针灸的起源. 针灸临床杂志，17（1）：1-2.

周子洋，周楣声. 1993. 针砭异源论. 中医杂志，34（2）：90-91.

朱龙玉. 1983. 中国电针学. 西安：陕西科学技术出版社：2.

朱正威，唐成林，李小宏，等. 2019. 电针通过调控微小 RNA 对失神经肌萎缩大鼠肌卫星细胞增殖的影响. 针刺研究，44（9）：643-648.

左媛媛，迟越. 2007. 从"针"的字型演变看中医针具的起源和发展. 云南中医学院学报，30（6）：46-48.

Aho K，Harmsen P，Hatano S，et al. 1980. Cerebrovascular disease in the community：results of a WHO collaborative study. Bull World Health Organ，58（1）：113-130.

Bendtsen L，Zakrzewska J M，Heinskou T B，et al. 2020. Advances in diagnosis，classification，pathophysiology，and management of trigeminal neuralgia. The Lancet Neurology，19（9）：784-796.

Bricout H，Haugh M，Olatunde O. 2015. Prieto Herpes zoster associated mortality in Europe：a systematic review. BMC Public Health，15：466.

Cai Y，Zhang C S，Liu S，et al. 2017. Electroacupuncture for poststroke spasticity：a systematic review and meta-analysis. Arch Phys Med Rehabil，98（12）：2578-2589.

Cao X，Lu S，Ohara H，et al. 2015. Beneficial and adverse effects of electro-acupuncture assessed in the canine chronic atrio-ventricular block model having severe hypertension and chronic heart failure. Acupunct Electrother Res，40（2）：87-99.

Cao X L，Wang S B，Zhong B L，et al. 2017. The prevalence of insomnia in the general population in China：a meta-analysis. PLoS One，12（2）：e0170772.

Chen N，Wang J，Mucelli A，et al. 2017. Electro-acupuncture is beneficial for knee osteoarthritis：the evidence from meta-analysis of randomized controlled trials. The American journal of Chinese Medicine，45（5）：965-985.

Du J，Fang J，Xiang X，et al. 2020. Effects of low- and high-frequency electroacupuncture on protein expression and distribution of TRPV1 and P2X3 in rats with peripheral nerve injury. Acupuncture in medicine：journal of the British Medical Acupuncture Society，39（5）：096452842096884.

Feigin V L，Krishnamurthi R V，Parmar P，et al. 2015. Update on the global burden of ischemic and hemorrhagic stroke in 1990-2013：The GBD 2013 Study. Neuroepidemiology，45（3）：161-176.

Ginsberg D. 2013. The epidemiology and pathophysiology of neurogenic bladder. The American Journal of Managed Care，19（10 Suppl）：191-196.

Gotthardt H，Schneider T，Drabik A，et al. 2010. German randomized acupuncture trial for chronic shoulder pain （GRASP）- a pragmatic，controlled，patient-blinded，multi-centre trial in an outpatient care environment. Pain，151（1）：146-154.

Gran J T，Husby G，Hordvik M. 1985. Prevalence of ankylosing spondylitis in males and females in a young middle-aged population of troms，northern Norway. Ann Rheum Dis，44（6）：359-367.

Gu G，Zhang Z，Wang G，et al. 2011. Effects of electroacupuncture pretreatment on inflammatory response and acute kidney injury in endotoxaemic rats. J Int Med Res，39（5）：1783-1797.

Gu X，Wang J，Yu P，et al. 2015. Effects of electroacupuncture combined with clean intermittent catheterization on urinary retention after spinal cord injury: a single blind randomized controlled clinical trial. Int J Clin Exp Med, 8 (10): 19757-19763.

He Y, Wong A Y S, Chan E W, et al. 2013. Efficacy and safety of tofacitinib in the treatment of rheumatoid arthritis: a systematic review and meta-analysis. BMC Musculoskeletal Disorders, 14: 298.

Hu H, Chen L, Ma R, et al. 2019. Acupuncture for primary trigeminal neuralgia: a systematic review and PRISMA-compliant meta-analysis. Complementary Therapies in Clinical Practice, 34: 254-267.

Huang G F, Zou J, Shi J, et al. 2014. The Effect of electroacupuncture on the extracellular matrix synthesis and degradation in a rabbit model of disc degeneration. Evidence-Based Complementary and Alternative Medicine, (6): 731395-731404.

Huang J, Shi Y, Qin X, et al. 2020. Clinical effects and safety of electroacupuncture for the treatment of poststroke dysphagia: a comprehensive systematic review and meta-analysis. Evid Based Complement Alternat Med, 26 (9): 1-9.

Huang Y, Wang Y, Wang H, et al. 2019. Prevalence of mental disorders in China: a cross-sectional epidemiological study. Lancet Psychiatry, 6 (3): 211-224.

Kerber K A, Callaghan B C, Telian S A, et al. 2017. Dizziness symptom type prevalence and overlap: a US nationally representative survey. Am J Med, 130 (12): 1465. e1-e9.

Kim S A, Lee S H, Kim J H, et al. 2021. Efficacy of acupuncture for insomnia: a systematic review and meta-analysis. The American journal of Chinese medicine, 49 (5): 1-16.

Knackstedt H, Bansevicius D, Aaseth K, et al. 2010. Cervicogenic headache in the general population: the akershus study of chronic headache. Cephalalgia, 30 (12): 1468-1476.

Konstantinou K, Dunn K M. 2008. Sciatica: review of epidemiological studies and prevalence estimatesspine. Spine, 33 (22): 2464-2472.

Kraus T, Gegenleitner K, Svehlik M, et al. 2017. Long-term therapy with intrathecal baclofen improves quality of life in children with severe spastic cerebral palsy. EUR J PAEDIATR NEURO, 21 (3): 565-569.

Li M, Yuan H, Wang P, et al. 2017. Influences of De Qi induced by acupuncture on immediate and accumulated analgesic effects in patients with knee osteoarthritis: study protocol for a randomized controlled trial. Trials, 18 (1): 251.

Lima J W, Hentschke V S, Rossato D D, et al. 2015. Chronic electroacupuncture of the ST36 point improves baroreflex function and haemodynamic parameters in heart failure rats. Auton Neurosci, 193: 31-37.

Linda E, Gareth T, Alan G, et al. 2014. Global prevalence of ankylosing spondylitis. Rheumatology (Oxford), 53 (4): 650-657.

Lipton R B, Bigal M E, Diamond M, et al. 2007. Migraine prevalence, disease burden, and the need for preventive therapy. Neurology, 68 (5): 343-349.

Lipton R B, Stewart W F, Diamond S, et al. 2001. Prevalence and burden of migraine in the United States: data from the American migraine study II. Headache, 41 (7): 646-657.

Ma L, Cui B, Shao Y, et al. 2014. Electroacupuncture improves cardiac function and remodeling by inhibition of sympathoexcitation in chronic heart failure rats. Am J Physiol Heart Circ Physiol, 306 (10): 1464-1471.

March L, Smith E U, Hoy D G, et al. 2014. Burden of disability due to musculoskeletal (MSK) disorders. Best Pract Res Clin Rheumatol, 28 (3): 353-366.

Mata J, Cabrera S, Sanchís P, et al. 2015. Electro-acupuncture for treatment of knee pain from osteoarthritis and the possible endocrinology changes: a study protocol for a randomized controlled trial. Trials, 16: 248.

Matsuda M, Tomita K, Yozu A, et al. 2018. Effect of botulinum toxin type A treatment in children with cerebral palsy: sequential physical changes for 3 months after the injection. Brain and Development, 40 (6): 452-457.

McAlindon T E, Bannuru R R, Sullivan M C, et al. 2014. OARSI guidelines for the non-surgical management of knee osteoarthritis. Osteoarthritis and cartilage, 22 (3): 363-388.

Morin M，Leblanc M，Ivers H，et al. 2014. Monthly fluctuations of insomnia symptoms in a population-based sample. Sleep，37（2）：319-326.

Navid D，Mahdi M，Saeed A，et al. 2018. HLA-B*27 sub-types and their implications in the pathogenesis of ankylosing spondylitis. Gene，670：15-21.

Ng M，Fleming T，Robinson M，et al. 2014. Global，regional and national prevalence of overweight and obesity in children and adults during 1980-2013：a systematic analysis for the Global Burden of Disease Study 2013. Lancet，384（9945）：766-781.

Ouyang B S，Gao J，Che J L，et al. 2011. Effect of electro-acupuncture on tumor necrosis factor- α and vascular endothelial growth factor in peripheral blood and joint synovia of patients with rheumatoid arthritis. Chin J Integr Med，17（7）：505-509.

Pak M E，Jung D H，Lee H J，et al. 2018. Combined therapy involving electroacupuncture and treadmill exercise attenuates demyelination in the corpus callosum by stimulating oligodendrogenesis in a rat model of neonatal hypoxia-ischemia. Experimental Neurology，300：222-231.

Paterno J C，Bergamaschi C T，Campos R R，et al. 2012. Electroacupuncture and moxibustion decrease renal sympathetic nerve activity and retard progression of renal disease in rats. Kidney Blood Press Res，35（5）：355-364.

Przydacz M，Chlosta P，Corcos J. 2018. Recommendations for urological follow-up of patients with neurogenic bladder secondary to spinal cord injury. International Urology&Nephrology，50（6）：1005-1016.

Seidel D U，Park J J，Sesterhenn N M，et al. 2018. Diagnoses of dizzinessand vertigo-related disorders in ENT practices in Germany. Otol Neurotol，39（4）：474-480.

Shimohata K，Hasegawa K，Onodera O，et al. 2017. The clinical features，risk factors，and surgical treatment of cervicogenic headache in patients with cervical spine disorders requiring surgery. Headache：The Journal of Head and Face Pain，57（7）：1109-1117.

Shu Q，Shao Y，Liu R，et al. 2020. Mechanisms by which electroacupuncture-mediated histone acetylationmitigates bone loss in rats with ovariectomy-induced osteoporosis. Molecular Medicine Reports，22（4）：3453-3463.

Singh V，Sethi R. 2014. Lumbago and associated morbid anatomy of lumbar spinal canal and facet joints. J Anatomic Society India，63（1）：77-84.

Smolen J S，Aletaha D，McInnes I B. 2016. Lancet. Rheumatoid arthriti. 388（10055）：2023-2038.

Sparks J A. 2019. Rheumatoid arthritis. Ann Intern Med，170（1）：C1-C16.

Tada H，Fujita M，Harris M，et al. 2003. Neural mechanism of acupuncture-induced gastric relaxations in rats. Digestive Diseases&Sciences，48（1）：59-68.

Vijayalakshmi I，Shankar N，Saxena A，et al. 2014. Comparison of effectiveness of acupuncture therapy and conventional drug therapy on psychological profile of migraine patients. Indian journal of physiology and pharmacology，58（1）：69-76.

Wang W D，Lu X Y.，Ng S M，et al. 2013. Effects of electro-acupuncture on personality traits in depression：a randomized controlled study. Chin J Integr Med，19（10）：777-782.

Wang W，Fang H，Xie P，et al. 2019. Create a predictive model for neurogenic bladder patients：upper urinary tract damage predictive nomogram. Int J Neurosci，129（12）：1240-1246.

Wang W H，Jiang R W，Liu N C. 2020. Electroacupuncture is effective for peripheral facial paralysis：a meta-analysis. Evid Based Complement Alternat Med，5419407.

Wang Y，Xue M，Xia Y Y，et al. 2019. Electroacupuncture treatment upregulates α7nAChR and inhibits JAK2/STAT3 in dorsal root ganglion of rat with spared nerve injury. Journal of pain research，12：1947-1955.

Xiao W P，Ding L L Q，Min Y J，et al. 2019. Electroacupuncture promoting axonal regeneration in spinal cord injury rats via suppression of Nogo/NgR and Rho/ROCK signaling pathway. Neuropsychiatric disease and treatment，15：3429-3442.

Yen L T, Hsu Y C, Lin J G, et al. 2018. Role of ASIC3, Nav1. 7 and Nav1. 8 in electroacupuncture-induced analgesia in a mouse model of fibromyalgia pain. Acupuncture in medicine: journal of the British Medical Acupuncture Society, 36 (2): 110-116.

Yu J B, Shi J, Zhang Y, et al. 2015. Electroacupuncture ameliorates acute renal injury in lipopolysaccharide-stimulated rabbits via induction of HO-1 through the PI3K/Akt/Nrf2 pathways. PLoS One, 10 (11): e0141622.

Zhang T, Yang W X, Wang Y L, et al. 2020. Electroacupuncture preconditioning attenuates acute myocardial ischemia injury through inhibiting NLRP3 inflammasome activation in mice. Life Sciences, 248: 117451.

Zhao H., Zhang X., Tang Y D., et al. 2017. Bell's palsy: clinical analysis of 372 cases and review of related literature. Eur Neurol, 77 (3-4): 168-172.

编　后　记

"博士后文库"是汇集自然科学领域博士后研究人员优秀学术成果的系列丛书。"博士后文库"致力于打造专属于博士后学术创新的旗舰品牌，营造博士后百花齐放的学术氛围，提升博士后优秀成果的学术影响力和社会影响力。

"博士后文库"出版资助工作开展以来，得到了全国博士后管委会办公室、中国博士后科学基金会、中国科学院、科学出版社等有关单位领导的大力支持，众多热心博士后事业的专家学者给予积极的建议，工作人员做了大量艰苦细致的工作。在此，我们一并表示感谢！

"博士后文库"编委会